薬効群	一般名/主な商品名	
鎮咳去痰薬・気管支喘息治療薬など	L-カルボシステイン/ムコダイン	【1日3回】▶幼・小児：10mg/kg/回
	アンブロキソール/ムコソルバン	【分3】▶幼・小児：0.9mg/kg/日
	チペピジン/アスベリン	【分3】▶1歳未満：5～20mg/日, 1～2歳：10～25mg/日, 3～5歳：15～40mg/日
	ツロブテロール/ホクナリン, ベラチン	DS 小児用【分2】▶0.04mg/kg/日 貼【胸部, 背部, 上腕部に1日1回貼付】▶6カ月～2歳：0.5mg/回, 3～8歳：1mg/回, 9歳以上：2mg/回
	デキサメタゾン/デカドロン	【分1～4】▶0.15～4mg/日
	デキストロメトルファン・クレゾールスルホン酸/メジコン	【分3～4】▶3カ月～7歳：3～8mL/日, 8～14歳：9～16mL/日
	トラネキサム酸/トランサミン	【分3～4】▶1歳未満：75～200mg/日, 2～3歳：150～350mg/日, 4～6歳：250～650mg/日, 7～14歳：400～1,000mg/日, 15歳以上：750～2,000mg/日
	プランルカスト/オノン	【分2朝・夕食後】▶7mg/kg/日, ≪最大≫10mg/kg/日, ただし450mg/日まで
	プロカテロール/メプチンミニ, メプチン	内服▶6歳未満：1.25μg/kg/回を1日2回朝・就寝前, または1日3回朝・昼・就寝前, 6歳以上：25μg/回を1日1回就寝前, または25μg/回を1日2回朝・就寝前 吸入▶10μg/回を1日4回まで 吸入液▶ネブライザーで10～30μg/回を吸入
	ブロムヘキシン/ブロムヘキシン塩酸塩	【分3】▶1歳：3mg/日, 3歳：4mg/日, 7.5歳：6mg/日
	モンテルカスト/キプレス, シングレア	【1日1回就寝前】▶1～5歳：4mg/回, 6歳以上：5mg/回
抗ウイルス薬	オセルタミビル/タミフル	[治療]【1日2回5日間】▶新生児・乳児：3mg/kg/回, 幼小児：2mg/kg/回, ≪最大≫75mg/回, 37.5kg以上：75mg/回 [予防]【1日1回10日間】▶幼小児：2mg/kg/回, ≪最大≫75mg/回, 37.5kg以上：75mg/回
	バラシクロビル/バルトレックス	＜単純疱疹＞▶10kg未満：25mg/kg/回を1日3回, 10kg以上：25mg/kg/回を1日2回, 40kg以上：500mg/回を1日2回, ≪最大≫500mg/回 ＜帯状疱疹, 水痘＞【1日3回】▶25mg/kg/回, 40kg以上：1,000mg/回, ≪最大≫1,000mg/回 ＜性器ヘルペスの再発抑制＞▶40kg以上：500mg/回を1日1回
	ラニナミビル/イナビル	【単回】▶10歳以上：40mg/回, 10歳未満：20mg/回

ゆるりとはじめる
小児科の1冊目
子どもがわかる　くすりがわかる

編集 石川 洋一　編集協力 江藤 不二子・遠藤 美緒
川名 三知代

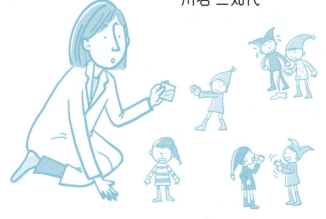

じほう

はじめに

　本書『ゆるりとはじめる小児科の1冊目』は，現場で必ず役に立つ小児薬物療法の基本の1冊を目指して作成しました。そのため，今後の薬局に求められる小児の疾患・薬物療法・調剤業務・在宅業務に関連する知識の全てを無駄なく盛り込みました。

　近年，わが国では成育基本法のスタートによって，成育すなわち小児と妊婦，その家族に向けた医療支援を推進していく方向に大きく舵が切られています。それを薬物療法の面から支えるために期待されているのが薬剤師です。しかしながら小児の年齢ごとの特性や小児期に特有な疾患が分からなければ，医薬品の知識だけでその期待に答えることはできません。

　そこで本書では病院・クリニックなどの診療で，これだけは知っておきたいという疾患を選び，第一線の著名な医師の先生に疾患・治療・薬剤師から保護者に伝えてほしいことを執筆いただきました。疾患ごとの薬物療法の実務的なポイントは現場の薬剤師の先生に執筆いただきました。

　処方せん調剤時の具体的な薬物チェックに向けては，医薬品名から小児薬用量や注意点，服薬指導児のポイントをその場で確認することができるように「一覧表でサッと確認！子どもの頻用薬」の章を設けました。

　そして，小児科領域の現場の調剤や服薬指導など，薬剤師業務を幅広く取り上げ，それぞれ専門の薬剤師の先生に執筆いただきました。読者の先生方が一番困る「お薬を嫌がる子どもへの対応」についても，しっかり対応しています。

　特に国が力を入れている地域医療で，今後対応が増えると予想される小児在宅・訪問指導・医療的ケア児についてもその現状と対応をよく理解できるように専門家に解説をお願いしました。在宅医療では重要な点となる栄養管理についても大きな学びがあります。

　本書を手元に置いて日々お読みいただき，地域や施設のさまざまな医療チームと連携して，子どもたちに最高の小児薬物療法を届けて行きましょう。力を合わせて一緒にがんばりましょう！

2024年8月

明治薬科大学特任教授
石川　洋一

執筆者一覧

■ 編 集

石川 洋一　明治薬科大学特任教授

■ 編集協力

江藤不二子　綾部薬局
遠藤 美緒　国立国際医療研究センター病院 AMR 臨床リファレンスセンター
川名三知代　ココカラファイン薬局 砧店

■ 執筆（執筆順）

福家 辰樹　国立成育医療研究センター アレルギーセンター 総合アレルギー科
青野 珠可　株式会社杏林堂薬局 ピーワンプラザ天王店
石黒 奈緒　千葉愛友会記念病院
馬場 元博　もみじ薬局
三浦 哲也　三浦薬局
上荷 裕広　すずらん調剤薬局
野﨑 誠　わかばひふ科クリニック
髙田 菜月　岐阜県総合医療センター 耳鼻咽喉科・頭頸部外科
守本 倫子　国立成育医療研究センター 小児外科系専門診療部 耳鼻咽喉科
川名三知代　ココカラファイン薬局 砧店
江藤不二子　綾部薬局
田中 敏博　JA 静岡厚生連 静岡厚生病院 小児科
遠藤 美緒　国立国際医療研究センター病院 AMR 臨床リファレンスセンター
日馬 由貴　大阪大学医学部附属病院 感染制御部 /
　　　　　　感染症内科 / 小児科
鈴木 康大　入江薬局花畑店
岡本 光宏　おかもと小児科・アレルギー科
是松 聖悟　埼玉医科大学 医学部総合医療センター小児科

松本 康弘	ワタナベ薬局 上宮永店	
石﨑 優子	関西医科大学総合医療センター小児科	
小原 真美	岩手医科大学 医学部薬理学講座 情報伝達医学分野	
奥村 俊一	東京都立小児総合医療センター 薬剤科	
信安 恵見	ぞうしき薬局	
川下 晃代	緑風会薬局	
石川 洋一	明治薬科大学 特任教授	
鳥巣 啓子	うさぎ薬局	
大山 かがり	ヒューメディカ 新つるみ薬局	
大黒 幸恵	さくら薬局 長岡古正寺店	
佐々木 なぎ	国立成育医療研究センター 薬剤部	
長谷川 彩薫	元 国立成育医療研究センター 薬剤部	
柳下 祥子	国立成育医療研究センター 薬剤部	
吉川 望美	元 国立成育医療研究センター 薬剤部	
山谷 明正	明治薬科大学 小児周産期薬学	
小口 暁子	信濃医療福祉センター 薬剤科	
太田 文夫	おおた小児科 /NPO法人 VPDを知って、子どもを守ろうの会	
宇野 千晶	元 国立成育医療研究センター 妊娠と薬情報センター	
八鍬 奈穂	国立成育医療研究センター 妊娠と薬情報センター	
小野 智之	セイワ薬局 西葛西店	
小野寺 美琴	東京女子医科大学病院 薬剤部	
辻本 若菜	寺嶋歯科医院	
松野 頌平	寺嶋歯科医院	
佐藤 直哉	三進堂薬局	
笠原 庸子	秋本クリニック 地域医療連携室	
飯田 祥男	コロポックル薬局	

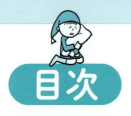

目次

第1章 処方箋が来たらどうする？子どもの病気×よくある処方 ... 1

小児喘息
1. 小児喘息　福家 辰樹 ... 2
2. 小児喘息の処方箋を受け取ったら〜幼児期編〜
   青野 珠可，石黒 奈緒，馬場 元博，三浦 哲也，上荷 裕広 ... 6
3. 小児喘息の処方箋を受け取ったら〜学童期編〜
   石黒 奈緒，青野 珠可，馬場 元博，三浦 哲也，上荷 裕広 ... 19

アトピー性皮膚炎
4. アトピー性皮膚炎　野﨑 誠 ... 29
5. アトピー性皮膚炎の処方箋を受け取ったら
   馬場 元博，三浦 哲也，石黒 奈緒，青野 珠可，上荷 裕広 ... 34

小児急性中耳炎
6. 小児急性中耳炎　髙田 菜月，守本 倫子 ... 49
7. 小児急性中耳炎の処方箋を受け取ったら
   川名 三知代，江藤 不二子 ... 53

風邪
8. 風邪　田中 敏博 ... 63
9. 風邪の処方箋を受け取ったら　遠藤 美緒 ... 67

溶連菌感染症
10. 溶連菌感染症　日馬 由貴 ... 84
11. 溶連菌感染症の処方箋を受け取ったら
    鈴木 康大，江藤 不二子 ... 88

流行性感染症
- ⑫ おたふくかぜ　岡本 光宏　102
- ⑬ 水疱瘡　岡本 光宏　107
- ⑭ 手足口病　岡本 光宏　113
- ⑮ りんご病　岡本 光宏　118
- ⑯ プール熱　岡本 光宏　122
- ⑰ 結膜炎　岡本 光宏　127
- ⑱ とびひ　岡本 光宏　132

てんかん
- ⑲ てんかん　是松 聖悟　136
- ⑳ てんかんの処方箋を受け取ったら　松本 康弘　140

こころの病気
- ㉑ 子どものこころの病気　石﨑 優子　159
- ㉒ 注意欠如多動症（ADHD）　岡本 光宏　163
- ㉓ こころの病気の処方箋を受け取ったら　小原 真美　169
- ㉔ 自閉スペクトラム症　岡本 光宏　178

第2章　一覧表でサッと確認！ 子どもの頻用薬　185

- 本章の読み方　186
- ① 解熱鎮痛薬　奥村 俊一，信安 恵見，川下 晃代，石川 洋一　187
- ② 抗菌薬　奥村 俊一，信安 恵見，川下 晃代，石川 洋一　191
- ③ 抗ウイルス薬　奥村 俊一，信安 恵見，川下 晃代，石川 洋一　198
- ④ 鎮咳去痰薬・気管支喘息治療薬など
　　奥村 俊一，信安 恵見，川下 晃代，石川 洋一　203
- ⑤ 抗アレルギー薬　奥村 俊一，信安 恵見，川下 晃代，石川 洋一　211

⑥ 下剤，整腸薬，消化器系薬
　　奥村 俊一，信安 恵見，川下 晃代，石川 洋一　　216
⑦ ADHD 治療薬　奥村 俊一，信安 恵見，川下 晃代，石川 洋一　　221
⑧ 抗てんかん薬　奥村 俊一，信安 恵見，川下 晃代，石川 洋一　　226
⑨ 糖尿病治療薬：インスリン
　　奥村 俊一，信安 恵見，川下 晃代，石川 洋一　　238
⑩ 消化性潰瘍治療薬　奥村 俊一，信安 恵見，川下 晃代，石川 洋一　　242
⑪ 睡眠薬，鎮静薬　奥村 俊一，信安 恵見，川下 晃代，石川 洋一　　246
⑫ こころの薬　奥村 俊一，信安 恵見，川下 晃代，石川 洋一　　250

第3章　これ以上どうしたら？　お薬を嫌がる子どもへの対応　　255

服薬テクニック
① 子どもの服薬　松本 康弘　　256
② 飲みやすい味のものに混ぜる・混ぜない・混ぜてはいけない
　　三浦 哲也　　262
③ 隠す・見せる・言い聞かせる　鳥巣 啓子　　270
④ 剤形を変える　遠藤 美緒　　274
⑤ 後発医薬品に変える　上荷 裕広　　279

服薬テクニック以外の方法
⑥ 子どもへの服薬指導　大山 かがり　　284
⑦ 服薬時間の工夫　鳥巣 啓子　　295
⑧ 保護者への服薬指導　大黒 幸恵　　299

第4章 大人とはここが違う！子どもの薬の調剤 ... 303

調剤
1. 賦形剤の考え方　佐々木 なぎ，山谷 明正 ... 304
2. 散剤・錠剤粉砕，脱カプセル　長谷川 彩薫，山谷 明正 ... 312
3. 配合変化　柳下 祥子，山谷 明正 ... 320
4. 貯法　吉川 望美，山谷 明正 ... 330

第5章 ママ・パパがよろこぶ ホームケアのお悩み相談 ... 335

子どもの具合が悪くなったら
1. 急な体調不良時の対応　小口 暁子 ... 336
2. OTC医薬品を買いに来たら　小口 暁子 ... 353
3. 家にある薬は飲ませていい？　小口 暁子 ... 358

薬の管理
4. 家庭での薬の保管と管理　大黒 幸恵 ... 362
5. 誤飲させないための管理　大黒 幸恵 ... 366
6. 飲み忘れないための管理　大黒 幸恵 ... 372

あらかじめ知っておきたいこと
7. 予防接種　太田 文夫 ... 377
8. 妊娠中，授乳中の薬の考え方　宇野 千晶，八鍬 奈穂 ... 387

第6章 ゼロから教えて！子どもの在宅医療　397

小児在宅医療
① 小児在宅医療を始めてみたい人へ　小野 智之，小野寺 美琴　398

栄養管理
② 小児在宅医療の栄養管理のポイント　辻本 若菜，松野 頌平　405

症例
③ 小児在宅医療の症例　川名 三知代　413
④ 小児在宅患者に多くみられる特性と注意点　佐藤 直哉　421

薬薬連携
⑤ 病院薬剤師による退院支援
　〜小児在宅への移行における薬局薬剤師との連携〜　笠原 庸子　427

付録　437

学会・勉強会に関するまとめ　飯田 祥男　438

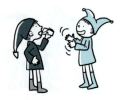

Column

1. ジアゼパム坐剤とアセトアミノフェン坐剤はどっちを先に使う？　189
2. 坐薬の切断は？　190
3. AWaRe 分類とは　196
4. 子どもに薬を飲んでもらうテクニック　210
5. 抗ヒスタミン薬の鎮静性　214
6. ADHD 適正流通管理システムとは　225
7. 抗てんかん薬での TDM で大切なこと
   〜非線形性や効果確認以外に
   もう一言付け加えてほしいこと〜　236
8. カルニチン欠乏について　236
9. 漢方薬を飲みたがらない子には
   どのように対応するか　249
10. HPV（ヒトパピローマウイルス）ワクチン　380

- 索引 446

本書のご利用にあたって

本書の記載内容が最新かつ正確であるよう最善の努力をしておりますが，診断・治療法，医薬品添付文書・インタビューフォーム等は最新の知見に基づき変更されることがあります。そのため，本書を利用される際は十分な注意を払われるようお願い申し上げます。なお，個人の特定を避けるため，症例には架空の記載が含まれている場合があります。あらかじめご了承ください。

株式会社じほう

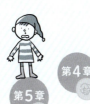

第1章

処方箋が来たらどうする？
子どもの病気×
よくある処方

- ▶小児喘息 …………………………………………… 2
- ▶アトピー性皮膚炎 ………………………………… 29
- ▶小児急性中耳炎 …………………………………… 49
- ▶風邪 ………………………………………………… 63
- ▶溶連菌感染症 ……………………………………… 84
- ▶流行性感染症 ……………………………………… 102
- ▶てんかん …………………………………………… 136
- ▶こころの病気 ……………………………………… 159

1 小児喘息

小児喘息

治療のポイント

□ 喘息は慢性気道炎症と気道過敏性を基本病態とした気流制限により，喘鳴や呼吸困難を来す疾患である。
□ 長期管理目標は，基本病態である気道炎症を抑制して無症状状態を維持し，最終的に寛解治癒を目指すことである。
□ 適切な吸入手技の獲得や服薬アドヒアランスの向上が治療管理に必須である。

小児喘息の病態と原因

　喘息の発症機序は完全に解明されていないものの，遺伝的素因や環境因子の相互作用が関わることが近年明らかにされている。

　喘息の基本病態は「慢性気道炎症」と「気道過敏性」であり，炎症細胞と，粘膜組織の構成細胞が分泌するさまざまな炎症性メディエーター・サイトカインにより慢性気道炎症が惹起される（図）。さらに，成人だけでなく小児においても気道の線維化，平滑筋肥厚など不可逆的な構造変化（リモデリング）が生じるとされる。アレルギー型では，ヒョウヒダニなど吸入アレルゲンに対するIgE抗体が気道炎症に関与し，またウイルス感染も気道炎症の成立や進展に重要な役割を果たす。

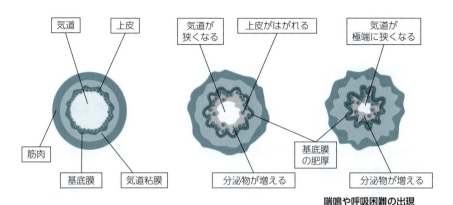

図 喘息の病態

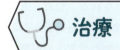 治療

治療に大きく貢献した治療ガイドライン

「小児気管支喘息治療・管理ガイドライン」[1]（以下，JPGL）が初めて登場した2000年当時，喘息は小児科診療の中心的疾患であった。しかしこの20年で喘息入院は著減し，近年は小児喘息死がゼロを記録する年もある。その主な理由は，ロイコトリエン受容体拮抗薬（leukotriene receptor antagonist：LTRA）や吸入ステロイド薬（inhaled corticosteroid：ICS）の登場に加えて，抗炎症治療を基本とする標準的治療や，適切な管理方法を提唱したJPGLの普及が大きく貢献したと推測される。

治療管理の長期的目標は"気道炎症の抑制と無症状の維持"

治療管理の長期的目標は，基本病態である気道炎症を抑制し，無症状の状態を維持して，「最終的に寛解・治癒を目指す」ことである。そのためには薬物療法だけではなく，アレルゲン対策，患者教育やパートナーシップの向上が重要であり，「評価」→「調整」→「決定」→「治療」のサイクルを基本とする。

治療目標を達成するうえでポイントになるのが，服薬アドヒアランス，吸入手技などの評価を繰り返し実施すべき点である。

長期管理薬の特徴

長期管理薬は抗炎症治療薬が中心であり，基本治療としてのICSと，そのほかLTRAなどを使用する。長期管理開始時に，喘息の病態，治療目標，使用薬剤の作用や具体的な使用方法，注意点などを十分に説明して理解を得る。

1 吸入ステロイド薬（ICS）

ICSは直接気道に作用して気道炎症を強力に抑制することから長期管理の中心的な薬剤である。

ICSは経口剤や点滴静注と比べて全身性副作用は少なく，身長抑制の報告がなされたものの，フルチカゾンプロピオン酸エステル（商品名：フルタイド®）では，200μg/日以下の投与量であれば概ね問題がないとされる。なお，成人期までフォローした介入研究において，最終的に1.2cm程度の身長抑制があると報告されたが，コントロール不良による呼吸苦，生活制限や学業への影響という患児の負担を思えば，過度な不安によるICSの不適切な使用は，反って呼吸苦などによる睡眠障害という身長抑制を来す原因となる可能性も含め，決して望ましいものではない。

2 ロイコトリエン受容体拮抗薬（LTRA）

病態に関与する重要な化学伝達物質であるシスティニルロイコトリエンを介した気道狭窄，気道炎症を抑制することができるため，ICSとならんで重要な長期管理薬である。呼吸器ウイルス感染症に伴う喘息症状の悪化，アレルギー性鼻炎の鼻閉などにも効果がある。

3 吸入ステロイド薬・長時間作用性吸入β_2刺激薬配合薬（ICS/LABA）

LABAは12時間以上作用が持続する気管支拡張薬で，臨床的に気道炎症抑制は認められないものの，ICSによる抗炎症治療のみでは良好なコントロールが得られない場合に併用され，長期管理薬として用いられる。現在わが国で小児に保険適用のある薬剤には，フルチカゾン／サルメテロール配合剤と，フルチカゾン／ホルモテロール配合剤の2種類がある。

薬剤師から保護者に伝えて欲しいこと

　喘息は慢性炎症性疾患であるが，気流制限がなくなると自覚症状も落ち着くため，医療者側と患者側の治療目標に隔たりが生じやすい。そのようなときに薬剤師による服薬指導が有効であることが，システマティックレビューでも報告されている[2]。スペーサーを用いた適切な吸入手技の指導や，病態説明などによるアドヒアランス向上により，ぜひ寛解治癒にまで結びつけていただきたい。

引用文献

1) 滝沢琢己, 他・監：小児気管支喘息治療・管理ガイドライン2023．協和企画，2023
2) Garcia-Cardenas V, et al: Pharmacists' interventions on clinical asthma outcomes: a systematic review. Eur Respir J, 47(4):1134-1143, 2016

（福家　辰樹）

第1章 処方箋が来たらどうする？ 子どもの病気×よくある処方

小児喘息

小児喘息の処方箋を受け取ったら〜幼児期編〜

フォローアップのポイント

□ 患児や保護者が喘息の治療を理解し，実践できるか．
□ 治療薬を適切に服用できているか．
□ 吸入手技が適切に行えているか．

処方箋が来たときの考え方

###

男児　3歳2カ月　体重17.5kg　○○小児科

20XX年9月から○○小児科を受診している男児（3歳）と母親とが10月に再来局した．

▶ Rx

1) モンテルカスト細粒 4mg　　1回1包　1日1回　就寝前　14日分
2) フルタイド 50μg エアゾール 120吸入用　1回2吸入　1日2回　1本
3) ツロブテロールテープ 1mg　1回1枚　　　　1日1回　7枚
4) カルボシステイン DS50%　1回0.35g（1日1.05g）
　　メプチン® ドライシロップ 0.005%　1回0.44g（1日1.32g）
　　　　　　　　1日3回　朝食後，昼食後，就寝前　7日分

備考：吸入指導指示あり

処方箋と受付時の患児と保護者の様子を確認

1 処方箋からわかること

　今回の処方より新規で,吸入ステロイド薬(ICS)のフルタイド50μgエアゾール(フルチカゾンプロピオン酸エステル)が処方追加になった。スペーサー(吸入補助具)はすでに持っているのか,本日薬局で購入するのかを確認する。
　ロイコトリエン受容体拮抗薬(LTRA)であるモンテルカストの処方日数が14日分であり,喘息の長期管理薬としては処方日数が少ない。新規追加のICSの効果と症状の経過を確認するためと考えられる。

2 患児と保護者の様子

　男児と母親は手をつないで入局。処方箋受付の際,薬局でスペーサーを購入できるのかと母親から尋ねられた。その後,待合室のソファーで男児は母に抱っこされ座っている。新しい吸入薬が始まり男児と母親の表情は不安そうである。

お薬手帳と薬歴の確認

　本症例は小児科を2週ごとに受診しており,前回は9月に来局していた。お薬手帳から前回の処方だけでなく,5～7月に計4回モンテルカスト細粒の処方歴があることがわかった。ツロブテロール貼付剤も処方されており,使用経験がある。

お薬手帳

20XX年9月（前回処方）

▶ Rx

1) モンテルカスト細粒4mg　　1回1包　　1日1回　就寝前　14日分
2) ツロブテロールテープ1mg　1回1枚　　　　　　1日1回　7枚
3) カルボシステインDS50%　　1回0.35g（1日1.05g）
　　メプチン®ドライシロップ0.005%　1回0.44g（1日1.32g）
　　　　　　　　　　　　　　1日3回　朝食後,昼食後,就寝前　7日分

処方薬の種類と投与量から推測する治療ステップ

　以前から間欠的に処方されていたLTRAに加え，今回よりICSであるフルチカゾンが200μg/日で処方されたことから，『小児気管支喘息治療・管理ガイドライン2023』（以下，JPGL2023）における「小児喘息の長期管理プラン（5歳以下）」の治療ステップ1（間欠的LTRA）から治療ステップ3[1]（中用量ICSにLTRAの追加治療）へとステップアップとなったと考えられる（図1）。

喘息の薬物治療

　本症例に処方されているICS（フルタイド®50μgエアゾール）とLTRA（モンテルカスト細粒）は長期管理薬である。プロカテロール（メプチン® ドライ

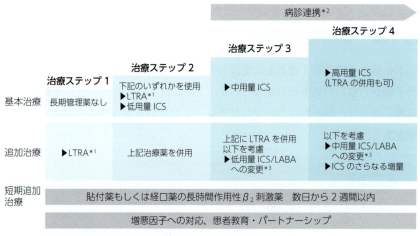

図1　小児喘息の長期管理プラン（5歳以下）
（滝沢琢己，他・監：小児気管支喘息治療・管理ガイドライン2023．協和企画，p88，2023より一部転載）

シロップ）は発作治療薬であり，医師からの服用タイミングの指示を確認し，漫然と使用されていないかを確認する．

　ツロブテロール貼付剤はβ_2受容体刺激薬で気管支拡張作用を有するが，即効性は期待できない．明らかな悪化はないが，一過性の咳嗽，夜間の咳き込みなどに対し数日から2週間以内で用いられる短期的追加治療薬であり，症状がコントロールされたら速やかに中止する．しかしながら「咳止めテープ」と認識している保護者も少なくないため，適切な指導が必要となる．ツロブテロール貼付剤を2週間使用しても改善がみられない場合には，追加治療や治療のステップアップを検討する必要がある．

　JPGL2012までは，長時間作用性β_2刺激薬であるツロブテロール貼付剤は，長期薬物治療の薬剤として位置づけられていたがJPGL2017以降では，長期使用の安全性を考慮し，コントロール状態が悪化した際に短期的に使用する「短期追加治療」という概念の位置づけとなった（図1）．

処方箋監査に必要な情報の収集

1 患者の重症度
　これまでの治療経過（喘鳴の経験，悪化しやすい季節など）と喘息による日常生活への支障の程度を確認する．

2 生活・環境
　生活のなかで服薬行動を習慣化させるために必要な情報として患児の就園状況や家庭環境を確認する．また，喘息発作の悪化リスクとなる家族内での喫煙者の有無やペット飼育の有無についても確認する．

調剤と服薬指導に必要な情報の収集

1 保護者の喘息と治療への理解度
　保護者が喘息の確定診断について，どのように受け止めているのかを確認し

ておく．小児の喘息治療では，適切な薬物療法を実施するには，患児や家族が喘息やその治療法について理解し，主体的に実施できなくては，治療を成功に導けない．そのため，保護者が児の喘息についてどのように受け止めているかを確認する必要がある．また，β_2刺激薬への反応性の有無は，喘息診断の重要所見であることから[1]，短期追加治療薬であるβ_2刺激薬の効果を実感しているかを確認する．

2 服薬状況と医師の説明

　モンテルカスト，カルボシステイン，プロカテロールは，前回も処方されている．患児が問題なく飲めたのかを確認し，拒薬がみられるような場合は，飲ませ方の工夫を保護者と相談する．また，今回よりフルタイドが吸入指導の指示とともに処方されているが，病院で吸入指導があったのか，もしあったとすればどのような状態だったかを確認する．この他，医師から治療方針についての説明と喘息日記[2,3]をつけるように指示があったのかを確認する．

患者から収集できた情報

1 患児の重症度と母親の受け止め方

　公園で遊ぶときや啼泣時の咳き込みが週3〜4回あり，夜間咳で眠れないことが時々あるとのことだった．発作の程度と頻度（症状）のみで判断した「見かけ上の重症度」に，現在の治療を加味した重症度判断を行ったものを「真の重症度」という（表1）．本症例の場合，見かけの重症度は中等症持続型で，これまでの治療は治療ステップ1であることから，真の重症度は中等症持続型（表1）と考えられる．

　父親が小児喘息だったこともあり，患児については，かねてより喘息ではないかと疑っていたため，今回喘息の確定診断がなされたことについては，母親は仕方がないと思っている．

2 医師の説明と患児の様子

　医師からは，ICSを開始するにあたり，スペーサーの購入，喘息日記[2,3]の記録をするよう説明があったとのことであった．病院では短時間型作用性β_2刺激薬のネブライザーによる吸入を試そうとしたが，嫌がりうまく吸入できなかったため，自宅で吸入ができるのかと母親は不安を抱いている．前回から処

方されている散剤については，どれも問題なく飲めているとのことであった。なお，ツロブテロールテープを貼ると眠れるため，母親が処方を希望した。

保護者は共働きで，男児は保育園に通っている。男児は薬剤師の顔を見るなり泣き出した。

表1 小児喘息の重症度分類

症状のみによる重症度（見かけ上の重症度）	現在の治療ステップを考慮した重症度（真の重症度）			
治療ステップ	治療ステップ1	治療ステップ2	治療ステップ3	治療ステップ4
間欠型 ・年に数回，季節性に咳嗽，軽度呼気性喘鳴が出現する。 ・時に呼吸困難を伴うが，短時間作用性β₂刺激薬頓用で短期間で症状が改善し，持続しない。	間欠型	軽症持続型	中等症持続型	重症持続型
軽症持続型 ・咳嗽，軽度呼気性喘鳴が1回/月以上，1回/週未満。 ・時に呼吸困難を伴うが，持続は短く，日常生活が障害されることは少ない。	軽症持続型	中等症持続型	重症持続型	重症持続型
中等症持続型 ・咳嗽，軽度呼気性喘鳴が1回/週以上。毎日は持続しない。 ・時に中・大発作となり日常生活や睡眠が障害されることがある。	中等症持続型	重症持続型	重症持続型	最重症持続型
重症持続型 ・咳嗽，呼気性喘鳴が毎日持続する。 ・週に1〜2回，中・大発作となり日常生活や睡眠が障害される。	重症持続型	重症持続型	重症持続型	最重症持続型

（滝沢琢己，他・監：小児気管支喘息治療・管理ガイドライン2023．協和企画，p26，2023より転載）

調剤のポイント

本症例では，特に拒薬もみられないためカルボシステインとプロカテロールは体重当たりで1回あたりの服薬量を換算し，分包する。モンテルカスト細粒は分包品のため，そのまま交付する。モンテルカストは光に弱いため，封を開けたら15分以内に飲むよう改めて指導する。

服薬指導でどう伝える？

ICSの必要性について説明

ICSは直接気道に作用し，気道炎症を強力に抑制することで長期管理薬の中心となる薬剤である。これまでのLTRA間欠投与から，喘息予防を目的としたICSの継続使用とLTRAの追加治療にステップアップした。継続目標を患児が理解できるように，「おにごっこで走っても咳がでないように吸入する薬」であるなど具体的な言葉で説明する。保護者が心配するICSの長期使用による成長抑制については，前項（第1章1）にもあるように，成長抑制の可能性はあるが，ICSは喘息治療において最も有用な薬剤[1]とJPGL2023に明記されており，治療の必要性について，患児と保護者に説明することが重要である。

年齢に適切なスペーサーを選ぶ

定量噴霧式吸入器（pMDI）にスペーサーを組み合わせることで吸気を噴霧に同調させる必要がなくなり，吸入効率を保つことができる。また大型の薬剤粒子をスペーサーが捕捉することで，口腔カンジダ症などのICSの副作用を軽減することができるため，スペーサーの使用が推奨される。

日本では数種類のスペーサーが入手可能で，汎用性，一方向性，帯電防止機能を有しているものが多い。その中で空気力学的ならびに臨床的検討がなされている代表的なスペーサーを図2に紹介する。さらに，マスクタイプまたはマウスピー

スタイプを児にあわせ選択することも重要である．もし，薬局でスペーサーの取り扱いがない場合は，適正価格とともに一般通販サイトなどを紹介するのもよい．

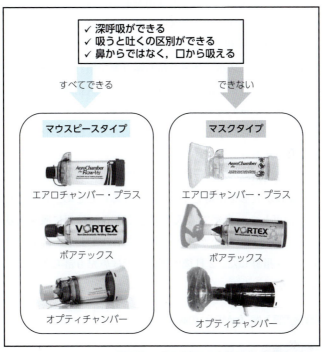

〔青野珠可：調剤薬局から患者さんと家族を見守る．すこやかライフ，52（Autumn）：16-19, 2018 を参考に作成〕

代表的なスペーサーの特徴

商品名	マスク別売	吸気流量監視機能	呼吸の確認方法
エアロチャンバープラス	不可（本体一体型）	○（マウスピースのみ）	フローインジケーターにて可視化可能
ボアテックス	可	×	換気バルブの開閉により確認可能
オプティチャンバーダイアモンド	可	○	呼気バルブ（弁）により呼吸の確認可能

（滝沢琢己，他・監：小児気管支喘息治療・管理ガイドライン 2023. 協和企画，p233, 2023 を参考に作成）

図2 マスクタイプとマウスピースタイプのスペーサーの選び方と特徴

吸入指導

　子どもが初めて吸入を行うときは，恐怖心を感じることがあるため，「自分もやってみたい」と興味をもつような演出を心がける。例えば，母親が楽しそうに吸入している様子を見せたり，スペーサーで遊ばせたりするなど慣れる時間を取るとよい。また，状況に応じて動画ツール[2]の活用も検討する。初回に指導ができなくても，スペーサーを持ち帰り家で慣れてもらうことで，後日スムーズに指導ができることがある。本人実演で吸入指導することは，患者の吸入手技獲得のうえで重要である。フォローアップのタイミングと捉え，再度吸入指導を試みる。そして子どもが吸入を始めたら，嬉しい体験となるように褒めることも大切である。

　本症例では，吸入指導のためマスクを近づけると，首を振ってマスクを拒否したため，薬剤師が人形を使用して実演をみせるにとどめ，後日再指導を行うことを患児と約束した。自宅で吸入ができるよう，母親に吸入方法の手順[4]を説明し（表2，図3），患児がスペーサーに慣れるよう，自宅で見せたり触らせたりするよう指導した。2日後の再指導では患児も落ち着いてマスクを当て呼吸することができた。

表2　定量噴霧式吸入器（pMDI）の吸入方法

①ボンベをよく振る
②ボンベをスペーサーに装着し，ひと押し噴霧する。噴霧後はすみやかに吸入する。
この時マスクは顔に密着させ，安静時呼吸を数回行う
ポイント：ゆっくりとした呼吸を5回，または15秒間[5] マスクをあてる胸に手を当ててもらい，息を吸うと胸が膨らむことを理解できるとよい
③1回2吸入*の指示がある場合は，②を繰り返す
④吸入後はうがいを行う（うがいができない場合は，飲水や食前の吸入でもよい）
⑤スペーサーからボンベを外し，片付ける

＊：1回2吸入の指示がある場合でも，1吸入ごとに噴霧する。
　スペーサーに2回噴霧すると，吸入可能な粒子（1.1〜4.7μm）は1回噴霧時に比べて43％低下し，吸入効率が低下するとの報告[6]もある。そのため噴霧は必ず1回ずつ噴霧する。

（JPGL2023を参考に著者らが作成）

【マスクタイプ】

Check1 マスクは隙間なく密着させる。
特にあごがマスクで覆いきれていないと隙間ができやすい。

Check2 1回分の薬をしっかり噴霧する。
子どもだけでは噴霧に必要な力が足りないため保護者が行う。

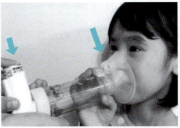

Check3 弁の動きまたはフローインジケーターで呼吸の回数を確認。(ゆっくり5呼吸程度) 呼吸の動きが不明(浅い呼吸)な時は15秒マスクを当てる。

Check4 吸入後のうがいの施行。
うがいができない場合は飲水または歯磨きでも良い。

【マウスピースタイプ】

Check1 口元に注意。マウスピースが歯や舌にあたっていないか、口角に隙間はないかを確認。「ホ」の口[1]でくわえるよう指導。

Check2 両手で1噴霧ずつ、ぐっと押す。さらに息を吐いた状態で噴霧ができるとなおよい。

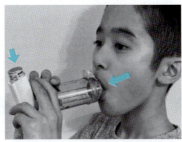

Check3 警告ブザーが鳴らないよう(エアロチャンバー、オプティチャンバーのみ)、大きくゆっくり吸う。自分の胸が大きく膨らむことを意識。

Check4 吸入後の息止め。
難しい場合はマウスピースをくわえたまま、吸っては吐いてを数回繰り返す。

1) 堀口高彦, 他:喘息管理における効率的な吸入療法:成人症例より、小児症例へ応用できること. 日本小児アレルギー学会誌, 33 (2):195-203, 2019

---

pMDIが短時間作用型β₂刺激薬の場合
1日2回などの定期吸入の指示があれば、①短時間作用性$β_2$刺激薬⇒②ステロイド吸入剤の順で吸入する。スペーサーは同じ物を使用し、ボンベの差し替えをする。うがいは不要。

吸入指導に生かせる豆知識! 使用済みpMDIの重さから噴霧状況を把握できます

使用済み容器の重さ			
アドエア50エアー	フルタイド50エアー*	利用率	噴霧状況
15g以下	12.7g以下	95%以上	良好
15～16g	12.7～13.4g	85～95%	もう少し
16g	13.4g	85%	不良
19.1g 半分しか噴霧できていない!	15.9g	50%	しっかり振る・押す

アドエア50エアー:未使用 23.6g 薬剤充填量 12g
使用済み容器の重量中央値:患児噴霧 15.2g (n=345), 保護者噴霧 15.0g (n=219)
*アドエア50エアーを参考に作成
フルタイド50エアー:未使用 19.5g 薬剤充填量 10.6g

〔青野珠可, 他:小児気管支喘息における残量カウンター付き定量噴霧式吸入器の噴霧量実態調査. 日本小児アレルギー学会誌, 31 (1):72-79, 2017 を参考に作成〕

図3 小児の吸入指導のチェックポイントとコツ(定量噴霧式吸入器:pMDI)

吸入する時間を生活のなかで確保する

まずは習慣化させるために，吸入するための時間を作り出す必要がある．生活の場面を一緒に考えながら具体的にいつ（例：歯磨き前や食前など，忘れないタイミング）吸入するのかを決める．

お薬手帳に記載すべきこと

スペーサーの種類を記載する．スペーサーの耐久性は通常1年程度であるため，お薬手帳に，「エアロチャンバープラスマスク　使用開始日：2024年●月▲日」のように記載する．吸入指導の有無，指導日，理解度，実行度（実際にやってみた，見るだけ，口頭の説明）を記載し，情報共有ができるようにする．

備忘録：必ず確認すること

保護者が疾患と薬物治療に向き合えて（受け入れて）いるかを確認し，その後の症状経過についても確認する．吸入が習慣化されているかどうか，毎日1日2回，適切な吸入操作の手順と口腔内洗浄とともにできているかどうかを確認する．また，保護者がスペーサーを適切に洗浄，管理できているかを確認する．

患者フォローアップ

過度の説明や指導が保護者の負担とならないように，初回の指導は吸入手技の獲得を目指した指導にとどめ，その他のポイントに関しては，患児，保護者との信頼関係を築きながら，継続的な指導のなかでフォローを行うことが望ましい．

吸入手技は，操作の慣れから自己流となることがあるため，定期的に確認を行う必要がある．フォローアップのタイミングは，初回使用から2週間後，次の受診日などを目安とする．この他，スペーサーの切り替え時（マスクからマ

ウスピース）やピークフロー導入時，症状悪化での受診時など，患児と保護者の様子をみながら決める。

トレーシングレポートの例

　本症例では，スペーサーを薬局で購入しているので，その種類をトレーシングレポートに記載して伝える。また，処方箋受付日に吸入指導ができなかったため，2日後に行った吸入指導での患児の理解度と実行度について記載する。もし，吸入手技の不備があれば，その旨記載し，次回のフォローアップでも再確認すること，必要に応じて吸入指導を続けていくことなど，今後の予定についても記載しておく。

　筆者の薬局では，図4の吸入指導評価表を作成し評価に用いている。本症例でも，喘息日記に貼付し，患児・保護者，医師，薬剤師の三者の連携に活用している。

※吸入指導の記録を喘息日記または，お薬手帳に貼付し，次回以降の服薬指導に活用する

図4　吸入指導評価表例

算定した加算

吸入薬指導加算　30点（3月に1回まで）
　当日，吸入指導が実施できなかったため次回受診時に算定

引用文献

1) 滝沢琢己，他・監：小児気管支喘息治療・管理ガイドライン2023．協和企画，2023
2) 環境再生保全機構βπ：小児ぜん息 基礎知識（https://www.erca.go.jp/yobou/zensoku/basic/kodomonozensoku/jikokanri.html）
3) 手塚純一郎・編：第7章ぜん息を自己管理しましょう；おしえて先生！子どものぜん息ハンドブック（藤澤隆夫・監）．環境再生保全機構，pp37-39，2016
4) 大矢幸弘，他・編：セルフケアのための小児ぜん息治療薬 吸入実践テキスト．環境再生保全機構，2019
5) 日本小児臨床アレルギー学会・編：小児アレルギーエデュケーターテキスト　改訂第4版．診断と治療社，p95，2023
6) 大林浩幸：患者吸入指導のコツと吸入デバイス操作法のピットホール 改訂4版．医薬ジャーナル社，p137，2017

　　　　　　　　　　　　　　（青野　珠可，石黒　奈緒，馬場　元博，三浦　哲也，上荷　裕広）

小児喘息

3 小児喘息の処方箋を受け取ったら〜学童期編〜

フォローアップのポイント

- □ 患児や保護者が喘息の治療を理解し，実践できるか。
- □ 治療薬を適切に服用できているか。
- □ 吸入手技が適切に行えているか。

処方箋が来たときの考え方

症例

10歳　女児　体重35kg　■■小児科

20XX年10月　母と小学5年女児が新規来局した。

▶ Rx
1) モンテルカストチュアブル錠5mg　1回1錠
　　　　　　　　　　　　　　1日1回　就寝前　14日分
2) アドエア100ディスカス28吸入用　1回1吸入　1日2回　1個

● 患児と保護者の入局時の様子，処方箋受付時の様子を観察

受付で「これまでの薬と内容が変わったみたいです」と母親が処方箋とお薬手帳を出す。患児は「薬，増えるの？」と母親に問いかけ不安そうな表情を浮かべている。

お薬手帳から

処方箋と一緒に出されたお薬手帳を確認したところ，過去1年間は処方内容に変更はなかった．

> **お薬手帳**
>
> **20XX年8月（他医療機関）**
>
> ▶ Rx
>
> 1) モンテルカストチュアブル錠 5mg　　1回1錠
>   　　　　　　　　　　　　　　　　　　1日1回　就寝前　60日分
> 2) フルタイド 100 ディスカス 60 吸入用　1回1吸入　1日1回　1個

処方箋とお薬手帳から推察されること

吸入ステロイド薬（ICS）がフルタイドディスカス（フルチカゾン）から，ICSと長時間作用性β_2刺激薬（LABA）配合のアドエアディスカス（フルチカゾン・サルメテロール配合）に変更となり，用法は1日1回から2回に変更となった．ロイコトリエン受容体拮抗薬（LTRA）のモンテルカストチュアブル錠に変更はない．処方されている薬剤はいずれも長期管理薬に該当する．

『小児気管支喘息治療・管理ガイドライン2023』（以下，JPGL2023）における「小児喘息の長期管理プラン（6〜15歳）」（図1）[1]で処方内容を確認すると，治療ステップ2（前回）からステップ4（今回）に治療が強化されており，最終受診から2カ月の間にコントロール状態が不良となった可能性がある．処方日数が14日分と短めであるのは，薬剤変更後の経過の確認のため，次回受診日をあわせたものと考えられる．

小児喘息

図1 小児喘息の長期管理プラン（6～15歳）

	治療ステップ1	治療ステップ2	治療ステップ3	治療ステップ4
基本治療	長期管理薬なし	下記のいずれかを使用 ▶低用量ICS ▶LTRA*1	下記のいずれかを使用 ▶低用量ICS/LABA*3 ▶中用量ICS	下記のいずれかを使用 ▶中用量ICS/LABA*3 ▶高用量ICS 以下の併用も可 ・LTRA ・テオフィリン徐放製剤
追加治療	▶LTRA*1	上記治療薬を併用	以下のいずれかを併用 ▶LTRA ▶テオフィリン徐放製剤	以下を考慮 ▶生物学的製剤*4 ▶高用量ICS/LABA*3 ▶ICSのさらなる増量 ▶経口ステロイド薬
短期追加治療	貼付薬もしくは経口薬の長時間作用性β2刺激薬　数日から2週間以内			
	増悪因子への対応，ダニアレルゲン特異的免疫療法*5，患者教育・パートナーシップ			

病診連携*2（治療ステップ3以降）

*1：小児喘息に適応のあるその他の抗アレルギー薬を含む
*2：治療ステップ3以降の治療でコントロール困難な場合は喘息治療に精通した医師の下での治療が望ましい
*3：ICS/LABA使用に際しては原則として他のLABAは中止する（SFCは生後8カ月から，FFCは5歳から適用がある）
*4：生物学的製剤は各薬剤の適用の条件があるので注意する
*5：ダニアレルギーで特にアレルギー性鼻炎合併例において，安定期%FEV$_1$≧70%の場合に考慮する

(滝沢琢己, 他・監：小児気管支喘息治療・管理ガイドライン2023. 協和企画, p88, 2023より一部転載)

なにを聞く？

処方監査・調剤に必要な情報

医師の診察内容や吸入薬が変更となった経緯のほか，モンテルカストチュアブル錠の服用に問題がないかについても確認する。

服薬指導に必要な情報

これまで使用していた吸入薬が変更になった理由を尋ねる。初回来局のため過去の治療経緯のほか，喘息の病態や治療の必要性の理解度についても把握できるとよい。また，日常の服薬管理の様子や生活リズム（学校，部活の有無）についての情報は，より具体的な指導をする際に役立つ。今回，吸入薬が変更

となったが，吸入器の形態はディスカスのままであるため吸入操作に大きな変更はない。しかし，長期使用で自己流になりやすい吸入手技が正しく行えているかの確認は行っておきたい。

患者から収集できた情報

前述の項目について確認して以下の回答が得られた。

(保護者) 8月に引っ越したため，転居後初めての受診でした。小学校入学前に喘息と診断されました。ステロイド吸入剤は2〜3年以上前から使っています。今日の診察で，陸上部の練習中に発作が頻繁に起きていることを娘から初めて聞きました。

服薬管理は患児に任せているが，吸入が適切にできているのか不安なため，操作の確認をしてほしいと母親から要望があった。吸入手技の指導は1年以上受けていないとのことだった。

患児からは，「吸入のやり方には自信がある。薬の飲み忘れも吸入忘れもない。陸上部で冬の大会入賞を目指している。朝練中に咳で苦しくなることが1週間に数回あり，見学することも頻繁にあるが部活以外では困っていない。起きるのが遅くなって朝練に間に合うよう慌てて登校することが多いため，朝の吸入が増えるのは不安だ」との話が聞かれた。

部活中の発作の頻度や様子から，見かけ上の重症度は中等症持続型，これまでの治療は治療ステップ2であったことから真の重症度は重症持続型（前項第1章2 表1 参照）と考えられる。内服薬については飲み忘れもなく指示通り服薬できており，調剤は通常の計数調剤で問題ない。

服薬指導でどう伝える？

喘息の長期管理薬

ICSは気道炎症を抑え発作予防を目的とした長期管理薬であり，喘息症状や増悪がなくても毎日規則正しく使用することの重要性を伝える。

新規処方のICS/LABAの配合剤について，前回まで処方されていたICSとの共通点と相違点をわかりやすく説明する。

　内服薬のLTRAはICSと同じく長期管理薬の位置づけにある。長期服用している場合，飲み忘れや症状が安定しているなどの理由から自己判断で中止してしまうケースがあるため，その都度，服薬状況を確認する。チュアブル錠の味が苦手な患児もいるため，服薬時の困難感がないかについても尋ねるとよい。

● 吸入指導

　口頭のみの指導ではなく，「患児にその場で吸入操作をしてもらい，薬剤師もやってみせる」という実践形式の指導で理解を深める。患児の理解度に応じて動画ツール[2)]を活用するのもよい。患児が吸入操作や指導内容を自宅でも復習できるよう，吸入方法の説明書（図2，表1）を渡すなど工夫をする。

　対面で指導を行う場合，手技の方向が逆になり患児が戸惑うことがあるため，横並びでの指導が望ましい。対面で指導を行う場合は，双方が横向きに構えるなど，動作（操作方向）が同一になるようにするとよい。

【ディスカス】

Check1
吸入器を水平に持ち，姿勢よく，顔は前を向く。

Check2
息を軽く吐き出す。吸入口に息を吹きかけないよう注意する。

Check3 ココが難しい！
息を吐いた状態でマウスピースをくわえる。口角に隙間があかないように吸入口をしっかり覆う。

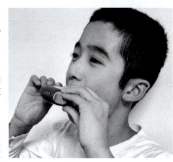

Check4
力強く，深く息を吸い込む。ディスカストレーナーで確認する際，音の強さや長さも注意深く聞いてみることが大切。

Check5
大きく吸った状態で3〜5秒間息を止める。胸が大きく膨らむことを意識してもらう。

Check6
ゆっくり息を吐き出す。

Check7
ディスカスは嗄声の副作用が起こりやすいため，吸入後のうがいは念入りに行う。

図2　小児の吸入指導のチェックポイントとコツ（ドライパウダー式）

表1　ディスカス〔ドライパウダー式（DPI）〕の吸入方法

①カウンターの残数を確認
②吸入器を水平にもつ
③カバーをあける
④レバーを押す（親指で手前から奥に，カチッと音がするまで押す）
⑤息を軽く（無理のない範囲で）吐き出す
⑥口角に隙間が空かないように吸入口を口でくわえる。
⑦力強く深く吸う（深呼吸する）
⑧3〜5秒息を止める
⑨ゆっくりと息を吐きだす
⑩うがい（クチュクチュ，ガラガラを3回）
⑪カバーをとじる

表2　患児の吸入手技（ディスカストレーナ）で確認した不備

①両手で本体をもち，吸入口を軽くくわえる。
②1回分をスッと吸入した際，トレーナー音は鳴ったが弱く短かった。
③吸入後，息止めはなく勢いよく息を吐き出した。
④吸入後，口の中に粉っぽさを感じることが多いとのこと。吸入後はLTRAの服用かうがいを行う。

🟢 吸入手技で不備となりやすいポイントを指導する

　患児の吸入手技を確認した際，不備のみられた箇所を表2にアンダーラインで示す。

1 吸入口のくわえ方と舌の位置

　口角に隙間ができないよう吸入口を加える。このとき，舌が薬剤の吸入経路を妨げないよう，舌根を下げて吸入口の下に舌を置く。舌を下げると，口の中に空間ができて「薬の通り道」が広くなり，より多くの薬剤が気管に到達できるようになる[3]。

2 吸入する際の力加減

　ドライパウダー製剤は患者自身の吸気により，本体に貯蔵された薬剤が放出・細微粒子化されて肺内に到達するため「力強く深く」吸入する必要がある。吸

入指導では患児が吸入の様子をイメージしやすいよう伝えることが大切だ。例えば，"ラジオ体操の深呼吸のイメージ"や"草原で大きく深呼吸するイメージ"など，具体的な呼吸の仕方を伝えるとよい。

　ディスカストレーナーには薬剤は充填されていないが，実薬の吸入に必要な吸入速度を想定して音が鳴るように作られている。指導の際は，音が鳴るかだけでなく，音の大きさや長さにも注目しながら吸気力の確認をするとよい。吸気が弱いとトレーナー音は小さく短くなり，勢いよく一気に吸入すると音が裏返る（かすれる）ことがある。「力強く深く吸う」という指示に従おうとするあまり，力んで肩がふるえている場合もあるため，吸入時の患児の様子にも着目する。

❸ 吸入後の息止めと呼気

　吸入直後に勢いよく息を吐き出すと，薬剤が呼気とともに排出されてしまう。吸入後は，吸入器を口から離したあと，3〜5秒息を止めてから，ゆっくり息を吐く。息を止めることにより，末梢気道や肺内に到達した薬剤の沈着率を高める効果が期待されるため，無理のない程度の息止めを促す。

❹ 吸入後のわずかな甘みや粉の感覚

　ディスカス製剤は微量の乳糖が添加されており，吸入後にわずかな甘みや粉っぽさを感じる。粉っぽさを強く感じる場合，吸気力が弱いか口だけで吸って気管まで到達していない可能性が考えられる。1回分の吸入薬を吸いきれているか不安な場合は，カバーを閉じずそのままの状態でもう一度吸入するよう指導する。

患児や保護者の不安に対し，具体的なアドバイスを行う

　患児は朝の吸入が増えることに不安を抱いている。現在のコントロール状況から治療のステップアップは必要であることを伝え，朝の吸入を負担なく行えるよう生活リズムを聞きとり，吸入時間や吸入薬の保管場所など，より具体的で実行可能な方法を一緒に考える。例えば，朝食後の歯みがきのタイミングで吸入できるよう，洗面所に吸入器を置いておくなどもよい。また，治療を続けることによる将来の見通しを示すことでモチベーションを高めることも重要である。

本症例であれば，「しっかり治療を行い症状が安定すれば，練習を休むことなく大会を目指せるようになる」など治療のメリットを伝えるとよい。患児の吸入操作に不安を抱いていた母親には，吸入指導の様子をみてもらい，今後も来局時には定期的に確認することを伝え，継続的なサポートがあることで安心してもらう。

治療の主体は“患児”

幼少期に喘息の診断を受けて治療開始となった場合，患児が薬物療法について説明を受ける機会がないまま経過していることも少なくない。学童期以降は喘息の病態と治療の必要性を理解できるようになるため，わかりやすい言葉で本人に服薬指導をするよう心がける。保護者には，患児の様子を見守りながらも適宜声をかけ，治療行動を支援する役割を担うよう伝える。

お薬手帳に記載すべきこと

吸入指導の実施内容と吸入手技で不備があった点を記載しておくと今後の指導に役立つほか，患児，保護者，医師，薬剤師間の情報共有にもなりうる。図３に示すような吸入指導評価表を独自に作成し，お薬手帳に貼って活用している薬局もある。

DPI

名前　おくすり 花子　　指導日 12月4日
生年月日平成23年8月26日

薬剤名　アドエア100ディスカス　　指導回数 3回

☑本人に指導　☐本人以外（　　　）

☑本人による実演　☐薬剤師の実演を見る
☐口頭指導　☐その他（　　　）

	評価
① 吸入の準備・姿勢	2 /2
② 吸入前の息はきができる	1 /2
③ 息を吐いた状態で，マウスピースをくわえることができる	1 /2
④ 力強く、深く息を吸うことができる	1 /2
⑤ 息止めができる	2 /2

0点：全くできていない
1点：あと少し
2点：できている

薬剤師から

②の吸入前の息吐きができていないため，勢いよく吸うことができていません。家でも練習してみよう。

<患者様へ>
今回の吸入手技や操作は治療効果に大きく影響するため，医療機関に情報提供させていただきます。

担当薬剤師　（石黒）

※吸入指導の記録を喘息日記または，お薬手帳に貼付し，次回以降の服薬指導に活用する

図３　吸入指導評価表例

備忘録：必ず確認すること

　今回，吸入薬の処方変更があり，かつ吸入手技の一部に不備がみられた。
　吸入手技で不備がみられた点は記録に残し，次回どの薬剤師が担当しても適確に指導できるようにする。できれば次回も実践形式で再指導が行えるとよい。朝の吸入の実行度やICSの副作用（嗄声，口腔カンジダ）の有無についても確認する。また，陸上部の練習の様子など日常生活に変化がみられたかも尋ねる。

患者フォローアップ

　本症例のように，学童期以降では患児を主体とした指導を心がける。
　フォローアップ時に，発作の減少など治療効果が出ていることが確認できた際は，正しく薬物治療を実践できている成果であることを患児にフィードバックし，治療に前向きになるよう治療意欲を強化していく。手技の不備や服薬忘れがあった場合でも，決して責めるようなことを言うのではなく，本人の治療に対する思いや負担感などを聞き取り，患児と具体的な対策を一緒に考えることが大切である。
　吸入手技は慣れから操作が自己流になっていることがあるため，定期的に吸入指導を行い確認する。また，症状が安定すると治療に対する意識が薄れやすくなる患者も多く，保護者や医療者からの継続的な介入を行うことが望ましい。

トレーシングレポートの例

　保護者からの要望で吸入指導を実施し，吸入手技の不備に対し行った指導内容を記載する。また，次回受診日の来局時にも吸入手技の確認を行うことを伝える。

算定した加算

吸入薬指導加算　30点（3月に1回まで）

　母親からの求めがあり，処方医に了解を得たうえで吸入指導および加算算定を行った。

📖 引用文献

1) 滝沢琢己，他・監：小児気管支喘息治療・管理ガイドライン2023．協和企画，2023
2) 環境再生保全機構：小児ぜん息 基礎知識
（https://www.erca.go.jp/yobou/zensoku/basic/kodomonozensoku/jikokanri.html）
3) 堀口高彦，他：喘息管理における効率的な吸入療法；成人症例より，小児症例へ応用できること．日本小児アレルギー学会誌，33(2):195-203，2019

〔石黒　奈緒，青野　珠可，馬場　元博，三浦　哲也，上荷　裕広〕

4 アトピー性皮膚炎

アトピー性皮膚炎

治療のポイント

☐ スキンケアが重要である。
☐ 治療薬は保湿剤と抗炎症外用剤を組み合わせて使用。
☐ プロアクティブ療法では，症状がみられない時期も抗炎症外用剤を使用する。
☐ ステロイド外用剤への患者の不安を減らして，プロアクティブ療法の治療初期の離脱を防ぐ。
☐ アトピー性皮膚炎の治療では，薬剤のこまめな投与量と投与回数の調整が必須であり，患者状態を見極めるためにも，症状の有無にかかわらず定期的な通院が必要である。
☐ 今後増加する選択肢に対しての情報収集が必要である。

アトピー性皮膚炎の病態

　アトピー性皮膚炎の病態にはアレルギー的な側面と，皮膚バリア機能異常を主体とする非アレルギー的な側面の2つがあり，加えてどちらにも遺伝的な側面と非遺伝的・環境的な側面があることに注意する必要がある[1]。また今後は瘙痒感受性についての遺伝的要因も明らかになるであろう。

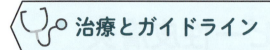

治療とガイドライン

国内のガイドライン

『アトピー性皮膚炎診療ガイドライン2021』[2]は日本皮膚科学会ホームページより確認することが可能であり，一読することを推奨する。なお，2021年以降に使用可能となったリンヴォック®（ウパダシチニブ），ミチーガ®（ネモリズマブ），モイゼルト®（ジファミラスト）その他の薬剤についての記載はないため注意が必要である。随時文献より最新情報を入手する必要があろう。

現在の治療の主流

現在のアトピー性皮膚炎の治療は，重症な患児には全身療法をまず行い寛解を目指す。並行して保湿剤とステロイドその他の抗炎症外用剤を必要に応じて組み合わせて使用し，それ以上にスキンケアを徹底的に行い，必要な薬剤量を低減しながら副作用の発現を抑制していく点に主眼が置かれる。

1 プロアクティブ療法

2010年代に新たな治療法として注目されたプロアクティブ療法は，症状の存在しない時期にも全身に適宜抗炎症外用剤を塗布するという，一見薬剤量が多くみえる治療法である。実際は全身に存在する臨床的には現れないsubclinicalな湿疹を抑制するために長期的には抗炎症外用薬の使用量を減少することができる。近年はステロイドよりも副作用の少ない外用薬が使用できるようになり治療選択肢の幅が広がった。

2 全身療法

デュピクセント®（デュピルマブ）をはじめとするIL4/13/31抗体製剤，オルミエント®（バリシチニブ）をはじめとするJAK阻害薬が近年使用できるようになった。過去の内服薬と比較し，治療/副作用比に優れるのが特徴である。なおそれぞれの製剤特有の副作用がみられるために投与前にスクリーニングを必要とする製剤があること，投与後も持続的に副作用の確認が必要であることには注意したい。

小児・保護者に伝えてほしいこと

アトピー性皮膚炎とその治療に対する患者の誤解

　前述したようにアトピー性皮膚炎とは遺伝性アレルギーのみで説明することができない疾患であるが，その事実は世間に広く知られているとはいいがたい状況である。そのため，診断をつけられただけで大きなショックを受ける保護者も多く存在する。また治療法も過去に，ステロイド（副腎皮質ホルモン）外用剤を必要以上に長期間大量使用することが社会的な問題[3]となり，その尾を引きずっているのも現状である。加えて，現在主流のプロアクティブ療法は，前述の通り症状のないときにも抗炎症外用剤を使用するため，患児および保護者の治療初期における心理的な不安感は非常に強く，治療初期での離脱が予想される治療法である。

　特に不安の強い患児・保護者には，ステロイド以外の抗炎症外用剤の選択肢が増えたこと，寛解に導くことで最終的にはステロイド外用剤の使用量を減らせることを根気よく説明し，治療初期の離脱を回避する必要がある。

抗炎症作用と感染症の副作用の分離

　過去のアトピー性皮膚炎に使用される薬剤は抗炎症作用の強さと感染症の副作用の頻度・重症度についてはおおむね比例していた。そのために抗炎症外用・内服薬を使用するときには必ず感染症の副作用についての言及が必要であった。

　しかし直近のデュピクセント®（デュピルマブ），ミチーガ®（ネモリズマブ），モイゼルト®（ジファミラスト）については抗炎症作用の強さに比し感染症の副作用が少ないのが特徴である。むしろ一部薬剤においては皮膚バリア機能改善の恩恵により，皮膚感染症のリスクが低下するというエビデンスもみられる状況になった。

　そのため現在活動的な感染症が存在するにもかかわらずこれらの抗炎症内服・外用薬を使用するという状況も生じているために説明には注意が必要である。

通院の重要性

　アトピー性皮膚炎の治療で特に重要なことは，皮膚症状の強さに応じて薬剤の使用量および使用頻度を細かく変更することである．そのため，定期的な通院が必要であり，特に，患児の生活する地域の気象条件や社会的な環境の変化などにも対応できるように，症状が落ち着いているようにみえる時期にこそ定期的に通院し，スキンケアのアドバイスを受け，薬剤を調整する必要があることを常に説明する必要がある．

薬剤師に期待すること

時代によって変遷する治療法と新薬の情報の把握

　アトピー性皮膚炎の治療法は治療手段の多様化，社会情勢の変化とともに大きな変化を遂げてきた．昭和の時代のステロイド外用剤単独療法から，平成に入ってからのステロイド恐怖症によるアトピービジネスの跋扈した時代，それに対応して保湿剤の併用が模索された時代から，21世紀に入りプロトピック®（タクロリムス）軟膏の上市によるステロイド・タクロリムス外用剤の併用，それらを統合発展させたともいえるプロアクティブ療法の洗練化を経て，2018年に販売開始されたデュピクセント®（デュピルマブ）を嚆矢とする抗体製剤・分子標的薬による全身治療の勃興により新たなパラダイムに突入した．

　今後は患児の重症度に合わせ，全身治療薬の選択と抗炎症外用剤の選択という重層的・複合的な治療法を検討する時代となるであろう．

　新たな薬剤の使い方については皮膚科医も模索中であるが，治療の選択肢は確実に増加した．当初成人のみに使用可能となっている薬剤も小児への適応拡大が進んでいる．薬剤師には，アトピー性皮膚炎の新薬の薬効・薬理，副作用について知識を積極的に習得する必要がある．また社会の情報化の進展とともにこれらの知識の拡散も速くなっており，一般市民の習得している知識とのすりあわせも必要になってくるであろう．

近隣の皮膚科医の治療方針の把握

　最後に重要な点として近隣の皮膚科医が行っているアトピー性皮膚炎の治療方針を確認することも必要である．残念なことにすべての皮膚科医がアトピー性皮膚炎の治療に精通しているとは限らない．選択肢が増加した令和時代にあってもいまだにアトピー性皮膚炎の治療にステロイド外用薬のみしか処方しない医師もいるのである．処方した皮膚科医がどのような理解のもとにどのような治療を行っているかは重要な情報であり，必要なときには直接対面で情報交換し，皮膚科医のアトピー性皮膚炎に対する理解度を確認する必要性がある．

引用文献

1) 古江増隆：アトピー性皮膚炎の病因・病態；1 アトピー性皮膚炎．皮膚科臨床アセット（古江増隆・総編集），中山書店，pp31-36，2011
2) 日本皮膚科学会，他・編：アトピー性皮膚炎診療ガイドライン2018．日本皮膚科学会雑誌，128(12):2431-2505，2018（https://www.dermatol.or.jp/uploads/uploads/files/guideline/atopic_GL2018.pdf）
3) 竹原和彦：アトピービジネス．文藝春秋，2000

（野﨑　誠）

アトピー性皮膚炎

アトピー性皮膚炎の処方箋を受け取ったら

フォローアップのポイント

- □ プロアクティブ療法の理解と実践。
- □ ステロイド外用剤の適切な使用方法（量と塗り方, 使用回数）の理解と実践。
- □ 外用剤を混同せずに, 適切な部位に, 適切に使用。
- □ 適切なスキンケアと保湿剤塗布における重要性の理解と実践。

処方箋が来たときの考え方

症例

アトピー性皮膚炎：
5歳6カ月　男児　体重 18.8kg　〇〇皮膚科

＜〇月12日の処方＞

▶ Rx

1) クロベタゾン酪酸エステル軟膏 0.05%　20g　　　1日2回（顔に）
2) デキサメタゾンプロピオン酸エステル軟膏 0.1%　50g
　　　　　　　　　　　　　　　　　　　　　　　　1日2回（体に）
3) プロトピック® 軟膏 0.03% 小児用　15g
　　　　　　　　　　　　1日2回（ざらざらしているところに）
4) ヒルドイド® ソフト軟膏 0.3%　200g　　1日2回（全身に）

5) セチリジン塩酸塩 DS 1.25%　0.4g（1回 0.2g）
　　　　　　　　　　1日2回　朝食後と就寝前　14日分

備考：プロアクティブ療法

処方箋と受付時の患児と保護者の様子を観察

1 処方箋からわかること

備考にもあるように，プロアクティブ療法が開始され，タクロリムス外用剤（プロトピック®軟膏）が処方されている。

2 患児と保護者の様子

母親は穏やかな表情で，患児も母親と談笑するなど，笑顔が見られる。

お薬手帳と薬歴の確認

本患児は1週間前にも来局しているが，そのときが初来局。前回も今回と同じ皮膚科より処方箋を持参しており，アトピー性皮膚炎の診断を受けたばかりであった。前回の処方箋では，Ⅱ群のステロイド外用剤（ジフルプレドナート）が処方され，重症のアトピー性皮膚炎と診断されていた。ステロイド外用剤は連日塗布の指示とともに，痒み止めとして抗ヒスタミン経口剤も処方。

前回みられた患児の目の周囲などの赤みは消失し，掻き傷のあった関節部の傷もなく，アトピー性皮膚炎によく見られるザラザラしたような見た目となっている。母親も前回と違い，穏やかな表情をしているので，患児の症状は落ち着いていると思われる。

5歳6カ月　男児　○○皮膚科

＜○月5日の様子（前回来局時）と処方＞

保護者（母親）の様子
- アトピー性皮膚炎との診断を受けて不安な様子で，表情も硬い。

患児の様子
- 痒みのために不機嫌で笑顔はなく，こちらを見つめる表情。動きも余裕はなく，不安定なように見える。

- 肘の内側，膝裏は掻き傷も見られ，目の周囲などに赤みが見られる。
- 重症のアトピー性皮膚炎との診断であった。
- ステロイド外用剤が3種類出ているため，チューブに使用部位を書いたシールを貼って交付。

▶ Rx

1) クロベタゾン酪酸エステル軟膏 0.05%　10g　　　1日2回（顔に）
2) デキサメタゾンプロピオン酸エステル軟膏 0.1%　50g
　　　　　　　　　　　　　　　　　　　　　　　1日2回（体に）
3) ジフルプレドナート軟膏 0.05%　15g　　　　　1日2回（膝裏に）
4) ヒルドイド®ソフト軟膏 0.3%　200g　　　　　1日2回（全身に）
5) セチリジン塩酸塩 DS 1.25%　0.4g（1回0.2g）
　　　　　　　　　　　　　　　1日2回　朝食後と就寝前　7日分

備考：ステロイド軟膏は連日塗布

アトピー性皮膚炎の薬物療法

1 プロアクティブ療法

アトピー性皮膚炎では，ステロイド外用剤を数回使用することで，早期に痒みがおさまり，見た目もきれいになることがある。しかしなかには，皮膚の奥ではまだ炎症がくすぶっていることがあり，再燃しやすいアトピー性皮膚炎もある。そこで，皮膚の奥の炎症がなくなるまで，皮疹の有無にかかわらずステロイド外用剤を継続して使用し，最終的にステロイド外用剤を中止にすることを目標にした治療法として「プロアクティブ療法」がある（図1-下）。

プロアクティブ療法は，再燃をよく繰り返す皮疹に対して，ステロイド外用剤やタクロリムス外用剤により速やかに炎症を軽減し寛解導入した後に，保湿剤などによるスキンケアに加え，ステロイド外用剤やタクロリムス外用剤を漸減しながら定期的（例：連日→隔日→2～3日おき…）に塗布し，寛解状態（症状のないつるつるですべすべの皮膚）を維持する治療法である[1]。

プロアクティブ療法では，前述のように寛解状態においても投与回数を減ら

して外用剤を継続使用するが，皮膚の状態が良くなると自己判断で使用を中断してしまう患者が少なくない．このような患者は，中断により炎症が悪化して痒みや湿疹が再度出現すると，ステロイド外用剤の使用を再開し，また症状が良くなると中断するということを繰り返す．このような断続的な使用方法（リアクティブ療法）では，ステロイド外用剤をやめることができず（図1-上），

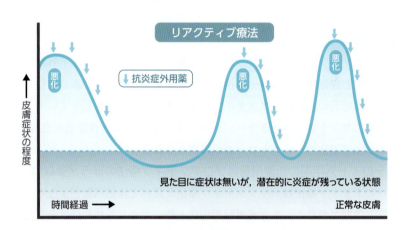

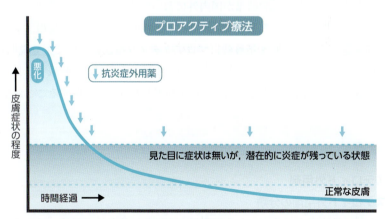

図1 プロアクティブ療法とリアクティブ療法
〔日本アレルギー学会，日本皮膚科学会：アトピー性皮膚炎診療ガイドライン2021．アレルギー，70（10）：1286，2021より〕

使用量の漸減もできないうえ，結果的にステロイド外用剤に対する不信感や不安感につながる．ステロイド外用剤に不信感や不安感を訴える患者の多くは，このように皮疹が出たときだけ自己判断で使用している場合が多い．

2 寛解導入

寛解導入療法とは，症状に適したステロイド外用剤を使用し，炎症や痒みを速やかに軽減し，寛解状態にすることである．さらに，保湿剤なども併用し，寛解状態を維持していくことを寛解維持療法と呼び，アトピー性皮膚炎の治療で最も重要なことである．

3 リアクティブ療法

プロアクティブ療法とは逆に，皮疹が発現したときにステロイド外用剤を一定期間使用し保湿剤に切り替える治療法がリアクティブ療法である．従来のアトピー性皮膚炎の治療はリアクティブ療法であったが，再燃しやすいアトピー性皮膚炎はコントロールできない．一方で，軽症のアトピー性皮膚炎患者では，リアクティブ療法でもコントロールが可能とされる．

4 ステロイド外用剤の総使用量はプロアクティブ療法のほうが少ない

プロアクティブ療法は，リアクティブ療法と比べて再燃回数が少なく，再燃するまでの期間が長く，また再燃時の症状も軽いため，最終的には薬剤使用総量が少なくなったとの試験結果が国内外において報告されている[2), 3)]．ステロイド外用剤に抵抗感のある患者や家族では，症状のないときにも使用することに不安を覚えるので，服薬指導時にプロアクティブ療法について十分説明し，治療目標を共有することで，患児・家族の治療に対する不安を軽減することにつながるため，薬剤師が正しい治療方法を理解したうえで説明することが望まれる．

治療薬

1 ステロイド外用剤

① ステロイド外用剤の分類

アトピー性皮膚炎の基本的な治療薬であるステロイド外用剤は，日本では一般的に臨床効果の強さによりⅠ群（ストロンゲスト）〜Ⅴ群（ウイーク）の5段階に分類される．

このランクを指標にして，患者個々の皮疹の重症度に見合った薬剤を適切に選択し，必要な量を必要な期間，適切に使用することが重要である．

年齢によってランクを下げる必要はないが，乳幼児や小児においては，短期間で効果が現れやすいので使用期間に注意する[1]．多くの場合，小児では体はⅢ群，顔はⅣ群のステロイド外用剤が適応とされているが，症状および治療期間に応じてⅡ群を使用する場合もある．

本症例では，Ⅱ群がまず処方されたが，プロアクティブ療法が開始され，タクロリムス外用剤とⅢ群とⅣ群のステロイド外用剤の処方となった．

②部位による吸収率の違い

前腕部皮膚からの吸収を1とした場合，下肢では半分以下の吸収率に，逆に陰嚢，顔では5倍以上の吸収率になると報告されている．

③投与回数

投与回数は，急性増悪時には1日2回〔朝・夕（入浴後）〕を原則とし，炎症が落ち着いてきたら，医師の指示のもと，投与回数を減らし寛解導入を目指す[1]．

④副作用の対応

ステロイド外用剤は局所投与であることから，副作用は塗った局所にのみ生ずる．副作用としてよく見られる皮膚萎縮は，軽度の場合は可逆性であり，ステロイド外用剤の減量で回復する．ただし，皮膚線条（線状皮膚萎縮症：妊娠線と同様）は非可逆性であり，成長期では特に注意が必要である．

2 タクロリムス外用剤

①治療における位置づけ

アトピー性皮膚炎治療における位置づけとして，抗炎症作用はⅢ群からⅣ群のステロイド軟膏に相当するとされており，使用方法については寛解導入療法のみならず，寛解維持療法としての使い方が推奨されている[4]．

②タクロリムス外用剤（プロトピック®軟膏0.03％小児用）の塗布量

小児に使用できるタクロリムス外用剤は，プロトピック®軟膏0.03％のみである．本剤は2歳以上からの適用となっており，また年齢区分により1回の使用量の上限が，①2〜5歳（20kg未満）：1g，②6〜12歳（20kg以上50kg未満）：2〜4g，③13歳以上（50kg以上）：5g—と定められている．

③**副作用**

治療開始早期，高頻度に一過性の皮膚刺激感（灼熱感，ほてり感，疼痛，瘙痒感など）が認められるが，通常は皮疹の改善とともに発現しなくなる。

④**発がん性について**

タクロリムス外用剤は，マウス塗布がん原性試験において，高い血中濃度持続に基づくリンパ腫の増大が認められているが，人においては皮膚症状の改善に伴って薬剤の血中濃度が速やかに低下することが分かっており，問題となるような血中濃度が持続することはなく通常の使用では発がん性のリスクは極めて低いと考えられる[5]。2021年に再評価が行われ，添付文書中では「警告」から「重要な基本的注意」へ移行されたが，タクロリムス外用剤新規処方に対しては，リンパ腫などの説明を医師から行ったうえで使用することとされている。

3 新薬について

2020年にヤヌスキナーゼ（JAK）阻害薬であるデルゴシチニブ軟膏が，2021年にはホスホジエステラーゼ4（PDE4）阻害薬であるジファミラスト軟膏が発売された。

両製剤の作用機序，適応年齢，1回の使用量の上限が異なるため，添付文書やインタビューフォームで確認しておくことが重要である。また，両製剤の使い分けなど，現時点では明らかになっていないことも多く，今後さらなる知見集積が待たれる。

アトピー性皮膚炎治療における薬物療法以外の要素
―環境・生活に関して

アトピー性皮膚炎の治療の基本は，①前述した薬物療法，②スキンケア（後述），③原因・悪化因子の検索と対策—の3つである。アトピー性皮膚炎を悪化させる原因・悪化因子として，①ダニ，②ハウスダスト，③カビ，④ペット—などがある。それぞれの特徴を知り，こまめな掃除や空気の入れ替え，毛のあるペットは飼わないなどの対策を実行することが重要である。

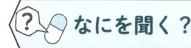

処方監査に必要な情報の収集

　医師からプロアクティブ療法の説明があったのかを確認する。ステロイド外用剤のランクはⅢ群とⅣ群のステロイド外用剤が処方されていることから，中等症以上と思われる。医師から重症度についての説明があったかも併せて確認する。

調剤に必要な情報

　前回処方と同じ抗ヒスタミン経口剤が処方されているので，前回は問題なく飲めたのかを確認する。前回も外用剤が3種類出ていたが，使用時に間違えなかったのかを確認する。

服薬指導に必要な情報

1 薬物療法と保湿剤について

　処方された2種類のステロイド外用剤のランクによる使い分けの指示について，医師から説明を受けているかを確認する。また，体の部位によるステロイド外用剤の吸収率の違いと症状に応じた使い分けを理解しているかを確認する。

　ヘパリン類似物質軟膏やタクロリムス外用剤の使用方法と注意すべき点について，医師から説明があったか，また患者説明用資材などが渡されたのかを確認する。

　特にタクロリムス外用剤の1回の使用量，塗布する部位，ステロイド外用剤との使い分けおよび塗布初期時における刺激感については，保護者が理解しているかを確認し，おさらいも兼ね再度説明する。

　また，今回から始まるプロアクティブ療法について，理解し納得しているかを確認する。

2 原因・悪化因子の検索と対策

アトピー素因の有無について，家族歴（気管支喘息，アレルギー性鼻炎，結膜炎，アトピー性皮膚炎のいずれか，あるいは複数の疾患)[1]を確認する。また，家庭環境（カーペット，家具，寝具，ぬいぐるみ，ペットなどの有無）の確認をし，必要に応じて対処法の相談に乗る。もし，家族内に喫煙者がいるようであれば，禁煙をするもしくは，室内での喫煙を避けるなどの対応をするよう伝える。

◉ 患者（保護者）から収集できた情報

保護者 前回，アトピー性皮膚炎と診断され不安でしたが，お薬を1週間塗ったらだいぶ良くなってきたので，少し安心しています。子どもも痒みが治まってきたので，だいぶ機嫌がよくなってきました。先生からは，塗り薬をちゃんといっぱい塗ったのと，保湿剤も塗っていたから効果が出ているよと言ってもらいました。今回から，薬を変えて，プロアクティブ療法を始めると言われました。

医師からは塗り方やプロアクティブ療法についての説明があり，外用剤の塗布量も理解しているようだったが，このまま症状が良くなったら，やめてよいのかと質問された。また，前回はチューブに使用部位を記載したシールを貼って渡したので，間違えなかったと感謝された。内服薬のドライシロップについては，何かに混ぜなくても飲めたとのことだった。

調剤のポイント

◉ 内服薬

患児の年齢と抗ヒスタミン薬の処方量が適切かを確認する。患児は5歳なので，処方箋の1回0.2gの処方に問題はなく，前回も食品に混ぜなくても飲めたとのことだった。

外用剤

プロアクティブ療法が開始となり，新規のタクロリムス外用剤とステロイド外用剤が2種類処方されたため，今回も使用部位を記載したシールを貼って交付することとした。外用剤の処方量は，次回受診までに不足しないであろうことも確認できた。

 服薬指導でどう伝える？

ステロイド外用剤を塗る順番，塗布する量

1 ステロイド外用剤を塗布する順番

外用剤の塗布順序や使用期間については，処方医により異なる場合があるため，患者への聞き取りを行い，医師からの指示を確認する。

特に指示を受けていない場合は，保湿剤，ステロイド外用剤の塗布順については，どちらを先に塗布しても臨床効果に差がないことが報告されている[6]。

2 ステロイド外用剤の適切な塗布量の目安

大人の第2指の先端から第1関節部まで，口径5mmのチューブから押し出された外用剤（軟膏やクリーム）の量を1単位として，1FTU（finger tip unit，フィンガーチップユニット）と呼び，約0.5gある。1FTUは成人の手のひら2枚分の面積に塗布する量に相当すると示されている[7]。ただし，チューブの口径により，1FTUの量が異なるため注意が必要である（図2）。

3 ステロイド外用剤の塗り方

外用剤を均一に広げるために，1FTUを塗布する部位に3～4箇所点状に置いてから広げる。皮膚の炎症が強い部分は吸収率が高いため，塗り込む必要はない。ただし，皮膚炎により皮膚の表面はデコボコとしているため，外用剤を皮膚にのせるようにたっぷりと塗る（図3）。「皮膚がしっとりする，テカテカする程度」「ティッシュが貼りつく程度」「皮膚の溝を埋める」など具体的な表現で説明しながら，目の前で実技指導すると，患児・保護者の理解も進み，自

1FTU（finger tip unit）≒0.5g：大人の手のひら2枚分

チューブの直径が5mmの場合
1FTU＝成人の第2指の先端から
第1関節部まで（一節分）

約0.5g＝

チューブの直径が4mmの場合
1FTU＝成人の第2指の先端から
第2関節半まで（一節半）

約0.5g＝

※プロトピック® 軟膏0.03％のチューブの口径は小さいため，2FTU＝約0.5g

約0.5g＝ 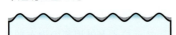 ＋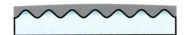

図2　finger tip unit

（日本アレルギー疾患療養指導士認定機構・編著：アレルギー疾患療養指導士認定試験ガイドブック．メディカルレビュー社，2020／マルホ株式会社：プロトピック，使用量の目安，2018を参考に作成）

不適切な塗り方

すり込んだり，薄く塗ると
肝心な場所に薬がつかない

正しい塗り方

たっぷりと，のせるように塗ると
必要な部分に薬がつく

図3　ステロイド外用剤の塗り方

（環境保全機構 ERCA：ぜん息悪化予防のための小児アトピー性皮膚炎ハンドブック．p11, 2009より）

宅でも実践しやすい。また，患児にも外用剤を塗ることで痒くなくなることを説明する。患児の年齢によっては，自分で塗るように指導することで，患児本人の意識を高められる。

服薬指導例

　ステロイド外用剤は，皮膚がしっとりしてテカテカするくらい塗ってください。塗った後，ティッシュが貼りつけば十分塗れています。塗る際は，すりこまずに，皮膚の溝を埋めるようにして塗ってください。

タクロリムス外用剤の塗布量と塗り方

タクロリムス外用剤はチューブの口径が小さいため，2FTU で約 0.5g となる。3～5 歳児までの本剤の塗布量は 1 回 1g であるため，1 回 4FTU 相当となる。

服薬指導例

お子さんの肌がざらざらしているところに 1 日 2 回塗ってください。1 回量は 4FTU より多くならないように気をつけてください。少しテカテカ見えるくらい塗ってください。

スキンケア

スキンケアの基本は洗浄と保湿である。洗浄は，皮膚についたアレルゲン，汗，皮膚に痒みを与える刺激物などを落とすことが目的である。刺激物の 1 つとして，黄色ブドウ球菌があり，石鹸を用いて丁寧に洗って落とすことが重要である[8]。

皮膚を清潔に保つためには，入浴，シャワーを行うことが有効である。なお，お湯の温度については，36～40℃が皮膚バリア機能回復の至適温度とされるため，おおむね 38～40℃がよいと考えられている。42℃以上では痒みが惹起されるとされている[1]。入浴や顔の洗い方のポイントを表に示す。

入浴後の角層の潤いは一過性のものであるため，水分が蒸散するまでの入浴後 15 分以内に保湿剤を塗るよう指導する[9]。ただし，直後の塗布と 15 分後の塗布で保湿効果に大きな差はなく，「直後」に限定せず，柔軟に対処して構わない。

服薬指導例

入浴や洗顔はやさしく洗ってください。石鹸はよく泡立て，流すときは石鹸カスが残らないよう入念に流してください。また，入浴後の肌の潤いは一時的なものですので，水分が蒸発してしまう，入浴後 15 分以内を目安に保湿剤を塗ってください。

表　入浴・洗顔の方法と注意点

入浴前の準備から体を洗う前の準備
・石鹸をよく泡立てる 　（泡タイプの石鹸でも可．ボディソープや固形石鹸は，泡立てネット・石鹸泡立て器・ビニール袋・ペットボトルで泡の作成可）
体の洗い方
①シャワーなどで体を濡らす（皮膚がふやけ，汚れが落ちやすくなる） ②たっぷりの泡を手で体の各部にのせる ③ひじの内側は腕を伸ばし，外側は腕をまげてしわを伸ばす．膝の関節も同様にする ④わきの下，お尻の下，鼠径部もしっかりと泡をのせる ⑤背中から腰にかけては，前かがみにして背中を丸めてしわを伸ばす ⑥石鹸が皮膚に残っていると，肌の悪化因子となりうるため，丁寧にしっかりとすすぐ
顔の洗い方
①水をかけるときは，顔の上から下に水が流れるようにかける ②先におでこ，頬などを石鹸の泡で洗い，最後に鼻の下，目の周りに泡をつける ③目はまぶたを閉じさせるように，目の上から下に向かって洗うとよい 　（顔が濡れたままだと泣いてしまう子どももいるため，すぐに拭けるようにタオルの準備をしておく）
体の拭き方
・タオルで擦らずに，やさしく水滴を吸い取るように押さえて拭き取る．湿疹があるときに子ども任せにすると，タオルで掻いてしまうことがあるため，保護者が拭くことが望ましい
よくある間違った洗い方
・固形石鹸や液体石鹸を泡立てずに直接体につける ・少ない泡で洗って，ガーゼで拭く ・眼の周りを避けて洗う ・泡をつけてすぐに流す ・ナイロンのスポンジやタオルで洗う

お薬手帳への記載

　お薬手帳には，プロアクティブ療法が開始されたことから，外用剤の種類の変更と，それぞれの外用剤の使用量の目安（1週間で使い切りなどの指示）を記載する．また，1回分の使用量について，1FTUの説明と併せて記載する．

備忘録：必ず確認すること

　入浴や洗顔，保湿剤の適切な使用など，スキンケアを実践できているかどうかを確認し，必要に応じて再指導する。プロアクティブ療法が適切に実践できているか，外用剤の塗布量は十分か，自己判断でステロイド外用剤を中断するなどにより，リアクティブ療法になっていないかどうかを定期的に確認する。

フォローアップのタイミングとポイント

　アトピー性皮膚炎では寛解状態（湿疹のない，つるつる・すべすべのお肌）が完治と思い込み，保護者や患児の自己判断で中止する症例もみられるため，プロアクティブ療法の確認・再指導が重要となる。

　近年，薬剤使用期間中の患者フォローアップが求められており，アトピー性皮膚炎治療の患児とその家族にも有用であると思われる。

　また，アトピー性皮膚炎とステロイド外用剤による治療については，インターネットなどの情報が氾濫しており，適切な患者・保護者教育が必要となる。患者や保護者は治療に関する情報を常に集めているので，1回の説明だけではなく，患児・家族との関係を築きながら繰り返し指導を行う必要がある。特に，ステロイド経口剤と外用剤の副作用の混同など，間違った情報によるステロイドへの誤解による，自己中断が悪化を招くことを伝える。

トレーシングレポートの例

トレーシングレポート

　プロアクティブ療法について確認したところ理解されており，各軟膏の使用について問題ないと考えます。1週間後に実践できているか，薬局より

> 投薬後フォローの予定です。

筆者の薬局では，プロアクティブ療法が初めての患児と家族には，投薬時に家族の了承を得て，後日電話による再指導を実施している．

算定した加算
服薬情報等提供料2　**20点**

📖 引用文献

1) 日本皮膚科学会，他：アトピー性皮膚炎診療ガイドライン 2021，2021（https://www.dermatol.or.jp/uploads/uploads/files/guideline/ADGL2021.pdf）
2) Hanifin J, et al: Intermittent dosing of fluticasone propionate cream for reducing the risk of relapse in atopic dermatitis patients. Br J Dermatol, 147(3):528-537, 2002
3) Wollenberg A, et al: Proactive treatment of atopic dermatitis in adults with 0.1% tacrolimus ointment. Allergy, 63(7):742-750, 2008, PMID: 18592619
4) マルホ株式会社：プロトピック，使用量の目安．2020
5) マルホ株式会社：プロトピック軟膏の発がん性について；診療お役立ち動画（https://www.maruho.co.jp/medical/protopic/movie/icm_protopic_hatsugansei.html）
6) Ng SY, et al: Does order of application of emollient and topical corticosteroids make a difference in the severity of atopic eczema in children? Pediatr Dermatol, 33(2):160-164, 2016
7) 日本アレルギー疾患療養指導士認定機構・編著：アレルギー疾患療養指導士認定試験ガイドブック．メディカルレビュー社，2020（https://www.m-review.co.jp/writer/detail/8469）
8) 大矢幸弘：アトピー性皮膚炎治療とセルフケアの最新動向．すこやかライフ，47(spring):10-15，2016
9) 水野克己，他・編著：子どものアレルギー×母乳育児×スキンケア．南山堂，2016

📖 参考文献

・環境保全機構：ぜん息悪化予防のためのアトピー性皮膚炎ハンドブック．2009（https://www.erca.go.jp/yobou/pamphlet/form/00/archives_1028.html）
・益子育代：子どものアトピー性皮膚炎のための体の洗い方，外用薬・保湿剤の塗り方実践法．すこやかライフ，43(spring):10-17，2014

（馬場　元博，三浦　哲也，石黒　奈緒，青野　珠可，上荷　裕広）

6 小児急性中耳炎

 治療のポイント

☐ 中耳炎は基本鼻から感染するものなので「鼻すすり癖」を直すことが重要。
☐ 中途半端な内服が耐性菌をつくるため,適切な期間,抗菌薬を内服することが重要。
☐ 点耳剤の正しい使用方法。

 小児急性中耳炎の病態と原因

　急性中耳炎は,「急性に発症した中耳の感染症で,耳痛,発熱,耳漏を伴うことがある中耳炎」と定義される[1]。
　急性中耳炎発症前には通常,ウイルス性上気道炎が先行する。鼻咽腔で増殖した病原菌が,耳管を経由して中耳に到達し,急性中耳炎を発症する[2]。小児は成人と比べると耳管が太く短く水平で,耳管機能も発達していないため,鼻咽腔の炎症が中耳に波及しやすく急性中耳炎を発症しやすい。原因菌として多いのは,鼻咽腔常在菌である肺炎球菌,インフルエンザ菌,モラクセラ・カターリス菌である。

---

[a] 耳漏（じろう）は耳だれとも呼ばれ,耳から出る液体（漿液性,膿性,粘液性など）または,その状態。

小児急性中耳炎の診断と治療

　重症度は年齢，耳痛，発熱，啼泣・不機嫌，鼓膜所見（発赤・膨隆），耳漏の有無から判定される。重症度によって抗菌薬の種類，投与量を決定，場合によっては鼓膜切開を必要とする。『小児急性中耳炎診療ガイドライン　2018年版　第4版』では，軽症であれば基本は鎮痛薬のみで経過観察を行い，改善しなければ抗菌薬投与を開始する。

 ## 原因菌と治療薬

　前述の通り，原因菌として多いのは，鼻咽腔常在菌である肺炎球菌，インフルエンザ菌，モラクセラ・カタラーリス菌である。
　第一選択薬は肺炎球菌に対して良好な抗菌力を有し，体内動態にも優れるアモキシシリンである[2]。
　改善が乏しい場合は，アモキシシリンの高用量投与や，アモキシシリン・クラブラン酸の投与，セフジトレン　ピボキシルの高用量投与を行う。なお，セフジトレン　ピボキシルは体内動態が劣るため，使用する際は初めから高用量で使用することが多い。それでも改善しなければテビペネム　ピボキシルやトスフロキサシンの投与へとステップアップする[1]。
　重症例や抗菌薬内服で改善が乏しい場合は，鼓膜切開や抗菌薬静脈内投与を検討する。耳漏がある場合や，鼓膜切開をして鼓膜穿孔がある場合は，点耳剤も有効である。

保護者に伝えてほしいこと

鼻すすり癖を直す

鼻すすりをすると，鼻咽腔の細菌が耳管へ移行して急性中耳炎を発症しやすくなる。鼻すすり癖を直し，鼻をかむことを習慣づけることが大切である。自分で上手に鼻がかめない場合は市販の鼻水吸引器を利用するのもよい。

抗菌薬はしっかりと内服する

耳痛や発熱などの症状は治療開始後早期に改善するが，中耳の炎症所見はすぐには改善しないため，保護者の自己判断で抗菌薬の内服を中止しないことが大切である[3]。特に2歳未満の乳幼児では免疫学的に未熟なため，抗菌薬内服で十分に細菌量を減らすことが必要である[4]。中途半端な抗菌薬の内服は耐性菌を増やしてしまうことからも，適正期間を守って内服することは重要である。

点耳剤の使用方法

点鼻剤の注意点としては，溶解後の有効期限が定められている薬剤があることと，必ず人肌に温めた状態で使用することである。冷たい点耳剤を点耳するとめまいを誘発する恐れがある。有効な点耳方法としては，耳介を外側へ引きながら至適量を外耳道内にたらし，耳介を数回ゆするようにすると深部まで薬液が到達する。5～10分程度，点耳した側を上にして側臥位となり，終了したらこぼれた薬液をふき取る[4]（図）。

点耳剤は2種類（抗菌薬とステロイド製剤）同時に処方されることがしばしばあり，その場合は1種類ずつ点耳するほうがより効果が期待できる。医師から指示がなければ，点耳をする順番は特になく，1剤を点耳して薬液をふきとったら，次の点耳剤をすぐに投与してよい。決まった回数点耳することが重要であるため，小児で長時間の安静が難しい場合は，2種類の点耳剤を同時に投与してもよい。点耳剤に刺激性はないが，幼児では点耳後の違和感を「痛い」と訴えることもあり[4]，痛がっても心配はいらないと保護者に説明しておくとよい。

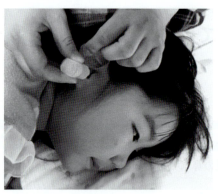 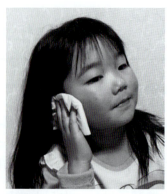

| 患側の耳を上にして横たわる。耳介を外側へ引きながら薬液を耳内（外耳道）へたらし，耳介を数回ゆするようにする。5〜10分程度そのままの姿勢を維持する。 | 清潔なガーゼやティッシュペーパーなどをあてて起き上がり，流れ出た薬液をふき取る。 |

図　**点耳剤の使用方法**

入浴，水泳について

　入浴や水泳が原因で中耳炎になったのではないかと心配する保護者もいるが，前述の通り，鼻咽腔から耳管を経て中耳へのウイルス侵入により起こるもので，お風呂やプールの水が入って中耳炎になるわけではない。鼓膜に穴があいていなければ，中耳に水が入ることはないからである。

　入浴は基本的に問題ないが，熱があるなど全身状態が悪いときや，耳漏があり鼓膜に穴があいているとき，汚い鼻水が出ているときなどは2〜3日は控えたほうがよい。水泳は急性中耳炎が治るまでの1〜2週間は禁止することが多い。

引用文献

1) 日本耳科学会，他・編：小児急性中耳炎診療ガイドライン　2018年版　第4版．金原出版，2018
2) 日本小児耳鼻咽喉科学会・編：小児耳鼻咽喉科　第2版．金原出版，2017
3) 大森孝一，他・編：今日の耳鼻咽喉科・頭頸部外科治療指針　第4版（森山　寛・監）．医学書院，2018
4) 加我君孝，他・編：小児のみみ・はな・のど診療Q&A　Ⅰ巻．全日本病院出版会，2015

（髙田　菜月，守本　倫子）

小児急性中耳炎

7 小児急性中耳炎の処方箋を受け取ったら

フォローアップのポイント

□ 抗菌薬は飲み切って、急性中耳炎を完全に治す！
□ 耐性菌を防ぐためにも、自己判断で服薬を中断しないよう、保護者の不安をフォローアップ！
□ 抗菌薬での下痢は、回数と便の状態を確認！

処方箋が来たときの考え方

症例

女児　1歳2カ月　体重10kg　○○耳鼻科

保護者（母）と来局。初来局。

▶ Rx
1) クラバモックス小児用配合ドライシロップ　1.5g（1回0.75g）
　　　　　　　　　　　　　　　　1日2回　朝夕食直前　5日分
2) ビオフェルミンR®散　0.8g（1回0.4g）
　　カルボシステインDS50%　1.0g（1回0.5g）
　　　　　　　　　　　　　　　　1日2回　朝夕食後　5日分
3) オフロキサシン耳科用液0.3%（5mL/本）　1本
　　　　　　　1回3滴　両耳　1日2回（点耳後約10分間耳浴）
4) アセトアミノフェン細粒20%　1回0.7g　頓用（発熱疼痛時）10回分

処方箋と来局時受付時の患児と保護者の様子を確認

1 処方箋からわかること

耳鼻科より，クラブラン酸・アモキシシリンの配合剤（1：14）であるクラバモックス小児用配合ドライシロップ（以下，クラバモックス）と，抗菌点耳剤（オフロキサシン）が処方されていることから，中耳炎と推測される。

その他の併用薬剤については，ビオフェルミン®（耐性乳酸菌製剤）は，乳酸を産生して整腸作用を示すため，アモキシシリン（ペニシリン系抗菌薬）下痢予防と考えられ，カルボシステインは，中耳腔貯留液の排泄促進を期待しての処方と考えられる。アセトアミノフェンは中耳炎による発熱や痛みを抑えるための解熱鎮痛薬処方と考えられる。

2 来局時の患児と保護者の様子を観察

来局時の患児や保護者の様子を観察することは重要で，病名，重症度，難治性かどうかの判断材料となるだけでなく，患児個々に配慮した服薬指導につながる。

例えば患児が泣いていたり不機嫌であったりすれば，痛みの程度が推察されるだけでなく，服薬指導に時間をかけ過ぎないような配慮が必要となる。また，保護者が不安そうであれば，患児の心配や治療への不安などが原因と考えられる。

本症例の患児は，母親に抱かれて不機嫌そうにしている。

お薬手帳の記録と患者質問票の確認

お薬手帳の記録や初来局時に記載する患者質問票の情報より，今回が初診なのか，継続治療中なのか，耳鼻科の受診歴を確認する。

本症例は初診であり，現在は他科受診，併用薬もなく，過去に耳鼻科の受診歴もないことがお薬手帳より確認できた。当薬局にも初来局であった。

急性中耳炎の治療

『小児急性中耳炎診療ガイドライン2024年版』[1]（以下，GL）によれば，診断では臨床症状と鼓膜所見から重症度を3段階に分類し，重症度にあわせて治

療方法（経過観察・鼓膜切開・薬物治療）が選択される（図）。

1 ウイルス性中耳炎

GLでは，ウイルス性の中耳炎の場合，ほとんどが軽症で自然軽快するため，軽症例ではウイルス性と考え，初診からの抗菌薬治療は不要とされている[1]（図-A）。

2 細菌性中耳炎

一方で細菌性の中耳炎の場合は，病原性が高く，難治化しやすい。急性中耳炎の起因菌のうち，重症化しやすいのはグラム陽性菌の肺炎球菌であり，治療薬としては細胞壁合成阻害作用をもつアモキシシリンが効果的である。

3 治療薬

① アモキシシリン

近年，ペニシリン耐性菌が問題となっているが，アモキシシリンは中耳腔への移行性が高く，耐性菌であっても高用量であれば治療可能であり，中等症以上では初診から高用量アモキシシリンの投与が推奨されている（図-B〜C）。なお，アモキシシリンの常用量は力価で20〜40mg/kg/日，高用量は60〜90mg/kg/日である[2]。

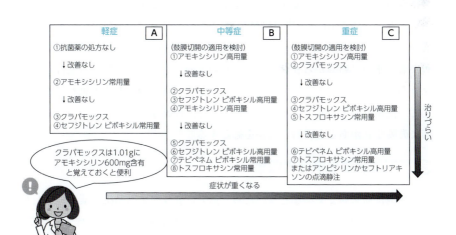

図　小児急性中耳炎の重症度と治療アルゴリズムの概要
（日本耳科学会，他：小児急性中耳炎診療ガイドライン2024年版，金原出版，2024を参考に作成）

クラバモックスの1.01g中にアモキシシリンが600mg含有されていることを覚えておくと，処方量から高用量処方であるかどうかが簡単に判断できる。

②ピボキシル基含有製剤

ピボキシル基含有抗菌薬は，低血糖症のリスクから小児に対して処方されることが最近は少なくなった。

③抗菌点耳剤

抗菌点耳剤は，GLにおいて，鼓膜穿孔のない中耳炎には中耳腔へ薬液が到達しないため無効となっている[1]。

なにを聞く？

● 処方監査に必要な情報の収集

本症例では，急性中耳炎治療のための抗菌薬などが処方されていると考えられるため，疾患名と，処方薬（抗菌経口剤，抗菌点耳剤，頓用の解熱鎮痛薬）の投与方法について，医師から説明を受けているかを確認する。

本症例では体重10kgの患児に対し，アモキシシリンが製剤量として1.5g/日，成分量として約900mg/日＝約90mg/kg/日の高用量処方がされていることがわかる。また，初診からβラクタマーゼ阻害薬（クラブラン酸）の配合されたクラバモックスが処方されていることは珍しく，重症例であると思われる。加えて，抗菌点耳剤が処方されていることから，鼓膜穿孔もあると思われる。医師に鼓膜穿孔があると言われたかを確認する。

● 調剤に必要な情報の収集

本症例は初来局で薬歴などないため，過去にβラクタム系抗菌薬でのアレルギーや，クラバモックスによる下痢を起したことがあるかを確認する。また，牛乳アレルギーなど食物アレルギーについても確認しておく。

普段の服薬方法について確認し，必要に応じて服薬補助品の情報提供を行う。

患者から収集できた情報

前述の質問について以下の回答が得られた。

保護者 今朝，両耳から流れ落ちるほどの耳だれがあり，急いで耳鼻科に連れて行ったところ，医師より「中耳炎ですが，耳だれもあり症状が重いですね」と言われました。2週間ほど鼻詰まりで寝苦しそうにしていましたが，熱もなかったので大したこととは思わず，熱が出たら今週末にでも小児科を受診しようかと思っていました。昨夜激しく泣いたのも耳が痛かったからなのかと，もっと早く気づいてあげていればと思いました。

この他，保護者からは耳鼻科への受診が初めだったこと，医師から鼓膜に穴が開いて膿が出たとの説明に，耳が痛かったことに気づけなかったのは，子どもに申し訳ないと思っているとのことだった。医師には抗菌薬と点耳剤を処方するので，薬がなくなったころに再受診するよう言われたとのことだった。また，解熱鎮痛薬は熱や痛みが出た際に使用するよう言われており，点耳剤の使用方法についても説明を受けていた。

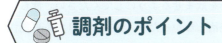
調剤のポイント

クラバモックスは分包品での処方も増えたが，本症例では母親の希望もあり懸濁液での交付となった。添付文書によれば1gあたり4.5mLの水を加え7.5mLの懸濁液とする。本症例の5日分の製剤量7.5gには，33.75mL（7.5g×4.5mL）の水を加えて37.5mLの懸濁液を調製することになるが，最終的に10等分（1日2回5日分の総投与回数）しやすい最少量にメスアップするとよい。今回は，懸濁液の総量を40mLとした。

調製する際には，内用ボトルに，まず準備した水の2/3量を，続いてクラバモックスを入れて激しく振り混ぜる。なお，水を先に入れるのは，散剤を先に入れると，内用ボトルの底の角に溶け残りが生じることがあるので，それを避けるためである。その後，残りの1/3量の水を加えてさらに激しく振り混ぜ，発生した泡が落ち着いたら40mLの目盛りにあわせて加水していく。

服薬指導でどう伝える?

　服薬指導で説明した内容の要点は，お薬手帳にも記載し，服用方法とそのコツなどを後で保護者が確認できるようにする。もし，患児がぐずるなど服薬指導を手短に切り上げざるを得ない場合もあるため，記載しておくとよい。また，患者フォローアップについて同意を得たら，連絡日を一緒に記載しておくと，継続的な薬学管理につなげられる。

抗菌薬

1 服用期間

　抗菌薬は処方された分はしっかり飲み切るよう伝える。前述の第1章6の解説にもあるように，耳の痛みが治まっても，細菌量が減ったことにはならないため，耐性菌だけでなく，再発や難治化を防ぐためにも，抗菌薬を飲み切ることが重要であることを伝える。

服薬指導例

　クラバモックスは必ず処方された分を飲ませるようにしてください。飲むのをやめると細菌が減らず，中耳炎が完治しなかったり，再発したりする可能性があります。

2 服用タイミング

　服用タイミングは食事の影響を受けるため食直前に服用するよう必ず伝える。服用タイミングについては，クラバモックスに配合されているクラブラン酸が，食事の影響を受けて吸収率が低下するため，食直前の服用となっている。しかし，体調を崩した乳幼児では食事や機嫌の良いタイミングが不規則であるため，用法を守ることが難しいこともある。処方医にも食直前の服用が難しい場合の対応についてあらかじめ確認しておくとよい。後日の患者フォローアップを活用し，難治化させずにしっかり治していくためにも，抗菌薬の適正使用のポイントを保護者に伝える。

服薬指導例

　クラバモックスは食事の影響を受けて効き目が落ちるため，食事の前に飲ま

せてください．もし，飲めなかった場合は1回飲まないよりは食後でも飲ませたほうが効果は期待できます．

3 服用方法と薬の味

本症例ではクラバモックスを懸濁液として交付しているため，服用前によく振り混ぜてから，1回量をスポイトで計り取るよう伝える．クラバモックスはストロベリークリームのフレーバーだが，少し苦味があるため，服用後すぐに口直しの白湯または水を飲ませるように伝える．もし薬を嫌がるようであれば，オレンジジュースに混ぜることを提案する．ただし，リンゴジュースや牛乳，乳酸菌飲料は逆に飲みにくくなるので，避けるよう伝える．

服薬指導例

お薬の効果を落とさないために，食事の前に飲ませてください．液体のお薬ですが，わずかに苦いので飲んだらすぐに白湯または水を飲ませてください．薬を嫌がったら，オレンジジュースに混ぜると飲みやすくなります．

点耳剤

1 点耳の準備

点耳前の耳掃除については，医師の指示をまず確認する．医師の指示が特にない場合は，耳掃除は外耳道を傷つける可能性があるので避け，耳の外側の汚れのみをやさしくふき取るように伝える．

2 点耳剤の使用方法

一般的に，点耳剤の使用方法で気をつけるポイントは，使用する前に容器を手で握って温め，薬液が体温に近い温度になるようにすることである．冷たいまま滴下するとめまいや痛みを感じることがあるため，必ず人肌に温める必要がある．点耳剤の使用方法については，第1章6を参照．しかし，本症例のような幼い子どもでは，片耳5～10分，両耳で最大計20分の耳浴の間，じっとしていられないこともある．保護者には，じっとしていられない場合は，①耳浴に近い横抱っこの体勢で抱きかかえ絵本を読み聞かせる，②眠っているときに起こさないように点耳する，③立たせて頭を傾かせる—などの方法を提案する．

薬歴に書くこと

　子どもの症状がつらいとき，一度に多くの情報を保護者から聞き取ることや時間をかけての服薬指導は難しい．緊急性の低い生活像などについては聞き取りの優先順位を下げざるを得ず，聞き取れなかった項目については「今回は鼻水・鼻づまりの有無を聞いたが，反復や重症化につながる受動喫煙の可能性を聞けなかったので，家族の喫煙の有無について，次回以降で確認する」のように薬歴に記載しておき，次回の服薬指導を担当する薬剤師へ引き継ぐようにする．かかりつけの患者の場合は普段より生活像を確認しておくと，このようなときに情報を活用できる．

患者フォローアップ

　GLでは，重症の場合抗菌薬の投与期間は5日間となっているが，「3～4日目に病態の推移を観察することを推奨する」とされている．これを目安とし，3日後に，保護者に連絡し，症状の聞き取り，薬がうまく使用できているか，症状が改善しているかを確認する．症状が改善せず，再受診の予定がない場合は薬剤師から医師に問い合わせ指示をもらったり，医師に情報提供したりするなどのフォローが必要となる．

　症状が改善している場合は，抗菌薬はしっかり飲み切ることをここで改めて伝えるが，下痢などの消化器症状が激しい場合は，やはり受診勧奨や医師への情報提供などが必要となる．

トレーシングレポートの例

> **トレーシングレポート**
>
> 　両耳からの耳漏で〇月〇日に受診された●●様の母親より「昨夜下痢をしたが，薬を飲ませ続けて大丈夫ですか？」とご相談があり，以下の通り対応いたしましたのでご報告いたします。
>
> 　ご処方の内服薬を2日間服用され，昨夜1回だけいつもより「軟らかい」程度の「下痢」があったそうです。
>
> 　薬剤が原因であれば，クラバモックスの成分（アモキシシリンまたはクラブラン酸）の可能性が高いと思われますが，クラバモックスの指導箋通り，1日1～2回くらいの下痢であればそのまま継続するよう伝えました。耳漏は治まり，機嫌もよく，食欲もあること，またおしりかぶれもないことを確認しました。もし，下痢が続くようであれば連絡するようお願いしました。水様便の場合には偽膜性大腸炎も懸念されるため，すぐに先生にお電話いたします。
>
> 　なお，クラブラン酸は下痢の原因になりやすく，βラクタマーゼ産生菌への配慮が不要の場合はアモキシシリン単剤もご検討ください。高濃度のワイドシリン細粒20%であれば体重10kgでは1日量が4.5gになります。文献[2]では1日2回でも有効との報告もありますが，添付文書上の用法は1日3～4回です。保育園に通園していますが服薬時間を工夫すれば1日3回の服用も可能とおっしゃっています。
>
> 　セフジトレン ピボキシルやトスフロキサシンの小児用製剤は，最近は処方される機会も少なく在庫しておりません。ご使用される場合はあらかじめ取り寄せますのでお知らせください。

　本症例では，3日後に電話で患者フォローアップをした際，下痢症状が確認されたため，医師にトレーシングレポートにて情報提供した。

　患者フォローアップなどで患児の症状を尋ねる際，保護者には，子どもは自

分で症状を訴えることができないため，特に乳幼児では啼泣や不機嫌で痛みや違和感を訴えることが多く，耳に手をやる，指を突っ込むなどをしていないかを確認し，症状が悪化しているかの参考にするよう伝える．また，中耳炎では発熱より耳痛や耳漏が先行することも珍しくなく，いわゆるイヤイヤ期と重なると早期発見は難しいことを伝える．気づかなかったことを責めているように受け取られないためにも，情報収集の際は優しい言葉や口調を心がけたい．

算定した加算

乳幼児服薬指導加算　12点
服薬情報等提供料2　20点

引用文献

1) 日本耳科学会，他：小児急性中耳炎診療ガイドライン 2024年版．金原出版，2024
2) 厚生労働省健康局結核感染課：抗微生物薬適正使用の手引き 第三版．2023（https://www.mhlw.go.jp/content/10900000/001169116.pdf）
3) 五十嵐隆，他・編：小児疾患の薬物治療ガイドライン総まとめ．じほう，2020

（川名 三知代，江藤 不二子）

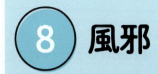

8 風邪

治療のポイント

- □ 風邪の原因の大半はウイルスであり，抗菌薬は不要であるばかりか，"念のため"に投与することで弊害をもたらすこともある。
- □ 症状を止めようとすること，そのための投薬は不可欠ではない。安静を保ち，十分な水分摂取をして，経過を観察しながら見守ることがまずは大切である。
- □ 風邪の原因の特定は必須ではない。風邪以外の疾患の可能性も常に考慮しながら，全身状態の評価を怠らないよう，薬剤師の立場からも関わることが望ましい。

 風邪の病態と原因

　近年の予防接種の充実により，ここ10年間を振り返っても細菌性髄膜炎，ロタウイルス胃腸炎による重症脱水症，水疱瘡などが減少し，小児科の診療対象となる疾患構造，特に感染症領域の劇的な変化が実感される。これにより費やされる時間と意義の両面からプライマリケアへの取り組みの重要性が高まってきており，その姿勢が問われるところである。なかでも，小児科のプライマリケアとして最も多く遭遇する疾患は風邪症候群（以下，風邪）であることは疑う余地がない。

病態

"風邪"の定義はさまざまである．広く捉えるとすれば，「ウイルスや細菌などの病原微生物への感染によって多くの人がかかり，発熱，鼻汁，咳嗽，嘔吐などの諸症状を呈する病気」と表現できよう．感染者から発せられた飛沫や飛沫核，あるいは接触によって病原微生物が生体に侵入することで感染が成立し得る．個人の罹患歴や免疫力によっても罹患の可能性やその重症度は変化する．

原因と症状

1 原因

特に小児においては，風邪の原因の大半はライノやコロナといったウイルスと考えてよい．このほか，A群β溶血性連鎖球菌（以下，溶連菌）に代表される細菌や肺炎マイコプラズマに代表される非定型病原体も風邪の原因となる．

2 症状

発熱，鼻汁・鼻閉，咳嗽，嘔気・嘔吐，下痢，頭痛，咽頭痛，関節痛，腹痛，倦怠感といった症状のうちいずれか，もしくは複数を自覚すると，「風邪をひいたかな」と感じることが一般的であろう．

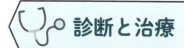
診断と治療

診断

日常診療の現場では，迅速キットなどでインフルエンザや溶連菌など，病原微生物が判明することもある．しかしその特定は必須ではなく，そもそも手軽に検査可能な病原微生物が限定的である．風邪の原因の診断よりも，風邪かどうか，何らかの検査や治療が必要な状態かどうかの判断こそまずは重要である．

治療

風邪の急性期，特に子どもでは数日間程度，安静と十分な水分摂取をしなが

らの経過観察が基本である。

　薬物療法としては，熱さまし（解熱薬），鼻水・鼻づまり止め（抗ヒスタミン薬），咳止め（鎮咳薬），痰切り（去痰薬），吐き気止め（制吐薬），下痢止め（止痢薬）などがしばしば処方されるが，いずれも対症療法薬である。溶連菌（第1章10）や非定型病原体が原因の感染症にのみ抗菌薬が根本療法となる。

保護者に伝えてほしいこと

● 多くの場合，風邪は自然に治る

　患児が低年齢であったり，急に高熱などを出したりすると，保護者が慌ててしまう気持ちは理解できる。そのうえで，風邪の場合は多くが，数日の経過で自然に回復していくという一般的な認識を保護者と共有して，落ち着いて症状の評価をしながら推移を見守るようアドバイスをしたい。

●「症状を止めること」を目的にしない

　①気道に侵入する病原微生物や分泌物を咳嗽によって喀出する，②腸管内に増殖した病原微生物や毒素を下痢の形態で効率よく速やかに排出する──など，特に風邪の急性期の症状一つひとつにも生体の防御反応としての意味があると考えられる。普段はみられないそうした症状が突如出現したとしても，それらをすぐにでも止めなくてはならないと考える必要はなく，止めるべきではない場合もあるかもしれない。

● 風邪の治療に薬は不可欠ではない

　症状を止めるために，あるいは風邪自体をすぐに治すために，薬を飲めば，薬さえ飲めば，あるいは念のため飲んでおけばと考える保護者も少なくない。薬に極端に依存した風邪への対応，風邪の治療は，日本におけるこれまでの風邪診療の文化，悪しき慣習であり，見直されていくべきである。

　例えば，「高熱だから念のために抗菌薬を」という処方行動は，効果への期

待ばかりが先行し，弊害には目を向けておらず非科学的である。溶連菌や肺炎マイコプラズマなどを除けば風邪の原因の大半がウイルスであることからも，"念のため"に処方した抗菌薬が有効である確率はあまりにも低い。また，本来であれば不要な抗菌薬の投与によって，近年では生体にとって有益となるさまざまな役割を演じていることがわかってきた腸内細菌叢を乱し，真に抗菌薬が必要なときにその効果を減じさせることとなる耐性菌を生み出すという，気づかれにくいが大きな弊害がもたらされている。

　薬が必要か，適切な薬は何か，保護者の観察も参考にして医薬協働で考え，伝えていくようにしたい。

薬剤師に望むこと

　守るべきは患者である子どもの健康である。それを差し置いて優先すべきものはない。薬剤師のなかには，医師に遠慮しがちな人もいる。処方箋の内容を吟味し，生じた疑問を率直に確認して，時にはよりよい選択ができるよう議論することを当たり前のものにできる医師と薬剤師の関係を普段から保ちたい。

（田中　敏博）

風邪

9 風邪の処方箋を受け取ったら

 フォローアップのポイント

□ 風邪（急性気道感染症）の原因微生物の9割はウイルスのため，ほとんどの場合抗菌薬は不要であり，薬物療法は対症療法である。
□ 風邪による諸症状は自然によくなるが，完全に消失するまでには1～2週間（場合によっては数週間）かかることもある。
□ 二次性の細菌感染症を来す場合があり，再受診の基準について医師からの説明を確認し指導する。
□ 解熱薬は，「体力の消耗を抑えるため」に使用し，食事・水分が摂取できていたり睡眠がとれていたりすれば使用せず様子をみることも可能であることや，解熱薬使用後に十分に熱の下がらないことがあっても問題ないことを説明する。

 処方箋が来たときの考え方

【症例】

男児，2歳6カ月　●●小児科クリニック

▶Rx
1) ムコダイン® DS 50%　　　1回 0.26g（1日 0.78g）
　　　　　　　　　　　　　　1日3回毎食後　5日分

> 2）アンヒバ®坐剤小児用 200mg　1回 2/3 個　頓用　発熱時38.5℃以上
> 　　　　　　　　　　　　　　　　　　　6時間以上あけて　4回分
> 備考：体重 13kg　他科受診：無　併用薬：無

● ファーストアプローチ

■1 処方箋からわかること

　小児科から，カルボシステインが処方されていることから，鼻汁や痰のからみがあることが想定される。また，解熱鎮痛薬が処方されていることから発熱性の疾患であることが考えられるが，抗菌薬が処方されていないことから，各症状の原因は細菌ではなくウイルスによるものと考察でき，小児で罹患頻度の高い風邪（急性気道感染症）への処方と推測される。ただし，他に軽症の中耳炎なども考えられるため，正確な診断については保護者から医師の説明を確認する。

■2 患児の様子

　発熱・鼻汁・鼻閉，痰のからみ・咳嗽の程度を確認し，重症度を含めて患児の状況を把握する。食事や飲水の摂取が不足するような状況があれば，経口補水液（oral rehydration solution：ORS）の活用も考慮する必要があるため，全身状態や保護者との会話から確認する。

● お薬手帳と薬歴の確認

　処方歴を確認する際には内服薬だけでなく，坐剤の使用経験があるか確認する。坐剤の使用経験がない場合は，挿肛方法，坐剤の切り方や保管方法などの基本的な取り扱いに関する説明が必須である。

　本症例では，薬歴から，カルボシステイン内服とアセトアミノフェン坐剤（頓用）の処方歴があることが確認できるため，処方後の坐剤の使用歴の有無を確認する。

> **薬歴**
>
> - 4カ月前に来局
> - 副作用歴・アレルギー歴：無
> - 散剤服用可能
>
> ▶ Rx
>
> 1) ムコダイン® DS 50%
> 2) アンヒバ® 坐剤小児用　　頓用　発熱時 38.5℃以上
>   　　　　　　　　　　　　　　　　　6時間以上あけて　5回分

風邪の治療―対症療法

「風邪」は，急性の気道感染症であり，「感冒」と呼ばれることもある（図1, 2）。風邪の原因微生物の9割はウイルス[1]のため，ほとんどの場合で抗菌薬は不要である。ただし，風邪が遷延しておこる細菌性副鼻腔炎や細菌性の中耳炎，肺炎では抗菌薬の適応となる。特に，小児の場合，細菌感染症を合併することが成人に比して多い。「風邪」のなかから，細菌感染症が鑑別され，ウイルス感染症と診断されたうえで抗菌薬が不要と判断される。風邪の薬物療法の主目的は，症状の緩和であり，処方される薬剤は対症療法薬である。使用される薬剤としては，発熱・咽頭痛に対しての解熱鎮痛薬や，喀痰に対しての去痰薬が挙げられる。

1 解熱鎮痛薬

発熱は，生体防御反応でもあり，疾患の経過をみる指標となるので安易に解熱薬を使用しない[2]。使用の目安は，通常，38.5℃以上のことが多く，「熱を下げること」を主目的とはせず，発熱が持続することでの体力の消耗・睡眠時間の確保が難しいなどの際に使用する。薬剤としては，アセトアミノフェンが選択される。非ステロイド性抗炎症薬（メフェナム酸など）はインフルエンザ罹

ⓐ：感冒は，急性気道感染症のなかでもウイルス性の上気道感染症と定義される[1]

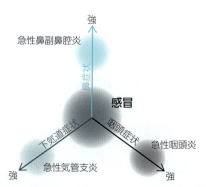

図1　急性気道感染症の病型分類のイメージ（成人・学童期以降の小児）
（厚生労働省健康・生活衛生局 感染症対策部 感染症対策課：抗微生物薬適正使用の手引き　第三版.
p22，2023 より）

	好発年齢						臨床的特徴
	0	1	2	3	4	5	
感冒・鼻副鼻腔炎							鼻汁，咳嗽を同程度に認める
咽頭炎							咽頭に限局した所見，症状
クループ症候群							犬吠様咳嗽，吸気性喘鳴
気管支炎							咳嗽を主体とした症状
細気管支炎							鼻汁，咳嗽から呼気性喘鳴

図2　小児気道感染症の分類（乳幼児）
（厚生労働省健康・生活衛生局 感染症対策部 感染症対策課：抗微生物薬適正使用の手引き　第三版.
p62，2023 より）

患時の脳症発症のリスクが，アスピリンは水疱瘡やインフルエンザ罹患時のライ症候群発症のリスクがあるため選択されない。

2　去痰薬

　去痰薬には，気道粘液修復薬（L-カルボシステイン），気道分泌促進薬（ブロムヘキシン），気道潤滑薬（アンブロキソール），気道粘液溶解薬（アセチルシステイン）がある。

　痰には，気道に侵入した微生物やほこりのような微粒子を覆いこみ線毛運動で運びやすい形にし，気道から水分の喪失を減らし，酵素や免疫グロブリンなどの分泌物質を運ぶ媒体となる重要な役割がある。去痰薬は，痰の量と質を改

善し，痰の喀出を容易にする[2]。

3 抗ヒスタミン薬

　対症療法ではあるが，風邪の諸症状に対して安易に抗ヒスタミン薬を含む総合感冒薬を使用することは推奨されない。

　抗ヒスタミン薬は，抗コリン作用によって，鼻汁や痰の分泌を抑制する。しかし，鼻汁や痰には侵入する微生物を排出する目的もあり，これらの分泌を抑制することでその作用が失われる。

　抗ヒスタミン薬は，脳内移行性の程度により，鎮静性（ケトチフェン，オキサトミドなど），軽度鎮静性（メキタジン，アゼラスチンなど），非鎮静性（フェキソフェナジン，ロラタジンなど）に分類され[3]，脳内移行性の高い抗ヒスタミン薬は痙攣の閾値を低下させる可能性が報告されている[4]。そのため，特に小児では鎮静性の抗ヒスタミン薬の使用には注意が必要である。

　ただし，アレルギー疾患の既往があり，元々抗ヒスタミン薬を使用している場合は，継続するか，アレルギー疾患の症状が改善し抗ヒスタミン薬が中止されていても風邪の罹患後に再開されることがある。処方歴などから患者背景を把握することが重要である。その場合でも，非鎮静性の抗ヒスタミン薬が選択されていることに留意する。

4 中枢性鎮咳薬

　中枢性鎮咳薬は，麻薬性（コデイン，ジヒドロコデイン）と非麻薬性（デキストロメトルファン，ジメモルファン，チペピジン）に分類される。

　中枢性鎮咳薬は，気道に侵入する微生物を排除したり痰を喀出したりする場合の咳も抑制するため，風邪による湿性咳嗽時の使用は特に推奨されない。ただし，百日咳など咳嗽により胸痛，肋骨骨折などの合併症を伴う際には使用される。

① 麻薬性鎮咳薬

　麻薬性の鎮咳薬であるコデインおよびジヒドロコデインは，海外で呼吸抑制の副作用のリスクが報告され，2017年にFDAが医療用医薬品の12歳未満の小児への使用を禁忌とし，日本でも2019年より医療用医薬品，一般用医薬品ともに12歳未満の小児は禁忌（2017年から2018年までは経過措置）となっていることに注意が必要である。

②非麻薬性鎮咳薬

チペピジンについては，小児での処方を目にする機会も多いが，有効性データは，動物のみでありヒトでのものはなく，小児におけるウイルス性上気道炎などの湿性咳嗽では症状を遷延させる可能性も指摘されている[5]。

5 その他の咳を鎮める方法

一方で，風邪による咳嗽が長く続くことや咳嗽による入眠困難を心配する保護者も多い。

咳嗽を軽減するために，自宅でできることとして，以下を紹介する。

①食品：ハチミツの使用（1歳以上）

デキストロメトルファンと比較して同等もしくはやや有効であることが報告されている[6]。

②一般用医薬品（指定医薬部外品）：ヴィックス ヴェポラッブ（6カ月以上）

ヴィックス ヴェポラッブ（6カ月以上）を使用しない場合と比較した咳嗽軽減の報告がある[7]。

③その他

CDC（米国疾病予防管理センター）では，清潔な加湿器の使用，洗面器のお湯やシャワーから蒸気を吸うなども掲載されている[8]。

脱水に気をつける

この他，食事や飲水が十分にできない場合には，脱水にならないようORSの使用を考慮する。ORSは，脱水時に不足する水と電解質，それらの吸収速度を高めるためのブドウ糖が少量配合されており，一般的なスポーツ飲料より電解質濃度が高く，糖濃度が低い。そのため，軽度から中等度の脱水状態の使用に適している。製品としては，OS-1®，アクアソリタ®など各社から販売されており，液状のものだけでなくゼリーやパウダーなどもある。ただし，電解質組成を調整した清涼飲料水に「経口補水液」という名称を使用している場合もあるため，消費者庁による「病者用食品」の表示許可を取得しているORSを選択することが望ましい。

なにを聞く？

処方監査に必要な情報の収集

ウイルス感染による風邪のため対症療法薬のみ処方されていることや，解熱薬の使用目的・使用方法・使用時の留意点について医師から説明を受けているかを確認する。

調剤時に必要な情報の収集

アンヒバ®坐剤は，2/3個にカットする必要があるため，カットの仕方を理解しているか確認する。

患者から収集できた情報

前述の質問について以下の回答が得られた。

保護者 中耳炎や肺炎ではなく，風邪だろうとのことで，痰をきるお薬と熱を下げる薬がでました。坐剤は以前にも処方してもらい，2回ほど使ったことがあります。つらそうでなければ使わなくてもよいと言われましたが，やっぱり熱が高いと心配です。熱が上がってきた時に，粉の薬を飲ませるのは大変そうなので，坐剤のままでお願いしたいです。

以上より，処方意図は理解しており，坐剤の内服への変更希望もないことが確認できた。

調剤のポイント

処方箋記載のムコダイン®DS 50％の投与量は，0.78g/日で，30mg/kg/日と添付文書上の投与量に則っている。総量3.9gを計りとり，15包に分ける。賦形剤の有無については，薬局によって対応が異なる場合もあるが，ドライシロップの場合は溶解性の違いから賦形剤を使用せず調剤することが多いようである。

アンヒバ® 坐剤は，通常使用量 10 〜 15mg/kg/回から換算すると，200mg 製剤で 2/3 個（133.3mg）の使用は適切である．ただし，2/3 個で使用するためには坐剤のカットが必要となるため，坐剤の包装フィルムの上からマジックで 2/3 個分の切込み線を記載しておくと保護者も間違えずに使用しやすくなる（図 3）．調剤者によって，線の位置が異なると保護者も混乱するため，あらかじめ線の書き方を薬局内で相談しておくとよい．

服薬指導でどう伝える？

風邪に対する対症療法

今回処方されている薬は，風邪の症状を著明に改善するわけではないが，症状をやわらげる薬剤である．症状の軽快には，自然経過（ピークは 2 〜 3 日，完全に消えるまでは 1 〜 2 週間から場合によっては数週間）を待つ必要がある．例として，感冒の自然経過を図 4 に示す．発熱に対しても敏感になりすぎず，

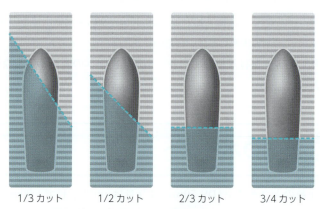

※目安の線はマジックで引く．坐剤は包装の上からカットする．
とがったほうを残し，もう一方は破棄する

図 3　坐剤のカット方法

（石川洋一・監：こどもと薬の Q ＆ A 続．じほう，p130，2018 より）

患児の機嫌がよく，睡眠がとれているようであれば，解熱薬は使用しなくても問題ない。また，解熱薬使用後に熱が十分に下がらなくても，自覚症状は緩和されている場合もあり心配のないことを納得の得られるまで保護者と対話する。

ただし，二次性の細菌感染症を来す可能性はあるため，再受診に関する基準について，3日以上発熱が続いて具合が悪い場合や症状が悪化する場合など，医師からどのような説明を受けているか確認し指導する。

坐剤の使用

1 使用のタイミング

アセトアミノフェン坐剤は，医師の指示通り，38.5℃以上の発熱を目安に使用するが，前述のように，指示された体温になったからといって必ずしも使用しなければいけない薬剤ではないことを説明する。

2 坐剤をカットする場合は補助線を引く

1回あたり2/3個の処方となっているが，本患児の場合，体重換算の使用量として，130 ～ 195mg/回の幅が許容されている薬剤である。坐剤をカットしやすいように，薬局でハサミを入れる場所に線を書き込んではあるが，厳密に2/3個にカットできなくても問題ないことを伝える。また，カットする際には，

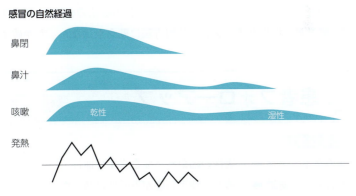

図4　感冒の自然経過
（厚生労働省健康・生活衛生局 感染症対策部 感染症対策課：抗微生物薬適正使用の手引き　第三版．p67，2023より）

清潔なはさみを使用して坐剤のとがっている方を残すように包装ごとカットし，後ろ側は破棄するように説明する。

３ ２種類以上の坐剤を使用する場合は基剤を考慮する

患児の状況により２種以上の坐剤を使用する場合には，坐剤の基剤の種類により使用順を調整する。例えば，熱性けいれん（詳細後述）の既往がありジアゼパム坐剤とアセトアミノフェン坐剤を同じタイミングで使用したい場合には，ジアゼパム坐剤投与後30分以上あけてアセトアミノフェン坐剤を使用する。

ジアゼパム坐剤では水溶性基剤，アセトアミノフェン坐剤では脂溶性基剤が用いられている。そのため，２剤を同時に使用すると，ジアゼパムの直腸粘膜での吸収が低下する。ジアゼパム坐剤は，投与後速やかに吸収され15～30分で熱性けいれんの再発予防が可能な有効濃度域に達する[9]ため，投与間隔として30分あけることが望ましい。

薬歴に書くこと

自然経過で改善せず，二次性の細菌感染症を生じると保護者の不安が一時的に増強する場合があるため，次回来局時にその後の症状の経過について確認する。また，解熱薬の使用タイミングや使用方法に懸念点はなかったか確認する。

患者フォローアップ

着目ポイント

- 再受診のタイミング ➡ 二次性の細菌感染症を来す可能性
- 保護者の病識・薬識 ➡ 解熱薬の使用頻度が不必要に多くないか
- 保育園など集団保育の有無 ➡ 通園開始時期には風邪の罹患回数も多くなる
- 兄弟姉妹の有無 ➡ 家庭内感染のリスクとなる

通常，風邪であればほとんどは自然治癒するため，再受診・再来局すること

も多くない。一方で，二次性の細菌感染症に罹った場合は，細菌感染や症状の悪化などに伴う抗菌薬投与や処方変更などが考えられるため，アドヒアランスの確認などが必要となる。

 トレーシングレポートの例

トレーシングレポート

ご報告 ‐ 耳鼻科処方の追加および薬局での抗菌薬不要の説明について

　風邪症状で〇月3日に貴クリニックを受診され上記を処方された●●様について，本日〇月5日，耳鼻科よりムコサール® ドライシロップ3日分，カロナール® 細粒頓用3回分の処方が追加されましたのでご報告いたします。

　昨夜，咳・鼻閉・鼻汁（透明〜白色）で寝苦しそうであったため本日は耳鼻科を受診されています。その際，解熱鎮痛薬については，坐剤ではなく内服での処方を希望されました（坐剤使用時に生後10カ月の下のお子さんも同時にぐずり出してお母様が取り乱してしまい，うまく使用できなかったため）。耳鼻科医師からは，ムコサール® ドライシロップはムコダイン® ドライシロップに追加して服用し，カロナール® 細粒はアンヒバ® 坐剤と使い分けるようにとのご指示でした。

　本日朝は熱も37℃台に下がり，食欲はあまりないものの鼻汁や軽い咳以外の症状はなく，水分摂取や内服も問題なくできているとのことです。本日，貴クリニック休診日のため薬局よりファックスで状況をお伝えするよう，お母様よりご希望がございました。

　なお，その際に，「抗生物質は飲まなくて良いのか？」とのご質問もお受けしました。「今後の症状次第でその症状に合った抗菌薬が必要になることもあるが，お二人の先生が診察されて処方されていないのであれば，現時点

では細菌による感染はおこしておらず，今は必要ないとのご判断である」ことを回答しております．貴クリニック受診時にもすでにご説明済みと存じておりますが，不安感の強いお母様のようでしたので，情報を共有いたします．

患児の調子がよくならず再受診しようとしたところ，当初受診したクリニックが休診日だったため，他の耳鼻科を受診．母親からの希望もあり，当初受診したクリニックにトレーシングレポートとして情報を共有した例である．

> 算定した加算
>
> 服薬情報等提供料2　20点
> 乳幼児服薬指導加算　12点

熱性けいれん既往患児の風邪の薬物治療

熱性けいれんとその再発率

熱性けいれんは，6カ月～6歳の小児に多くみられ，通常は，38℃以上の発熱に伴って起こる．熱が出始めて24時間以内に起こることが多く，通常1～数分で自然に止まる[10]．

日本での有病率は，7～11%との報告が多く，再発率は，再発予測因子をもたない症例では15%，再発予測因子を有する症例も含めると約30%である[11]．再発予測因子（表1）のいずれかを有する場合，再発の確率が2倍以上となることが報告されている[11]．

熱性けいれんの予防投与

1 ジアゼパム予防投与の適応基準

熱性けいれん既往患児では発熱時にジアゼパム坐剤を使用することで発作再発率を低下させることが報告されている．ジアゼパム投与の適応基準としては以下（表2）が提唱されている[11]．予防投与にあたっては，予防投与の適応基

表1 熱性けいれんの再発予測因子

両親，同胞の熱性けいれん家族歴
1歳未満の発症
短時間の発熱・発作間隔（1時間以内）
発作時体温が39℃以下

※再発予測因子のいずれかに該当する場合，再発リスクは2倍以上となる

〔熱性けいれん診療ガイドライン策定委員会・編：熱性けいれん診療ガイドライン2023（日本小児神経学会・監）．2023を参考に作成〕

表2 発熱時のジアゼパムの予防投与の適応基準

1）遷延性発作（持続時間15分以上）
2）ⅰ～ⅵのうち2つ以上満たした熱性けいれんを2回以上反復した場合 　ⅰ　焦点性発作（部分発作）または24時間以内に反復する 　ⅱ　熱性けいれん出現前より存在する神経学的異常，発達遅滞 　ⅲ　熱性けいれんまたはてんかんの家族歴 　ⅳ　初回発作が生後12カ月未満 　ⅴ　発熱後1時間未満での発作 　ⅵ　38℃未満での発作

※通常発熱時に，1）または2）を満たす熱性けいれんの既往がある

〔熱性けいれん診療ガイドライン策定委員会・編：熱性けいれん診療ガイドライン2023（日本小児神経学会・監）．2023を参考に作成〕

準を参考のうえ，保護者の希望や医療体制と合わせて処方有無が判断される。

2 ジアゼパムの投与法

予防投与では，ジアゼパムとして1回0.4～0.5mg/kg（最大10mg/kg）を挿肛し，発熱が持続していれば8時間後に同量を追加する。なお，ジアゼパム坐剤の8時間ごと2回の投与により，熱性けいれん予防に有効とされる血中濃度（150ng/mL）は24時間保たれる（図5）。また，熱性けいれんは，発熱後24時間以内に起こることが多いため，通常は発熱が続いていても3回目の投与は不要である。

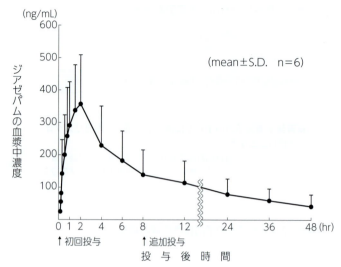

図 5　小児におけるジアゼパムの 8 時間ごと 2 回投与時（各 0.5mg/kg）の平均血漿中濃度推移
〔高田製薬株式会社：ダイアップ，インタビューフォーム（2019 年 7 月改訂，第 7 版）より〕

3 ジアゼパムの副作用

　ジアゼパム使用後に，副作用である鎮静・ふらつきなどがみられた場合は，ジアゼパムの再投与は行わない。また，以前にジアゼパムの予防投与による鎮静・ふらつきの既往がある場合は，1 回 0.3mg/kg への変更も考慮する。

なにを聞く？

処方監査に必要な情報の収集

　熱性けいれん既往患児の処方例および保護者からの情報収集例を示す。
　ダイアップ® 坐剤の処方があることから，熱性けいれんの既往を推測し，ジアゼパムの適応基準を考慮する。また，病院での退院処方の頓用での処方歴について，処方後の各坐剤の使用歴の有無を確認する。

症例

男児，2歳6カ月　〇〇病院小児科

▶ Rx

1) ムコダイン® DS 50%　　　1回0.26g（1日0.78g）
　　　　　　　　　　　　　　　　　　1日3回毎食後　5日分
2) アンヒバ®坐剤小児用200mg　1回2/3個　頓用　発熱時38.5℃以上
　　　　　　　　　　　　　　　　　6時間以上あけて　5回分
3) ダイアップ®坐剤6　　　　　1回1個　頓用　発熱時37.5℃以上
　　　　　　　　　　　　　発熱持続時は8時間後に同量追加　2回分

備考：体重13kg　他科受診：無　併用薬：無

薬歴

以下処方歴あり

〇〇病院小児科　退院処方　4カ月前

アンヒバ®坐剤200mg　　　　1回2/3個　発熱時38.5℃以上
　　　　　　　　　　　　　　　6時間以上あけて　4回分

ダイアップ®坐剤6mg　　　　1回1個　発熱時37.5℃以上
　　　　　　　　　　　　発熱持続時は8時間後に同量追加　2回分

患者から収集できた情報

保護者　熱性けいれんの既往があり，その予防のために，病院受診前（3時間前）に以前に処方してもらった坐剤を使用したので，次回発熱時用に追加でお薬をだしてもらいました。熱性けいれん予防の坐剤を使用してから，特に眠気が強かったりふらついてしまったりという様子はありませんでした。

　この他，保護者より，熱性けいれんの発作は，過去に2回あり，1回目（月齢9カ月）の発作は長くなかったが，2回目は15分以上続いたこと，また，家族歴として，患児の父親が幼少時に複数回熱性けいれんを起こしていたことが聴取できた。

以上より，遷延性の熱性けいれんの既往および父親の家族歴があり，表1のジアゼパム投与の適応基準を満たすことが確認できる。また，ジアゼパム坐剤は，今回の来局約3時間前に使用しているが，来局時までに鎮静やふらつきが現れていないとのことから，現時点では同量継続で問題ないと判断できる。ただし，2回目追加投与後の最高血漿中濃度は単回投与時より上昇しているという報告[9]があることから複数回投与によりジアゼパムの血中濃度が副作用域に入る可能性を考慮し，2回目投与後の状況を患者フォローアップで確認する。次回以降の処方箋でも，今回同様の処方量で問題ないか確認する必要があることを薬歴に記載しておく。

服薬指導

1 次回ジアゼパム投与の注意点

『熱性けいれん診療ガイドライン 2023』（以下，GL）では，ジアゼパム坐剤は初回投与の8時間後にまだ，熱が下がっていなければ（37.5℃以上），2回目を投与することとなっているが，例えば，8時間後には解熱していてその後16時間以内に発熱した場合の対応に苦慮することもある。

なお，GLでは，前述のように8時間ごと2回の投与により，ジアゼパムの血中濃度が治療域濃度で24時間保たれるため，予防効果としては高いが，副作用発現の可能性があるため，2回目の投与は発熱がある場合としている。

熱性けいれんを生じやすいなど患児の既往や，保護者の認識などを含めた患者背景によっては，8時間後に熱がなくても，医師の判断でジアゼパム坐剤の2回目投与の指示がなされることもある。そのため，熱性けいれんを起こした患児については，次回対応時に備え，あらかじめ処方医と対応について相談しておくとよい。患者フォローアップにより来局後の患児の状態を確認しておくと，次回対応への参考となる。

2 解熱薬では熱性けいれんの予防はできない

風邪の罹患時に，熱性けいれんの既往がある患児の保護者は，既往がない患児の保護者に比べ，患児の発熱により敏感になるが，熱性けいれん予防の基本はジアゼパム坐剤であり，解熱薬の投与では熱性けいれんの再発を予防できるとするエビデンスはないため[11]，解熱薬を熱性けいれんの再発予防の目的で

は使用しない。そのため，ジアゼパム坐剤使用後は，発熱に対する基本的な対応は熱性けいれんの既往のない場合と同様である。

　服薬指導時には，熱性けいれんは解熱薬で予防できないことと，熱性けいれんは，発熱後24時間以内の発現が多いことから，ジアゼパムの投与（最大2回）後の発熱への対応は，患児が元気であれば不要であることを伝える。

引用文献

1) 厚生労働省健康・生活衛生局 感染症対策部 感染症対策課：抗微生物薬適正使用の手引き 第三版．2023（https://www.mhlw.go.jp/content/10900000/001169116.pdf）
2) 国立成育医療センター薬剤部・編：小児科領域の薬剤業務ハンドブック第2版．じほう，2008
3) 谷内一彦，他：「他領域からのトピックス」抗ヒスタミン薬の薬理学．日本耳鼻咽喉科学会会報，112(3):99-103，2009
4) Farré M, et al : Bilastine vs. hydroxyzine: occupation of brain histamine H1 - receptors evaluated by positron emission tomography in healthy volunteers. Br J Clin Pharmcol, 78(5):970-980, 2014
5) 西村龍夫，他：急性咳嗽を主訴とする小児の上気道炎患者へのチペピジンヒベンズ酸塩の効果．外来小児科，22(2):124-132，2019
6) Oduwole O, et al: Honey for acute cough in children. Cochrane Database Syst Rev, 10(4):CD007094, 2018
7) Paul IH, et al: Vapor rub, petrolatum, and no treatment for children with nocturnal cough and cold symptoms. Pediatrics, 126(6):1092-1099, 2010
8) Centers for Disease Control and Prevention: Antibiotic Prescribing and use. (https://www.cdc.gov/antibiotic-use/index.html)
9) 高田製薬株式会社：ダイアップ，インタビューフォーム（2019年7月改訂，第7版）
10) 国立成育医療センター薬剤部・編：小児科領域の薬剤業務ハンドブック第2版．じほう，2008
11) 熱性けいれん診療ガイドライン改訂ワーキンググループ・編：熱性けいれん診療ガイドライン2023（日本小児神経学会・監）．2023

　　　　　　　　　　　　　　　　　　　　　　　　　　　　（遠藤　美緒）

10 溶連菌感染症

  治療のポイント

□ 溶連菌感染症の治療目標は，①症状を軽減すること，②合併症を防ぐこと，③周囲への感染を予防すること—の3点が重要。
□ リウマチ熱を防ぐため抗菌薬は10日間投与する。
□ 薬剤耐性菌をつくらないよう，広域スペクトラムの抗菌薬の使用は避ける。

溶連菌感染症の病態と原因

原因菌である溶連菌とは？

　溶連菌は「溶血性連鎖球菌」の略である。「溶血性連鎖球菌」には，A群，B群，C群，G群などさまざまな血清型が存在し，それぞれ病態も異なるが，そのうちA群が最もよく知られた血清型である。そのため，通常は溶連菌感染症といえば「A群溶血性連鎖球菌」による感染症を指す。イチローには政治家の小沢一郎氏やフリーアナウンサーの古舘伊知郎氏もいるが，通常は元メジャーリーガーの鈴木一朗氏を指す，というのと似たようなものかもしれない。

　溶連菌は，咽頭炎のほか，伝染性膿痂疹，蜂窩織炎，猩紅熱，毒素性ショック症候群など多様な病態を引き起こすが，ここでは最も遭遇頻度の高い咽頭炎について解説する。

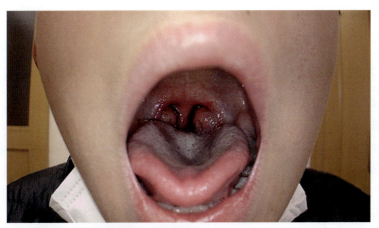

図　溶連菌による咽頭後壁の火焔状発赤

(写真提供：こだま小児科　児玉 和彦 先生)

好発年齢と症状

　溶連菌は小児の咽頭炎の原因として2割程度を占めている[1]。典型的には5歳以上の児において[2]，発熱と，鼻や咳などの感冒症状を伴わない咽頭痛を引き起こす。肉眼で咽頭を観察すると「火焔状」といわれる派手な咽頭発赤が観察される（図）。

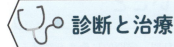 診断と治療

3歳未満では主訴からの診断が難しいことも

　小児では咽頭痛よりも腹痛が目立つことも多く，腹痛を主訴にやってきた小児が「実は，のども痛い」ことが判明し，溶連菌感染症の診断がつくことがある。その他，頭痛や嘔気，嘔吐も小児で多い症状といわれている。
　しかし3歳未満では，これらの典型的な症状を呈することは少なく，風邪と

似たような症状となることが多い。そのため，家族歴を含めた周囲の流行状況がないと診断が難しい。

治療目的―リウマチ熱（合併症）を防ぐことが重要

溶連菌の治療目的には，①症状を軽減すること，②合併症を防ぐこと，③周囲への感染を予防すること―の3つがあるが，このなかで合併症，特に，心臓弁を破壊し，長期の後遺症につながりかねないリウマチ熱を防止することが最も重要である。

リウマチ熱を防ぐためには，溶連菌に対して効果のある抗菌薬を10日間内服する必要がある。ただし，診断の難しい3歳未満の児では溶連菌に感染してもリウマチ熱を発症する可能性が低いことから，無理に診断，治療を行う必要はないといわれている。

実臨床と添付文書での用法・用量の違い

米国感染症学会のガイドラインではアモキシシリン50mg/kgを1日1～2回に分けて投与することになっているが[3]，アモキシシリンは国内の添付文書上，20～40mgを3～4回に分割することになっている。そのため，米国のガイドラインに記載された用法・用量で処方する医者もいれば，国内の添付文書に沿って処方する医者もいる（このどちらが正しいということはない）。

保護者に伝えてほしいこと

症状がすでに治まっている子どもに薬を10日間，定期的に飲ませ続けるという作業の困難さは生半可ではなく，何も指導しなければドロップアウトしてしまうことも多い[4]。したがって，調剤の際には10日間しっかり抗菌薬を飲み切ってもらえるよう，念押しして保護者に指導することが求められる。

広域スペクトラム抗菌薬による薬剤耐性菌の問題

第3世代セファロスポリン系抗菌薬

日本国内では内服の第3世代セファロスポリンを5日間という処方がしばしば見かけられ，この治療法により服薬コンプライアンスが上昇するといわれている[5]。しかし，スペクトラムが過度に広域となって薬剤耐性菌対策上よくないこと，薬剤コストが上がってしまうことなどから，前述の米国感染症学会のガイドラインでは推奨していない（個人的にも推奨しない）。

マクロライド系抗菌薬

ペニシリンアレルギーに対してマクロライドが処方されることもあるが，日本にはマクロライドに対して耐性をもつ溶連菌が多く，使う場合は感受性を確認してから投与することが望ましいとされる[6]。

引用文献

1) Kronman MP, et al: Bacterial prevalence and antimicrobial prescribing trends for acute respiratory tract infections. Pediatrics, 134(4):e956-e965, 2014
2) Shaikh N, et al: Prevalence of streptococcal pharyngitis and streptococcal carriage in children: a meta-analysis. Pediatrics, 126(3):e557-e564, 2010
3) Stanford T, et al: Clinical practice guideline for the diagnosis and management of group A streptococcal pharyngitis: 2012 update by the Infectious Diseases Society of America. Clin Infect Dis, 55:e86-e102, 2012
4) Brook I: Antibacterial therapy for acute group a streptococcal pharyngotonsillitis: short-course versus traditional 10-day oral regimens. Paediatr Drugs, 4(11):747-754, 2002
5) Portier H, et al: Five versus ten days treatment of streptococcal pharyngotonsillitis: a randomized controlled trial comparing cefpodoxime proxetil and phenoxymethyl penicillin. Scand J Infect Dis, 26(1): 59-66, 1994
6) 厚生労働省健康局結核感染症課：抗微生物薬適正使用の手引き　第三版. 2023 (https://www.mhlw.go.jp/content/10900000/0001169116.pdf)

（日馬 由貴）

第1章 処方箋が来たらどうする？ 子どもの病気×よくある処方

11 溶連菌感染症の処方箋を受け取ったら

溶連菌感染症

 フォローアップのポイント

□ 抗菌薬は飲み切る。飲み切らないとリウマチ熱のリスクが上がる。
□ 溶連菌感染症の第一選択薬はアモキシシリン。
□ セファロスポリン系抗菌薬が選択される場合もあるため，アモキシシリンとセファロスポリン系抗菌薬の両薬剤の利点・欠点を把握する。
□ 抗菌薬を飲み切るために，1回量や服用時点を考慮する。
□ 感染拡大防止のために出席停止，自宅療養についての理解を確認。

 処方箋が来たときの考え方

男児　7歳1カ月　　○○小児科

▶ Rx

1) サワシリン® 細粒 10%　1回 2.5g（1日 7.5g）
　　　　　　　　　　　　　　　1日3回毎食後　10日分
2) カロナール® 細粒 20%　1回 250mg（1.0g）頓用　発熱時
　　　　　　　　　　　　　　　　　　　　　　　4回分

備考：体重 25kg
　　　他科受診：無　併用薬：無

🔵 処方箋と受付時の患児と保護者の様子を確認

1 処方箋からわかること

　小児科から抗菌薬と解熱鎮痛薬が処方され，アモキシシリン（サワシリン® 細粒10%）7.5g（30mg/kg/日）と20〜40mg/kg/日の範囲内，10日間処方より，急性中耳炎（第1章6）ではなく，溶連菌感染症への処方と推測される。

2 患児の様子

　感染症では患児が他者と接触しないように医療機関で説明を受けている場合も多い。車で来局した際，患児を車内に残している場合や，または，一度家に帰って保護者のみ来局している場合があるので，患児がどのような状況か確認する。車内または自宅で患児一人を残している場合は迅速に対応する必要がある。

　患児が来局している場合は，薬局内でも他の患児と接触しないような工夫が大切である。感染症対策が必要なため，溶連菌感染症と思われる処方箋を受け付けた場合は，まずは保護者に疾患名を確認し，その後の対応に活かすことが必要である。

🔵 お薬手帳と薬歴の確認

　溶連菌感染症に2回以上罹っている場合や，兄弟が罹ったことがある場合は，保護者の病識，薬識が高いことが多い。待っている患児への配慮も考え，迅速な調剤，簡潔な服薬指導も検討する。

　初回であれば症状が良くなっても，リウマチ熱のリスクを回避するために抗菌薬を飲み切ること，出席停止，自宅療養などについて，念入りに説明する。

　本症例では，薬歴から溶連菌感染症の既往歴があることが確認できたので，保護者の溶連菌に関する記憶がまだあるかどうかを服薬指導時に確認する。

> **薬歴** 前回溶連菌感染症罹患時

▶前回処方：サワシリン® 細粒 10％　10 日間の処方あり。
▶副作用歴：無　アレルギー歴：無
▶散剤は服用可能。錠剤，カプセル剤は服用経験なし

S：溶連菌と言われました。最後まで飲むよう言われました。熱は結構あります。
O：初処方。
A：過去に抗菌薬を服用して，下痢を起こしたことはなし。アレルギーもないため，今回のサワシリンの服用も，副作用が起きづらいと思われる。しかし 10 日間の服用なので，下痢を起こす可能性あり。次回，下痢の有無，服薬アドヒアランスを確認する。
P：合わない症状がない限りは，最後までしっかりと飲み切ってください。10 日間と少し長めに飲むことになるので，下痢を引き起こす可能性があります。軽度の下痢であれば，なるべく服用を継続してください。空腹で大丈夫ですので，帰宅後すぐに服用してください。その後 4 〜 5 時間間隔をあけて次を飲ませてください。多少間隔が短くなってもかまいませんので，可能な限り 1 日 3 回服用させてください。もし下痢がひどくなったり，吐き気や湿疹など違う症状が出てきたりするようならば，すぐに先生に相談してください。カロナール® は，熱にも痛みにも効きます。溶連菌は抗菌薬が比較的早く効くことが多いので，発熱や咽頭痛も早く治りやすいです。そのため，頓服として少量しか出ておりません。つらそうにしているときにのみ，飲ませてあげてください。

(患児・保護者に伝えた表現で記載)

溶連菌感染症の薬物治療

　前述の第 1 章 10 の解説の通り，溶連菌感染症は 5 〜 12 歳に多く，高熱や

咽頭痛を伴うが，咳嗽・鼻汁などの症状がみられない，小児ではよくみられる感染症である。

1 アモキシシリン

『小児呼吸器感染症診療ガイドライン 2017』（以下，GL）では，A 群溶連菌でのペニシリン耐性菌も確認されていないこともあり，溶連菌感染症治療の第一選択薬はアモキシシリン製剤とされる[1]。投与期間は 10 日間から 14 日間，薬用量はアモキシシリン水和物として，1 日 20 ～ 40mg/kg/日（最大 90mg/kg/日）を 1 日 2 ～ 3 回である[1]。ただし，添付文書上の用法は 1 日 3 ～ 4 回となっており，処方時には 1 日 3 回で処方されることが多い。

2 セファロスポリン系抗菌薬

セファロスポリン系抗菌薬は 1 日の薬用量も少なく，服用期間も短い（5 日間投与，セファレキシンの場合は 10 日間）ため患児，保護者にとって簡便であるが，スペクトルが広域なため薬剤耐性菌が懸念される。さらに，ピボキシル基を有する経口第三世代セファロスポリン系抗菌薬では低カルニチン血症のリスクもある。

セファロスポリン系抗菌薬は，①ペニシリンアレルギー（重度以外）患者でかつアモキシシリン製剤で改善されなかった場合，②投与量が多く服用が困難な場合—などに使われることが多い。

なにを聞く？

処方監査に必要な情報の収集

溶連菌による感染症が疑われる場合，ラピッドテスタ®ストレップAやイムノファイン™ストレップAなどの迅速検査キットを用い，溶連菌感染症と診断されることが多いので，検査をしてきたかを尋ね，確定診断名を確認する。また，溶連菌感染症に複数回感染したことがある場合，保護者の病識や薬識が高いことがあるので，服薬指導時の参考に，初回感染かどうか確認するとよい。

調剤時に必要な情報の収集

薬歴に記載がなければ，①抗菌薬の服用経験（ペニシリンアレルギーの有無，下痢を起こしたことがあるかどうかの確認），②患児の服用について（味・剤形に対する好み，集団生活下の服用可否），③保護者の薬識・忙しさ（1日3回毎食後の服用が可能か）─について確認する．溶連菌感染症では，一定期間，登園・登校を避けるが，それ以降は症状が改善すれば主治医の許可などにより登園・登校が再開される．ただし，リウマチ熱などの合併症を避けるため抗菌薬は処方された分は飲み切ることが重要である．そのため，在園・在学時間での服用が難しい場合は服用時間を医師と相談する．

患者から収集できた情報

前述の質問については以下の回答が得られた．

保護者 昨日，熱はなかったが「のどが痛い」と言い，食欲がなく，以前，溶連菌感染症に罹ったことがあったので受診しました．のどが赤いと言われ検査をし，「溶連菌ですね」と医師に言われました．

この他，保護者より確認できたことは，のどは痛いが水分は摂れており服薬に支障はなさそうなこと，湿疹はないとのことだった．なお，前回溶連菌感染症に罹った際，サワシリン®細粒10％による下痢はなかったが，飲めないことはないけれど薬の量が多いので，何か方法はないかと逆に尋ねられた．また，学校での服薬についても相談を受けた．

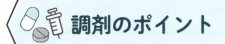
調剤のポイント

アモキシシリン製剤の服用量

1 1回服用量が多い

サワシリン®細粒10％の10日分である75gを計りとり，30包に分包するが，1回あたり2.5gとかなり多い量となる．

嵩高で，患児の服用が困難であれば細粒の規格変更，カプセル剤や錠剤などの剤形変更も考慮する。一緒に来局していれば患児と保護者に服用可能かどうかを確認し，服用が難しく剤形変更の希望があった場合は，医師に確認する。

2 製剤ごとに異なる味やにおい

アモキシシリン製剤は，20％細粒に規格変更すると，質量が半分となり，味やにおいも製剤によって異なるので[2]，患児の好みによっては飲みやすくなる（表）。

ワイドシリン®細粒20％は特有の強いにおいがあるが，溶けにくいためアイスクリームなどに混ぜてにおいをやわらげ飲ませることもできる。後発品のアモキシシリン細粒20％は甘みがあり，水に溶いて飲みやすい。

3 剤形変更の検討

この他，サワシリン®カプセル（125mg，250mg），サワシリン®錠250もあるので，散剤が苦手であればカプセル剤，錠剤への変更も検討できる。

4 最後は患児に決めさせる

本症例では，カプセル剤や錠剤もしくは，20％細粒に変更できること，また20％細粒にすると飲む量は半分に減ることを提案したが，患児本人がカプセル剤や錠剤よりも粉薬を選択し，少しにおいのある薬になるのであれば，前回と同じ薬でよいとのことだったため，サワシリン®細粒10％での調剤となった。

表　アモキシシリン製剤の違い

製剤名	1日量	1回量	味	色
サワシリン®細粒10％	7.5g	2.5g	甘い・オレンジ様の芳香	うすいだいだい色
ワイドシリン®細粒20％	3.75g	1.25g	ミックスフルーツ風味	桃色
アモキシシリン細粒20％「TCK」	3.75g	1.25g	甘味・芳香（オレンジ臭）	橙赤色

〔日本小児総合医療施設協議会・編：乳幼児・小児服薬介助ハンドブック　第2版（五十嵐　隆・監）．じほう，pp208-210，2019を参考に作成〕

服薬指導でどう伝える？

アモキシシリン

1 リウマチ熱予防のための抗菌薬服用

抗菌薬治療の大原則は，「できるだけ狭いスペクトルの抗菌薬を，最初から十分量を投与する」ということを理解しておく。

溶連菌感染症の場合は，抗菌薬投与から24時間後には解熱する（図）にもかかわらず，アモキシシリンを10日間服用し続けなくてはいけない最大の理由はリウマチ熱の予防である。リウマチ熱を発症すると関節痛や皮膚の発疹，心臓の障害などが現れる（第1章10）。解熱後すぐに服用を中止してしまうと，リウマチ熱の予防にはならないことを保護者に説明し，服用の重要性をしっかりと理解してもらう。

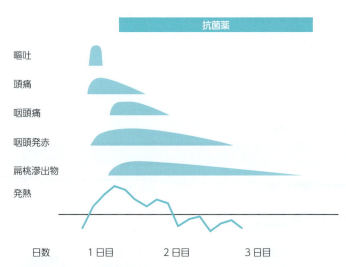

図　急性溶連菌性咽頭炎の自然経過
(厚生労働省健康・生活衛生局感染症対策部感染症対策課：抗微生物薬適正使用の手引き 第三版．p71，2023 より)

> **服薬指導例**

サワシリン®細粒を飲み始めますと体調は良くなり元気になりますが、お渡しした日数分の薬は必ず飲み切ってください。飲み切らないと再度熱が上がったり、関節痛や発疹が出たりするなど、リウマチ熱と呼ばれる合併症を発症することがあります。

❷ 咽頭痛や高熱により服用困難な場合

抗菌薬を服用すれば、ほとんどの場合咽頭痛が治まることを保護者に伝えたうえで、アモキシシリンの服用の重要性を伝える。もし、咽頭痛や高熱などにより、飲食やアモキシシリンの服用が困難な場合は、アモキシシリン服用の20〜30分前に頓用で処方されている解熱鎮痛薬を服用し[3]、あらかじめ症状を抑えることで、アモキシシリンが服用しやすくなることを伝える。

今回アセトアミノフェン以外の対症療法薬は処方されていないが、対症療法薬が複数処方されている場合は、薬嫌いな患児にもアモキシシリンだけは必ず服用してもらうようにする。

> **服薬指導例**

リウマチ熱予防のためにも、溶連菌感染症のお薬のサワシリン®細粒10％だけは必ず飲ませるようにしましょう。

空腹でも大丈夫ですので、帰宅後すぐに服用させてください。その後4〜5時間間隔をあけて飲ませてください。多少間隔が短くなってもかまいませんので、可能な限り1日3回必ず服用させてください。

❸ 薬の味について

サワシリン®細粒10％はオレンジ風味で甘みがあり、白湯または水でほとんどの患児は問題なく服用できる。ただし、口の中に長時間薬が残ると味に変化が起きるため、適量の白湯または水を用意したうえで速やかに服用、服用後も口直しに残りの白湯または水を飲ませるとよい。

> **服薬指導例**

口の中に薬を入れたままにせず、口に含んだら速やかに白湯または水で飲み込みましょう。

アセトアミノフェン

1 頓用時の注意点

アセトアミノフェンの投与間隔は4～6時間以上あけることが一般的だが，医師によっては8時間以上あけるようにと処方箋に指示する場合もある．頓服薬の服用時間についての夜間など時間外の問い合わせへの対応については，前もって近隣医師と相談しておく必要がある．

> **服薬指導例**
>
> カロナール®は，熱にも痛みにも効きます．溶連菌は抗菌薬が比較的速く効くことが多いので，カロナール®は頓服として少量しか出ておりません．つらそうにしているときにのみ，飲ませてあげてください．症状が良くならない場合は4～6時間以上あけてから服用してください．

2 製剤の味と食品へ混ぜる際の留意点

アセトアミノフェンは製剤の甘みと有効成分の苦みによる拒薬事例が多い．また，アセトアミノフェンは炭水化物と複合体を形成するため，炭水化物と一緒に服用することで薬剤の初期吸収速度が低下する可能性があるが，小児の場合は薬を服用してもらうことを最優先に考える．もし，急速な効果を期待する場合は炭水化物や糖分の多い食品と服用しないほうがよい[4]．

> **服薬指導例**
>
> お子さんが薬を飲まない場合，単シロップ，市販のゼリー，ヨーグルト，粘り気のあるジャムや練乳，バニラアイスクリームに混ぜると飲みやすいと思いますので，試してみてください．

感染拡大防止のための登園・登校の停止

溶連菌感染症の場合，小児科学会では「適切な抗菌薬による治療開始後24時間以内に感染力は失せるため，それ以降，登校（園）は可能である」[5]としており，全身状態が良ければ，登校可能となる．抗菌薬の服用を開始すると，早い段階で良くなるが，感染拡大防止のため，自宅療養をするよう説明する．出席停止の基準は，学校保健安全法に基づくことが多い．しかし，自治体や幼稚園，保育園，学校による独自の取り決めもあるので，確認するよう保護者に伝える．

薬歴に書くこと

リウマチ熱予防のためのアドヒアランスと副作用の確認，症状が悪化していないかの確認などを引き継ぐ。

引き継ぎポイント

抗菌薬を10日間しっかり飲み切って除菌しないとリウマチ熱のリスクが上がることがあるのでサワシリン®細粒10%を飲み切ったかどうかを確認する。

サワシリン®細粒10%を服用後，痒みや湿疹，下痢などがなかったかを確認する。

医師が急性腎炎のフォローアップのための尿検査を行っていた場合，尿検査の結果を確認する。尿検査を行っていない場合でも，抗菌薬内服終了後，数週間から数カ月は，血尿や尿量減少などの症状が出現しなかったかどうかを確認する。

 ## 患者フォローアップ

着目ポイント

- 咽頭，扁桃の発赤 ➡ 食欲不振による脱水，服薬可能かどうか
- 発熱，苺舌，発疹（細かい紅斑）➡ 猩紅熱の可能性，湿疹（痒み）のケアの必要性
- 保護者の病識・薬識 ➡ 症状が良くなっても抗菌薬を飲み切ることの重要性の理解
- 保育園・学校などの集団保育 ➡ 出席停止，自宅療養の理解
- 兄弟姉妹の有無 ➡ 家庭内感染のリスクとなる
- 顔のむくみ ➡ 急性腎炎のフォロー

1 アドヒアランスの確認

適切な抗菌薬を服用してから24時間以内に熱は下がるが，GLでは抗菌薬の

服用期間は10日間となっている。体調が良くなってから患児が服薬を嫌がったり，保護者が服薬させることを忘れてしまったりすることもあるので，病識や薬識の低い保護者や多忙な保護者には，症状がなくなった後も抗菌薬はしっかり飲んでいるかどうかの確認と最後まで飲み切るよう4～5日後に電話やメールで服薬フォローアップをする。

2 副作用の確認
① 痒み
抗菌薬を飲み始めて2～3日後には溶連菌感染症に伴う諸症状が軽快するが，もともとの溶連菌感染症に伴う痒みや抗菌薬が効いていないことによる痒み以外にも，抗菌薬による副作用の可能性も考えられるため，抗菌薬服用中に皮膚の痒みが生じた場合，再度受診するよう伝える。

② 消化器症状
抗菌薬を飲み始めてから下痢などの消化器症状が強く発現した場合は抗菌薬を飲み切る前であってもすぐに受診するよう伝える。

ごくまれにではあるが，抗菌薬を使用すると菌交代現象によるクロストリジウム・ディフィシル感染症，偽膜性大腸炎が起きる場合がある。抗菌薬の服用中，または，飲み終わって数日～2週間経った後で，①頻繁に下痢が起きる，②粘性のある便，③お腹が張る，④腹痛，⑤発熱，⑥吐き気—などの症状がみられた場合には，直ちに連絡するようにと服薬指導時に伝えておくことも，重要なフォローアップの一環である。

3 症状悪化
高熱からの脱水，急性糸球体腎炎によるむくみ，血尿，尿量減少，リウマチ熱による関節痛・動悸・平らで痛みのない発疹（輪状紅斑）など，重篤な症状の前兆（レッドフラッグ）についても，恐怖感を煽らない程度に，あらかじめ情報提供しておく必要がある。特に夜間での急変に備え，平時より夜間小児救急の連絡先を調べておくよう伝えることが大切である。また場合によっては，「♯8000」や「119」に電話することを伝える必要もある（第5章1）。

トレーシングレポートの例

トレーレーシングレポート

「服用時点の変更についてのご報告」

平素よりお世話になっております。△年△月△日処方の●●●●さんの保護者の方より「昼食後の薬は学校で服用できないが，どうすればいいか」という問い合わせをいただきました。食後に服用不可能ということでしたので，今回は「朝食後，帰宅後すぐ，就寝前」の1日3回服用するように指導いたしました。ただし，分2と分3の投与法の違いによる臨床効果の有意な違いは認めなかったとする報告*もありますので，アドヒアランスを重視して分2で内服することも選択肢となり得るかと考えます。今後どのような対応をとらせていただくか，お時間のある際にご教授お願いいたします。

＊：厚生労働省健康・生活衛生局感染症対策本部感染症対策課：抗微生物薬適正使用の手引き 第三版. 2023

アモキシシリンの投与方法

本症例ではアモキシシリンは分3投与だが，米国のガイドラインに沿った「50mg/kg 分1〜2」や，『抗微生物薬適正使用の手引き 第三版』（以下，手引き）に記載された「30〜50mg/kgを1日2〜3回に分けて投与」[6]という用法で処方する医師もいると思われる。

UpToDate®によると，アメリカではさまざまな規格のアモキシシリン製剤が存在するため[7]，分1服用も可能と考えられる。手引きにも記載されているが，日本の製剤では，服用量の問題から，現実問題として分1の服用は難しい[6]と，考えられる。

なお，添付文書には「通常1日20〜40mg（力価）/kgを3〜4回に分割経口投与」と記載されているため，地域によっては，レセプト請求時に返戻の対象

になる可能性がある。

処方箋が添付文書の記載と違う場合

1 トレーシングレポートや疑義照会時の表現

通常であれば，添付文書の記載内容と異なる場合，処方医に確認する必要がある。しかし小児科領域では，添付文書と診療ガイドラインの内容が一致していないことが少なくない。

添付文書通りではない用法の場合，「添付文書の記載内容と違いますが」というような単純な問い合わせは避けなければならない。処方内容をよく吟味し，医師の意図をくみ取ったうえでのトレーシングレポートや疑義照会が求められる。実臨床を意識して，「ガイドラインに則った処方である旨を薬歴やレセプトに記載したい」という表現による問い合わせを心がけることで，医師との信頼関係を構築するきっかけになることが期待される。

2 レセプトや薬歴への記載

添付文書通りではない用法の場合，地域によってはレセプトが返戻の対象になることを先に述べたが，診療ガイドライン通りであることをレセプトのコメント欄に記載することで，より確実なレセプト請求につながる。また薬歴にも記載することで，全薬剤師に周知徹底することができ，患児や家族を第一に考えた医療を提供することにつながる。

服用回数のすり合わせ

1日3回の処方であれば平日の幼稚園，保育園や学校などで飲む昼の分をどのように飲んでもらうか，1日2回の処方であれば2回目をどう飲んでもらうかについて，医師と薬剤師で意見を統一しておかないと保護者が混乱してしまう。

本処方例のようなアモキシシリンの投与法では，幼稚園や保育園，学校での服薬が困難となる患児には，服薬時間を「朝食後」「帰宅直後」「寝る前」の指示とするとよい。服薬指導時に，幼稚園，保育園，学校での服薬が困難なことがわかれば，あらかじめ疑義照会をする。薬剤交付後，フォローアップや保護者からの問い合わせで判明した場合は，服薬時間をずらす指示をし，トレーシングレポートを提出する。また，分3に固執するよりも，アドヒアランス重視

の分2でも，十分な薬効が期待されることが予想される．ただし，分2の場合は，1回量が増えるぶん，散剤では特に嵩高となり内服困難になる可能性があるため，あらかじめ確認する必要である．

投与回数など薬の飲み方については，処方医とよく相談しておくことも大切である．

算定できる加算と算定要件

服薬情報等提供料2　イ　20点

引用文献

1) 小児呼吸器感染症診療ガイドライン作成委員会：小児呼吸器感染症ガイドライン 2017（尾内一信, 他・監）. 協和企画, 2017
2) 日本小児総合医療施設協議会・編：乳幼児・小児服薬介助ハンドブック 第2版（五十嵐 隆・監）. じほう, pp202-204, 2019
3) あゆみ製薬会社：カロナール, 添付文書（2021年3月改訂, 第3版）
4) 宮入 烈：溶連菌感染症. ドクターサロン, 56(6):410-413, 2012（https://www.kyorin-pharm.co.jp/prodinfo/useful/doctorsalon/upload_docs/120656.pdf）
5) 日本小児科学会予防接種・感染対策委員会：学校, 幼稚園, 保育所において予防すべき感染症の解説. 2013（https://www.jpeds.or.jp/uploads/files/saisin_1101181.pdf）
6) 厚生労働省健康・生活衛生局感染症対策本部感染症対策課：抗微生物薬適正使用の手引き 第三版, 2023（https://www.mhlw.go.jp/content/10900000/001169116.pdf）
7) Wolters Kluwer: UpToDate®（https://www.uptodate.com/contents/search）

参考文献

・大久保祐輔, 他：5. 小児の溶連菌感染症と抗菌薬；Dr. KIDの小児診療×抗菌薬のエビデンス（宮入 烈・監）. 医学書院, 2020
・岡本光宏：14 溶連菌感染症；小児科ファーストタッチ. じほう, pp148-151, 2019

（鈴木 康大, 江藤 不二子）

第 1 章　処方箋が来たらどうする？ 子どもの病気×よくある処方

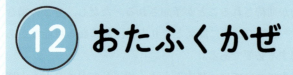

12　おたふくかぜ

流行性感染症

 治療のポイント

□ 特異的な治療法はないが，ワクチンで予防可能。
□ 難聴リスクあり。
□ 耳下腺の腫脹から 5 日経過し，全身状態が良好になるまで登園・登校は禁止。

 おたふくかぜの病態と原因

🌀 原因と症状

1 原因と好発期

　おたふくかぜはムンプスウイルス感染により耳下腺が腫脹する感染症で，流行性耳下腺炎とも呼ばれる。好発年齢は 3 〜 6 歳。

2 症状

　典型的な経過は，まず発熱や首の痛み，頭痛，嘔吐から始まり，その後に耳下腺が腫れる（図）。耳下腺腫脹は，最初は片側から始まり，70% の患者は両側が腫れる。腫脹は約 3 日でピークを超える。発熱やその他の症状も 3 〜 5 日で寛解する。

3 潜伏期間と感染期

　潜伏期間は通常 16 〜 18 日。耳下腺腫脹の 3 日前から，腫脹後 7 日までの計 10 日間がウイルス排泄期間である。

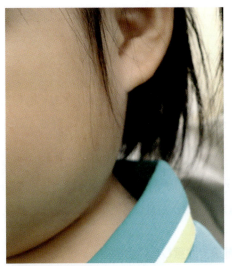

近年のおたふくかぜは，ワクチン接種のおかげで軽症化しており，耳下腺腫脹がわかりにくい

図　おたふくかぜで腫れた耳下腺

🎯 予防接種

1 予防接種の有効性

　予防接種が有効だが，1回の接種での有効率は64％と高くない。2回では88％である[1]。米国では3回接種の有効性が検討されている[2]。

2 予防接種時期

　予防接種時期については『日本小児科学会が推奨する予防接種スケジュール（2024年4月改訂版）』や第5章7を参照いただきたい。

3 緊急予防接種の効果は低い

　おたふくかぜの患者に接触した当日に緊急予防接種を行っても，発症を予防することは困難であるといわれている。集団生活に入る前にワクチンで予防しておくことが大切である。とはいえ，もし家族の一人がおたふくかぜを発症し，1歳以上でかつワクチン未接種で既往歴もない兄弟姉妹がいる場合は，「今さらワクチンを接種しても遅いですよ」と説明する意義は乏しく，むしろ速やかな予防接種を勧めるべきであろう。

合併症

合併症は多彩である。

1 無菌性髄膜炎

無菌性髄膜炎に進展する確率は1.24％と報告されており[3]，発症時期は耳下腺炎発症から5日後に発症することが最も多く，発熱・頭痛・嘔吐症状は7～10日で軽快する[1]。

2 難聴

1,000人に1人の割合で恒久的な難聴を引き起こす[4]。一度罹患すれば終生免疫を得るが，難聴のリスクを避けるためにもワクチン接種で予防すべき疾患である。

3 思春期以降の罹患で注意したい合併症

思春期以降の男性では30～40％で精巣炎を合併する[1]。精巣の激痛および腫脹を認める。30％以下で両側性である[1]。女性ではまれだが（7％という報告あり）卵巣炎を起こし，右側に発症した場合は虫垂炎と混同される[1]。

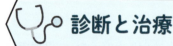

診断と治療

診断

おたふくかぜは，わが国の感染症法[a]で「5類感染症」に指定されており，指定された小児科定点医療機関は週単位での報告が必要な感染症である。感染症法に基づく医師の届け出における定義と必要な臨床症状では，ムンプスウイルス感染症で，臨床症状として「ア片側ないし両側の耳下腺の突然の腫脹が2日以上の持続，イ他に耳下腺腫脹の原因がないこと」の2つすべてを満たすものと定められている。

おたふくかぜとの鑑別が難しい疾患である「反復性耳下腺炎」は，1～2週

---

[a]：感染症の予防及感染症の患者に対する医療に関する法律

間で軽快する耳下腺炎を繰り返す。血液検査でムンプス抗体を測定することは両者の鑑別に有用である。

治療と対応

おたふくかぜには特異的な治療はない。登園・登校の指針については，『保育所における感染症対策ガイドライン（2018年改訂版）』および『学校において予防すべき感染症の解説』に記載されている。

保護者に伝えてほしいこと

自宅での注意点

食事・水分をしっかりとって，たっぷり休養することで治る。

1 痛みをやわらげる

解熱鎮痛薬は耳下腺の痛みをやわらげ，食事や休養に有効である。腫れた耳下腺を水で絞ったタオルなどで，冷やすことも痛みの緩和に有効である。

2 食事・日常生活の注意点

痛みが生じにくい食べ物として，味噌汁，ゼリー，豆腐，熱くないグラタンなど軟らかいものをお勧めする。入浴で耳下腺の痛みが悪化することはないので，児が比較的元気であれば風呂に入ってよい。

罹患中にしないでほしいこと

1 固いもの，酸っぱいものを避ける

唾液が分泌されると耳下腺の痛みが増す。よく噛まなければならない固いものや，唾液分泌が促される酸っぱいものは避ける。

2 腫れてから5日以内は登園・登校の禁止

耳下腺の腫脹から5日経過し，全身状態が良好になるまで登園・登校は禁止である。

引用文献

1) Kliegman RM, 他：ネルソン小児科学 原著第 19 版（衛藤義勝・監訳）．エルゼビア・ジャパン，pp1261-1264，2015
2) Cardemil CV, et al: Effectiveness of a third dose of MMR Vaccine for mumps outbreak control. N Engl J Med, 377(10):947-956, 2017
3) 永井崇雄，他：ムンプスワクチンの副反応調査（最終報告）；厚生労働科学研究医薬品等医療技術リスク評価研究事業 安全なワクチン確保とその接種方法に関する総合的研究 平成 15 年度研究報告書．pp306-316，2003
4) 橋本裕美：ムンプスによる難聴ってすごく稀？ よく起こる？．小児科臨床，64(6):1057-1064，2011

参考文献

- 日本小児科学会：日本小児科学会が推奨する予防接種スケジュール（2024 年 4 月改訂版）(https://www.jpeds.or.jp/modules/activity/index.php?content_id=138)
- 厚生労働省：感染症法に基づく医師の届出のお願い (https://www.mhlw.go.jp/stf/seisakunitsuite/bunya/kenkou_iryou/kenkou/kekkaku-kansenshou/kekkaku-kansenshou11/01.html)
- こども家庭庁：保育所における感染症対策ガイドライン (2018 年改訂版)．2023 (https://www.cfa.go.jp/assets/contents/node/basic_page/field_ref_resources/e4b817c9-5282-4ccc-b0d5-ce15d7b5018c/c60bb9fc/20230720_policies_hoiku_25.pdf)
- 日本学校保健会：学校において予防すべき感染症の解説．2018 (https://www.gakkohoken.jp/book/ebook/ebook_H290100/index_h5.html#1)

（岡本 光宏）

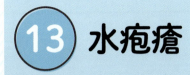

13 水疱瘡

流行性感染症

治療のポイント

□抗ウイルス薬の使用について明確な指針なし。
□ワクチンで予防可能。
□とびひの合併に注意。
□すべての発疹が痂疲化するまで登園・登校を禁止。

水疱瘡の病態と原因

原因と症状

1 原因

　水痘・帯状疱疹ウイルスによって引き起こされる発疹性の感染症である。水痘とも呼ばれる。

2 症状

　典型的な経過としては，次々と新しい水疱が出現していく。発疹と同時に2〜3日の発熱が出現することもある。水疱は2〜3日で痂皮化し始め，5〜7日ですべての水疱が痂皮化する[1]（図）。紅斑，水疱，痂皮が同時に存在することが特徴である。新旧混在とも表現する。

　皮疹は全身に生じ，口腔内，陰部にも認める。皮疹は痒い。1997年公開の映画「ホームアローン3」で8歳の主人公が水疱瘡に罹患しており，発症は瘙痒感から始まっている。また臀部に酷い発疹があったようで，トイレで絶叫す

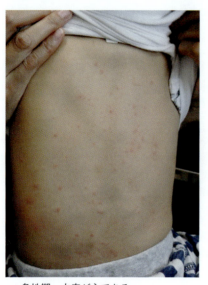
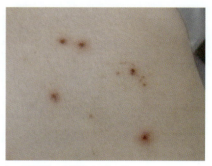

a：急性期。水疱が主である　　　　　　　b：回復期。痂皮化している

図　水疱瘡の急性期と回復期

るシーンが印象的である。

3 潜伏期間と感染期

　潜伏期間は14日。皮疹が出現する1〜2日前から水疱がすべて痂皮化するまで感染力がある[2]。空気感染，飛沫感染，接触感染により感染する。

予防接種

1 予防接種の有効性

　予防接種は有効だが，軽症水疱瘡は発症しうる。これをブレークスルー水痘という。ブレークスルー水痘は皮疹が少なく診断が難しいが，頭皮に皮疹があれば間違いなく水疱瘡である。

2 予防接種の接種時期と緊急予防接種

　予防接種時期については『日本小児科学会が推奨する予防接種スケジュール（2024年4月改訂版）』や第5章7を参照いただきたい。

　なお，接触から72時間以内の緊急予防接種は有効である可能性がある。

合併症など

1 二次感染

　急性期の代表的な合併症は，伝染性膿痂疹（とびひ，第1章18）や蜂窩織炎などの二次感染である．前述の通り，水疱瘡の皮疹は痒いので掻きむしってしまい，5％で溶連菌または黄色ブドウ球菌による二次感染を起こす[2]．発疹出現から3～4日後に再発熱した場合，二次感染の前兆である[2]．

2 帯状疱疹

　一度罹患すれば終生免疫を得るが，将来的に帯状疱疹のリスクがあり，ワクチンで予防すべき疾患である．

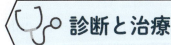
診断と治療

診断

　水疱瘡は，わが国の感染症法[a]で「5類感染症」に指定されており，指定された小児科定点医療機関は週単位での報告が必要な感染症である．感染症法に基づく医師の届け出における定義と必要な臨床症状では，水痘・帯状疱疹ウイルスによる感染症で，臨床症状として「**ア**全身性の紅斑性丘疹や水疱の突然の出現，**イ**新旧種々の段階の発疹（丘疹，水疱，痂皮）が同時に混在すること」の2つすべてを満たすものと定められている．なお，24時間以上入院した場合には，7日以内に保健所に届け出なければならない．

治療

　治療については，明確な指針がない．対症療法が主となる．

1 抗ウイルス薬の使用の可否

　抗ウイルス薬の使用については，日本小児感染症学会のグループワークによ

---

[a]：感染症の予防及び感染症の患者に対する医療に関する法律

る「健常小児水痘に抗ウイルス薬を使用するべきか？」[3] が参考になるため，一読してほしい。UpToDate® では12歳以下（新生児を除く）で免疫不全などの合併症のない健康な小児に対しては，抗ウイルス薬を不要としている [4]。

2 瘙痒感に対する治療薬

痒みを抑える薬としては，UpToDate® では抗ヒスタミン薬の記載がある。わが国で昔から使用されているフェノール・亜鉛華リニメント（カチリ）も瘙痒感に対して有用と考えられる。

3 アスピリンを使用してはいけない

ライ症候群の懸念があるため，アスピリンを使用してはいけない。解熱鎮痛薬を使用する場合はアセトアミノフェンを使用する。

治療後

登園・登校の指針については，『保育所における感染症対策ガイドライン（2018年改訂版）』および『学校において予防すべき感染症の解説』に記載されている。

保護者に伝えてほしいこと

自宅での注意点

1 爪を切りそろえる

瘙痒感が強いため子どもが掻いてしまうことは避けられない。あらかじめ，爪を短く切りそろえて清潔にしておくことが，とびひなどの二次感染を予防するために有用である。

2 食事の注意点

水疱瘡では比較的まれだが，もし口腔内の発疹が痛む場合は，プリンやゼリー，アイスクリーム，熱くないおかゆなどが摂取しやすい。

罹患中にしてほしくないこと

1 酸っぱいものを避ける
　口腔内に発疹がある場合，酸味がある飲食物によって疼痛が増強される可能性がある。

2 熱い入浴は避ける
　痒みを増強させる可能性があるので，湯船の温度をぬるめにするか，シャワー浴にするほうがよい。

3 外出をしない
　空気感染する。薬局で処方箋を引き換える際も，自宅で患児に付き添う保護者と，薬局へ行く保護者とで分担できるのが理想である。

4 すべての発疹が痂疲化するまで登園・登校を禁止
　5〜7日ですべての水疱が痂皮化するとはいえ，概ね1週間という長期間の出席停止が必要である。保護者の社会的な負担を減らすためにも，予防接種が大切である。

引用文献

1) 五十嵐 隆・編：小児科診療ガイドライン―最新の診療指針 第3版．総合医学社，pp100-102，2016
2) Kliegman RM, 他：ネルソン小児科学 原著第19版（衛藤義勝・監訳）．エルゼビア・ジャパン，pp1291-1299，2015
3) 長尾美香, 他：健常小児水痘に抗ウイルス薬を使用するべきか？．小児感染免疫，26(4):519-522，2014
4) Wolters Kluwer: UpToDate® (https://www.uptodate.com/contents/search)

参考文献

・日本小児科学会：日本小児科学会が推奨する予防接種スケジュール（2024年4月改訂版）(https://www.jpeds.or.jp/modules/activity/index.php?content_id=138)
・厚生労働省：感染症法に基づく医師の届出のお願い (https://www.mhlw.go.jp/stf/seisakunitsuite/bunya/kenkou_iryou/kenkou_kekkaku-kansenshou/kekkaku-kansenshou11/01.html)
・こども家庭庁：保育所における感染症対策ガイドライン（2018年改訂版）．2023 (https://www.cfa.go.jp/assets/contents/node/basic_page/field_ref_resources/e4b817c9-

第 1 章　処方箋が来たらどうする？　子どもの病気×よくある処方

5282-4ccc-b0d5-ce15d7b5018c/c60bb9fc/20230720_policies_hoiku_25.pdf)
・日本学校保健会：学校において予防すべき感染症の解説．2018（https://www.
gakkohoken.jp/book/ebook/ebook_H290100/index_h5.html#1)

（岡本　光宏）

流行性感染症

14 手足口病

治療のポイント

□ 特異的な治療法はない。
□ ワクチンなし。
□ 嘔吐や頭痛を認める場合は，無菌性髄膜炎の合併を考慮。
□ 登園・登校禁止は不要だが，糞便中に2〜4週間のウイルス排出が続く。

手足口病の病態と原因

1 原因と発症部位による疾患名の違い

　エンテロウイルス[a]による感染症で，いわゆる「夏風邪」である。エンテロウイルスにはさまざまな型があり，手足口病は何度でも罹患しうる。

　口だけの所見だとヘルパンギーナ，口以外にも所見が見られれば手足口病とシンプルに考えてよい。

2 症状

　手足口病では頬粘膜に水疱ができるが，ヘルパンギーナと同様に咽頭後壁に水疱ができることもある。手掌や足底に水疱があれば，手足口病として間違いない。通常，水泡は痂皮化しない。発熱を伴う場合があるが高熱になることはまれ。また，腹痛や下痢など消化器症状を訴える場合もある。嘔吐や頭痛を認める場合は，無菌性髄膜炎の合併を念頭に置く。

---

[a]：エンテロ（entero）は，ラテン語で腸管

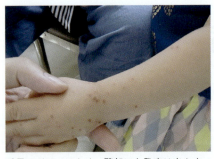 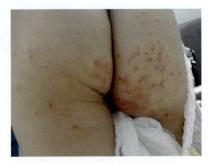

手足口だけではなく，臀部にも発疹は出やすい
図　コクサッキーウイルス A6 による手足口病

3 潜伏期間と感染源，感染期

　潜伏期間は 3 ～ 5 日。3 日で解熱するが，手足口病の皮疹は 1 週間続く[1]。

　皮疹や唾液，鼻汁などが感染源であるが，特に注意すべきは糞便である。エンテロウイルスというだけあって，腸管で増殖し，糞便中に 2 ～ 4 週間のウイルス排出が続き，感染を引き起こす。

・コクサッキーウイルス A6

　通常の手足口病では，四肢の水疱は発熱と同時に出現することが多いが，コクサッキーウイルス A6 による手足口病では，水疱の出現が発熱から 2 ～ 3 日遅れるので，最初はヘルパンギーナと診断されることも多い[2]。また，手足，口の中だけでなく，体幹や臀部，顔にも水疱ができ，痂皮化する（図）。さらに，治癒 1 カ月後に爪の表面が剥がれるなど，一般的な手足口病と臨床的相違があり，新型手足口病と呼ばれたこともある[2]。

診断と治療

診断

　手足口病は，わが国の感染症法で「5類感染症」に指定されており，指定された小児科定点医療機関は週単位での報告が必要な感染症である。感染症法に基づく医師の届け出における定義では，主として乳幼児にみられる手足，下肢，口腔内，口唇に水疱が生じる伝染性のウイルス性感染症で，必須臨床症状として「ア手のひら，足底または足背，口腔粘膜に出現する2～5mm程度の水疱，イ水疱は痂皮を形成せずに治癒すること」の2つすべてを満たすものと定められている。

治療と対応

　特異的な治療法はない。皮疹にステロイド外用剤を用いる必要もない。登園・登校が禁止となる病気ではなく，予防接種も存在しない。

保護者に伝えてほしいこと

自宅での注意点

1 食事のポイント

　頬粘膜や咽頭後壁の水疱が痛むため，飲食できなくなる子どもが多い。口あたりのいい軟らかいものがお勧めである。プリン，ゼリー，アイスクリーム，豆腐などもいい。スポーツドリンクのような酸味がある水分よりも，水や麦茶のほうが痛くない場合もある。

ⓑ：感染症の予防及び感染症の患者に対する医療に関する法律

2 特異的な治療法がない

　手足口病の特異的な治療法はないが，保護者には水分がとれて，脱水にさえならなければ，2〜3日でピークを超えることを伝えてほしい。なお，皮疹自体は1週間ほど続く。

　もし，痛みが強い，発熱がある場合は，解熱鎮痛薬を考慮してもよい。解熱鎮痛薬により発熱のストレスを下げ，口腔内の痛みをやわらげることで，飲水量を維持できるかもしれないため，医師または薬剤師に相談するよう伝える。

3 入浴

　高熱でなければ，短時間の入浴も問題ない。手足口病は夏に罹患しやすく，この時期は高い気温と湿度で汗をかくことが多い。入浴で汗を流し清潔を保つことで，皮膚の痒みが減り，睡眠の質が上がる。十分な休息は，あらゆる病気に有効である。入浴30分前に解熱鎮痛薬を使うことで，入浴のストレスを低下できたという報告もある[3]。

4 家庭内での感染対策

　感染源として，特に糞便に注意が必要である。患児にはトイレの後は必ず手を洗うよう伝える。保護者にはオムツを換えたときも必ず手を洗うよう指導する。アルコール消毒は無効である。

罹患中にしてほしくないこと

1 出席停止は感染防止に役立たない

　症状が消失しても，糞便中に2〜4週間のウイルス排出が続く。4週間もの間，学校を欠席させることは現実的ではなく，多くの子どもがウイルスを排出しながら集団生活を再開することになる。そのため患児には，トイレの後は，必ず手にウイルスがついているものと考え，しっかり手洗いをすることが大切であることを伝える。

　なお，手足口病は出席停止の病気ではないが，下痢を伴う手足口病で，便がオムツから出てしまうほどの水様便である場合は，保育園・学校を欠席すべきである。

2 熱いもの，酸っぱいものを避ける

　食べ物は熱いもの，酸っぱいものは疼痛の原因となり，飲食を妨げる可能性

がある。

引用文献

1) Kliegman RM, 他, : ネルソン小児科学 原著第19版（衛藤義勝・監訳）. エルゼビア・ジャパン, pp1272-1280, 2015
2) 松岡高史, 他：2013年に流行した手足口病の疫学的・臨床的特徴. 日本小児科学会雑誌, 119(8):1219-1225, 2015
3) 横山美貴：治療総論；発熱しているときは入浴しないほうがよいのですか. 小児内科, 43（増）：391-392, 2011

参考文献

・厚生労働省：感染症法に基づく医師の届出のお願い (https://www.mhlw.go.jp/stf/seisakunitsuite/bunya/kenkou_iryou/kenkou/kekkaku-kansenshou/kekkaku-kansenshou11/01.html)

（岡本 光宏）

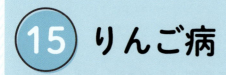

15 りんご病 　流行性感染症

 治療のポイント

☐ 特特異的な治療法，ワクチンなし。
☐ 妊娠中の罹患は，胎児死亡や胎児水腫のリスクがある。
☐ りんご病と診断されたときには，すでに感染力がない。

 りんご病の病態と原因

◾1 原因と症状

ヒトパルボウイルス B19 による感染症である。正確には伝染性紅斑という。欧米では "fifth disease" という名称もあり，これは麻疹，猩紅熱，風疹，中毒疹に続き，5番目に定義された発疹症であるためである。余談だが，6番目は突発性発疹である。

◾2 好発時期と症状

好発年齢は 6〜12 歳[1]。発熱，咳嗽，鼻汁，関節痛などのいわゆる風邪症状が 2〜5 日続いた後に，頬がりんごのように赤くなる。この見た目から，わが国ではりんご病と呼ばれるが（図），欧米では平手打ち様ともいう[1]。その後四肢に紅斑が広がり，紅斑の中心部から色が消退するためレース様になる。

◾3 潜伏期間と感染期

潜伏期間は 16〜17 日[1]。ウイルス排出は発疹出現 7 日前から発疹出現まで。つまり，発疹が出て伝染性紅斑と診断されたときには誰にも感染しない[1]。一度罹患すれば終生免疫を得る。

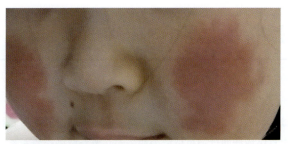

境界明瞭な紅斑が両頬にみられる

図　りんご病の頬部の紅斑

合併症のリスク

血液疾患患者がりんご病を罹患した場合

　鎌状赤血球症，サラセミア，遺伝性球状赤血球症などの血液疾患の患者では，重度の貧血を起こす（一過性骨髄無形成症という）[1]。貧血は赤血球輸血を必要とするほど重篤であるが，数日から数週間以内に自然に消失する。

妊婦がりんご病を罹患した場合

　妊婦がヒトパルボウイルス B19 による感染症に罹患すると，胎児死亡や胎児水腫のリスクとなる。UpToDate® には，妊娠中にヒトパルボウイルス B19 に感染する確率は 3.3〜3.8％ であり，妊娠 20 週までに感染した場合の胎児死亡率は 11％ と記載されている[2]。

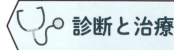 診断と治療

診断

　りんご病は，わが国の感染症法で「5類感染症」に指定されており，指定された小児科定点医療機関は週単位での報告が必要な感染症である。感染症法に基づく医師の届出における定義では，B19ウイルスの感染による紅斑を主症状とする発疹性疾患で，必須臨床症状として「**ア**左右の頬部に紅斑の出現，**イ**四肢にレース様の紅斑が出現すること」の2つすべてを満たすものと定められている。

治療と対応

1 諸症状に対する治療

　関節痛や瘙痒感を伴うことがある。痛みにはアセトアミノフェン，痒みには抗ヒスタミン薬が有用であることがある。これらの症状には，OTC医薬品で十分対応できる。

2 診断後

　発疹が出て伝染性紅斑と診断されたときにはすでに感染力がないので，登園・登校に影響はない。予防接種はない。

 保護者に伝えてほしいこと

子どもがりんご病と診断されたら

1 必ず保育園・学校に伝える

　りんご病と診断されたときには，すでに感染力がないことを伝えてほしい。保育園・学校への登園・登校に制限はない。逆に，感染力がある時期，すなわ

ⓐ：感染症の予防及び感染症の患者に対する医療に関する法律

ち典型的な発疹が出る前にりんご病を疑えるかどうかは，周囲の感染情報で判断するしかない。そのため，りんご病と診断された場合は，通っている保育園・学校に情報を伝えてほしい。

2 感染対策

りんご病は接触飛沫感染である。すれ違ったくらいでは感染しない。手洗いは有効な予防法であるため，子どもにも手を洗うよう伝える。

3 妊娠中にりんご病の子どもと濃厚接触した場合

妊娠中に自分の子どもがりんご病に罹患した場合，もしくはりんご病の子どもと濃厚接触した場合は，産婦人科医に相談すべきである。保育園や学校の先生が妊婦であった場合，濃厚接触者と考えるべきである。

罹患中にしてほしくないこと

1 日光や入浴を避ける

レース様紅斑は日光や入浴で悪化することがある。長袖や帽子で直射日光を避け，シャワー浴ですませるなどの対応をする。1〜3週間以上発疹が拡大する可能性があるが[1]，現実的には3週間の制限は難しく，症状の程度にあわせて制限を解除するのが一般的である。

2 登園・登校の禁止は不要

繰り返すが，頬部や四肢に紅斑が出現し，りんご病と診断されたときには感染力はない。登園・登校の禁止は不要である。

引用文献

1) Kliegman RM, 他：ネルソン小児科学 原著第19版（衛藤義勝・監訳）．エルゼビア・ジャパン，pp1280-1284, 2015
2) Wolters Kluwer: UpToDate® (https://www.uptodate.com/contents/search)

参考文献

・厚生労働省：感染症法に基づく医師の届出のお願い (https://www.mhlw.go.jp/stf/seisakunitsuite/bunya/kenkou_iryou/kenkou/kekkaku-kansenshou/kekkaku-kansenshou11/01.html)

（岡本 光宏）

第1章 処方箋が来たらどうする？ 子どもの病気×よくある処方

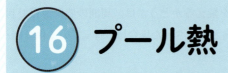

流行性感染症

16 プール熱

治療のポイント

- □ 特異的治療法，ワクチンなし。
- □ 発熱，咽頭発赤，結膜充血，アデノウイルス迅速抗原検査陽性で診断。
- □ 症状が消退した2日後まで出席停止。

プール熱の病態と原因

1 原因と好発期

　プール熱はアデノウイルスによる感染症である。アデノウイルスは型によって症状が異なる（表）。プール熱は正確には「咽頭結膜熱」といい，3型と7型が最も代表的な原因株である（4型，2型でもみられる）。これらはアデノウイルス咽頭扁桃炎と同じであるため，型で両者を鑑別することはできない。さまざまな型があるため，アデノウイルス感染症は何度でも罹患しうる。好発年齢は6歳未満[1]。

2 症状とその経過

　典型的な経過は，40℃の弛張熱（最低体温は37℃以上で，日射は1℃以上）が3～7日と長期にわたって続き，咽頭発赤と結膜充血を認める。結膜充血は初期からみられる場合と，数日後に出現する場合とがある。潜伏期間は5～7日[1]。夏に多いといわれるが，実際は1年中みられる。

表 アデノウイルスの種と病原性および型

種	疾患	型
A	感染性胃腸炎	12, 31
B1	急性呼吸器疾患（咽頭炎・肺炎, 咽頭結膜熱など）	3, 7, 21
B2	出血性膀胱炎, 急性呼吸器疾患	11, 14, 34, 35, 55
C	急性呼吸器疾患（咽頭炎, 扁桃炎など）	1, 2, 5, 6, 57
D	流行性角結膜炎	8, 9, 10, 13, 15, 33, 37, 46, 51, 53, 54, 56, 64 (19a*), 85
E	急性呼吸器疾患, 流行性角結膜炎	4
F	感染性胃腸炎	40, 41
G	感染性胃腸炎	52

＊：近年遺伝子解析によって19型の中で流行性角結膜炎と関連する19a型が64型の新型として変更された（Zhou X, et al. 2012）。
注1：B種はB1およびB2に細分化されることもある。
注2：2008年から2020年までに日本において同定された型と, 主要型を表に示した。

〔国立感染症研究所感染症疫学センター地方衛生研究所：
咽頭結膜熱・流行性角結膜炎 検査・診断マニュアル（第4版）令和5年1月. P3, 2023より〕

診断と治療

診断

プール熱は, わが国の感染症法で「5類感染症」に指定されており, 指定された小児科定点医療機関は週単位での報告が必要な感染症である。感染症法に基づく医師の届出における定義では,「発熱・咽頭炎および結膜炎を主症状とする急性のウイルス感染症で, 必要な臨床症状として, **ア**発熱, **イ**咽頭発赤, **ウ**結膜充血 ── のすべてを満たす」と定められている。

しかし実際には, アデノウイルス迅速抗原検査が陽性であることも診断の必要条件であると考えられる。

ⓐ：感染症の予防及び感染症の患者に対する医療に関する法律

1 結膜充血の有無が決めて

感染症法にもあるように，結膜充血がみられない場合は，プール熱または咽頭結膜熱とは呼ばず，「アデノウイルス咽頭扁桃炎」と診断される。ただ前述の通り，両者にはウイルス型の差はなく，臨床症状も結膜炎の有無以外の差がないので，ほぼ同一疾患と考えるべきである。

2 アデノウイルス迅速抗原検査

咽頭発赤と結膜充血などの特徴的な症状に加え，咽頭ぬぐい液や鼻腔ぬぐい液を用いたアデノウイルス迅速抗原検査によって5分程度で診断できる。一方で，長引く発熱から経過中に血液検査を受けることもあるが，アデノウイルス感染症ではCRP（C-reactive protein，C反応性蛋白）が4mg/dL以上（通常のウイルス感染症では1.0〜2.0mg/dL）に上昇していることが多いため，細菌感染症の合併を疑われるケースもある。

治療と対応

1 治療

特異的な治療法はない。対症療法の解熱鎮痛薬は発熱による機嫌不良や咽頭の痛みを和らげ，食事や休養に有効である。

2 症状が消退した2日後まで出席停止

発熱，咽頭炎，結膜炎の主要症状が消退した2日後まで出席停止となる。実際は解熱後2日後までが出席停止期間となるだろう。つまり，解熱から3日後に登園・登校を許可することになる。具体的には，7月1日に解熱した場合，7月3日まで登園・登校は禁止で，7月4日から許可される。

登園・登校の指針については，『保育所における感染症対策ガイドライン（2018年改訂版）』および『学校において予防すべき感染症の解説』に記載されている。「扁桃腺炎のみのアデノウイルス感染児に対する出席停止指導」[2]も一読してほしい。予防接種はない。

3 類似疾患のアデノウイルス咽頭扁桃炎について

結膜炎が伴わないアデノウイルス咽頭扁桃炎については，出席停止は必須ではない。しかし，結膜炎を伴わないアデノウイルス感染症が，プール熱よりも感染拡大しにくいというエビデンスはない。登園・登校許可については咽頭結

膜熱に準じるか，解熱後速やかに登校・登園が許可されるのかは，学校・保育園と相談が必要である。

 保護者に伝えてほしいこと

自宅での注意点

1 食事のポイント
食事・水分をしっかりとって，たっぷり休養することで治る。痛みが生じにくい食べ物として，プリン，ゼリー，うどん，パン粥，豆腐など軟らかくて喉ごしがよいものをお勧めする。

2 入浴
児が比較的元気であれば風呂に入ってよい。汗を流し，体を清潔にすることは，皮膚の痒みを減らし，十分な休息に役立つ。入浴30分前に解熱薬を使うことで，入浴のストレスを低下できたという報告もある[3]。

3 再受診勧奨
発熱期間が3〜7日と長期であり，水分摂取量の低下から経過中に脱水を認めることもある。診断がついていても，発熱4日目を目安に全身状態の再評価目的で受診を促す。

罹患中にしてほしくないこと

1 酸っぱいもの，辛いもの，熱いものを避ける
のどを刺激し，飲食を妨げる可能性がある。

2 感染予防
プール熱にしろ，アデノウイルス咽頭扁桃炎にしろ，いずれの疾患においてもウイルスは唾液や鼻汁中に2週間程度排泄されるので，手洗いの励行が大切である。

第1章 処方箋が来たらどうする？ 子どもの病気×よくある処方

📖 引用文献

1) Kliegman RM, 他：ネルソン小児科学 原著第19版（衛藤義勝・監訳）．エルゼビア・ジャパン，pp1325-1327，2015
2) 木下典子，他：扁桃腺炎のみのアデノウイルス感染児に対する出席停止指導．日本医事新報，4771：64-65，2015
3) 横山美貴：治療総論；発熱しているときは入浴しないほうがよいのですか．小児内科，43（増）：391-392，2011

📖 参考文献

・厚生労働省：感染症法に基づく医師の届出のお願い（https://www.mhlw.go.jp/stf/seisakunitsuite/bunya/kenkou_iryou/kenkou/kekkaku-kansenshou/kekkaku-kansenshou11/01.html）
・こども家庭庁：保育所における感染症対策ガイドライン（2018年改訂版）．2023（https://www.cfa.go.jp/assets/contents/node/basic_page/field_ref_resources/e4b817c9-5282-4ccc-b0d5-ce15d7b5018c/c60bb9fc/20230720_policies_hoiku_25.pdf）
・日本学校保健会：学校において予防すべき感染症の解説，2018（https://www.gakkohoken.jp/book/ebook/ebook_H290100/index_h5.html#1）

〈岡本 光宏〉

流行性感染症

17 結膜炎

> **治療のポイント**
> □ 原因は細菌，ウイルス，アレルギー。
> □ 細菌性は抗菌点眼剤，アレルギー性は抗ヒスタミン点眼剤やステロイド点眼剤で治療する。
> □ ウイルス性結膜炎は出席停止。

結膜炎の病態と原因

病態と症状

　細菌，ウイルス，アレルギーによる結膜の炎症である。いずれも眼脂（目やに）や結膜充血（図），流涙などの症状を生じる。

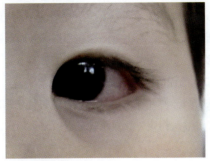

図　結膜炎

1 細菌性結膜炎

細菌性の結膜炎は，不衛生な手で目を擦ることで細菌が結膜に侵入し，感染が成立する。目をこする背景に，アトピー性皮膚炎やアレルギー性結膜炎，睫毛内反症がある場合がある。起炎菌は黄色ブドウ球菌であることが多い。クラミジアや淋菌が原因であることは小児（新生児を除く）ではまれである。片側性であることが多い。6歳以下に多く，抗菌点眼剤によく反応する[1]。

2 ウイルス性結膜炎

ウイルス性結膜炎は，アデノウイルスによる流行性角結膜炎やプール熱（咽頭結膜熱），エンテロウイルスによる急性出血性結膜炎が代表的である。細菌性に比べて症状や感染力が強く，完治には1週間（流行性角結膜炎では2〜3週間）を要する。両側性であることが多い。

3 アレルギー性結膜炎

アレルギー性結膜炎はハウスダスト，ダニやスギなどの花粉に対するアレルギーとして結膜炎症状が出る。通常は3歳以上でみられ，両側性である。

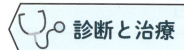

診断と治療

診断

1 細菌性結膜炎

細菌性結膜炎の診断・治療ガイドラインや診断基準はない。結膜濾胞がないことや片側性であることなどは診断の手がかりになる。抗菌点眼剤の有効性など臨床経過から診断されることもあり，発症初期の診断は難しい。

2 ウイルス性結膜炎

① アデノウイルスによる流行性角結膜炎

わが国の感染症法[a]では，ウイルス性結膜炎は流行性角結膜炎として「5類感染症」に指定されており，指定された眼科定点医療機関による報告が必要な感

---

[a]：感染症の予防及び感染症の患者に対する医療に関する法律

染症となっている。アデノウイルスD種の8，37，53，54，56，64/19a*型などによる眼感染症で（第1章16　表参照），感染症法に基づく医師の届出における定義では，急性濾胞性結膜炎があり，検査所見として結膜ぬぐい液などにアデノウイルスが存在し，①家族に流行性角結膜炎の患者がいる，②耳前リンパ節腫脹・圧痛がある，③多発性角膜上皮下浸潤がある，④偽膜あるいは多数の結膜出血点がある——ことと定められている。

②急性出血性結膜炎

流行性角結膜炎と同様に急性出血性結膜炎も眼科医による報告が必要な感染症で，感染症法における定義では，エンテロウイルス70型またはコクサッキーウイルスA24変異型による急性結膜炎で，必須臨床症状として，ア急性濾胞性結膜炎，イ眼脂，眼痛，異物感などを伴う眼瞼腫脹，ウ結膜下出血——のうち2つ以上を認めると定められている。

3 アレルギー性結膜炎

アレルギー性結膜炎については，『アレルギー性結膜疾患診療ガイドライン第3版』がある。

● 治療

1 細菌性結膜炎

抗菌点眼剤を投与する。

2 ウイルス性結膜炎

ウイルス性結膜炎に対する特異的な治療はない。流行性角結膜炎では，対症療法的に抗炎症薬やステロイド点眼剤を投与する。急性出血性結膜炎では，二次感染を防ぐ目的で抗菌薬などが投与されることがある。

3 アレルギー性結膜炎

抗ヒスタミン点眼剤と，重症度によってはステロイド点眼剤を投与する。

● 治療後

細菌性結膜炎，アレルギー性結膜炎では出席停止は不要である。

流行性角結膜炎および急性出血性結膜炎は，医師が感染の恐れがないと判断するまで出席は停止となる。だが，症状軽快後もウイルスは2週間以上排出さ

れ，場合によっては数カ月に及ぶこともある．現実的には，症状が改善すれば登園・登校は許可され，手洗いを励行することで感染拡大を防止することに努める．

登園・登校の指針については，『保育所における感染症対策ガイドライン（2018年改訂版）』および『学校において予防すべき感染症の解説』に記載されている．

 保護者に伝えてほしいこと

自宅での注意点

１ 感染対策
原因が細菌性またはウイルス性であっても，二次感染を防ぐことは重要である．ウイルス性結膜炎では，感染拡大を防止するため，目を触ったあとは手を洗うことが大切であると伝える．

２ 眼脂のふき取り
眼脂に対しては，清潔なガーゼで目頭から目尻に向かって優しく拭き取る．

罹患中にしてほしくないこと

ウイルス性結膜炎ではタオルの共用を避ける
患児の入浴自体は問題ない．だが，家族内での感染を防ぐために，ウイルス性結膜炎ではタオルは共用しないように指導する．

引用文献
1) Kliegman RM, 他：ネルソン小児科学 原著第19版（衛藤義勝・監訳）．エルゼビア・ジャパン，pp2516-2520, 2015

参考文献
・厚生労働省：感染症法に基づく医師の届出のお願い（https://www.mhlw.go.jp/stf/seisakunitsuite/bunya/kenkou_iryou/kenkou/kekkaku-kansenshou/kekkaku-

kansenshou11/01.html)
・こども家庭庁：保育所における感染症対策ガイドライン（2018年改訂版）．2023（https://www.cfa.go.jp/assets/contents/node/basic_page/field_ref_resources/e4b817c9-5282-4ccc-b0d5-ce15d7b5018c/c60bb9fc/20230720_policies_hoiku_25.pdf）
・日本学校保健会：学校において予防すべき感染症の解説，2018（https://www.gakkohoken.jp/book/ebook/ebook_H290100/index_h5.html#1）

（岡本　光宏）

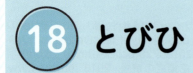

18 とびひ　　流行性感染症

治療のポイント

□ 治療の基本は抗菌外用剤。
□ 主に黄色ブドウ球菌による皮膚の感染症。
□ 出席停止は不要だが，完治するまでプールは禁止。

とびひの病態と原因

1 原因と好発期

　黄色ブドウ球菌による皮膚の感染症である。正確には「伝染性膿痂疹」という。本疾患の 25％がメチシリン耐性黄色ブドウ球菌（methicillin‐resistant Staphylococcus aureus：MRSA）に起因する[1]。溶連菌（溶血性連鎖球菌）も原因菌となりうるが，わが国では溶連菌による膿痂疹は極めてまれである[1]。2～5歳に多いが，それ以上の年齢でもみられる。

2 症状

　典型的な経過は，虫刺されや汗疹，アトピー性皮膚炎，水疱瘡が背景にあって，皮膚を掻き破ることで，皮内に黄色ブドウ球菌が侵入し，感染が成立する。鼻前庭（いわゆる鼻の下）は細菌の温床であり，ここからとびひが始まるケースが多い[2]（図）。「とびひ」は名前の由来の通り，水疱が飛び火したように一気に拡がることがある。痒みを伴い，水疱を掻き破った指で他の場所を掻くことで，全身に拡大する。とびひは，暖かく，湿度の高い環境で起こりやすく，人が密集していると，容易に感染が拡大する。

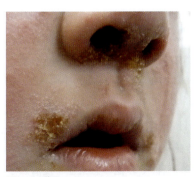 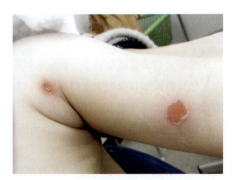

図　とびひ

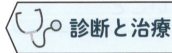

診断と治療

診断や治療に関するガイドラインはない。

1 外用剤での治療

UpTodate®やコクランレビューでは治療として抗菌外用剤が推奨され、フシジン酸外用薬（フシジンレオ®）、ムピロシン（バクトロバン®）、オゼノキサシン（ゼビアックス®）についての記載がある[3), 4)]。ナジフロキサシン（アクアチム®など）については推奨薬としての記載がないが、わが国では保険適用される。

2 経口剤での治療

抗菌薬について、コクランレビューでは「広範囲なとびひに対して、抗菌経口剤が抗菌外用剤よりも優れているかどうかは不明である」[4)]と記載されている。「小児感染症のトリセツREMAKE」[5)]では、「蜂窩織炎、毛嚢炎、皮下膿瘍、化膿性リンパ節炎を合併したときや、病変数が多いとき、アウトブレイクしているときは、経口抗菌薬を使用する」とある[5)]。

治療後

出席停止の必要はないが，炎症症状の強い場合や，化膿した部位が広い場合は，傷に直接触れないよう指導する。集団生活の場では感染予防のため病巣を有効な方法で覆うなどの注意が必要。

登園・登校の指針については，『保育所における感染症対策ガイドライン（2018年改訂版）』および『学校において予防すべき感染症の解説』に記載されている。

プールの基準については，『学校感染症 第三種 その他の感染症：皮膚の学校感染症とプールに関する日本臨床皮膚科医会・日本小児皮膚科学会・日本皮膚科学会の統一見解』を参照してほしい。

保護者に伝えてほしいこと

自宅での注意点

1 患部の保護

とにかく患部を清潔に保つ。泡立てた石鹸で優しく洗い，外用剤を塗布する。患児の爪を短く切りそろえておくことで，皮膚を掻き破らないようにする。感染している部分を絆創膏や包帯で覆うことも搔破予防になる。

2 家庭での感染対策

石鹸と水でこまめに手を洗い，できないときはアルコール消毒を使用する。タオルやシーツをこまめに洗う。鼻をかんだ後は，必ず手を洗うよう指導する。

罹患中にしてほしくないこと

1 タオルを共用しない

入浴自体は問題ない。だが，家族内感染を防ぐために，とびひではタオルは共用しないようにする。衣類やヘアゴムも共有しないようにする。

2 出席停止の必要はない

出席停止の必要はないが，集団生活の場では感染予防のため，ガーゼと防水

テープや，絆創膏で患部を覆うよう指導する。
❸完治するまでプールは禁止
　プールの水で感染することはないが，触れることで症状を悪化させ，接触によって他者に感染させる可能性があるため，プールや水泳は治るまで禁止である。

📖 引用文献

1) 古村　速，他：小児の伝染性膿痂疹の細菌学的，臨症的検討．小児感染免疫，19(4):405-412，2007
2) 日野治子：伝染性膿痂疹．小児科臨床ピクシス；7 アトピー性皮膚炎と皮膚疾患，中山書店，pp140-141，2009
3) Wolters Kluwer: UpToDate® (https://www.uptodate.com/contents/search)
4) Cochrane: Cochrane Review; Cochrane Library. (https://www.cochranelibrary.com/cdsr/reviews)
5) 伊藤健太：小児感染症のトリセツ REMAKE（笠井正志・監）．金原出版，pp341-343，2019

📖 参考文献

・こども家庭庁：保育所における感染症対策ガイドライン（2018 年改訂版）．2023（https://www.cfa.go.jp/assets/contents/node/basic_page/field_ref_resources/e4b817c9-5282-4ccc-b0d5-ce15d7b5018c/c60bb9fc/20230720_policies_hoiku_25.pdf）
・日本学校保健会：学校において予防すべき感染症の解説．2018（https://www.gakkohoken.jp/book/ebook/ebook_H290100/index_h5.html#1）
・日本臨床皮膚科医会，他：学校感染症 第三種 その他の感染症：皮膚の学校感染症とプールに関する日本臨床皮膚科医会・日本小児皮膚科学会・日本皮膚科学会の統一見解．2015（https://www.dermatol.or.jp/modules/publicnews/index.php?content_id=5）

（岡本　光宏）

19 てんかん

 治療のポイント

□ 小児のけいれんで最も多いのは熱性けいれんである。
□ 熱性けいれんとてんかんは異なる。
□ てんかんも種類によって臨床像や予後は異なる。
□ けいれん時，観察者が症状を記憶もしくは記録することが必要である。

 ## てんかんの病態と原因

● 熱性けいれんとてんかん

　子どもの約10％はけいれんを経験するが，そのほとんどが「熱性けいれん」[1]と呼ばれる発熱時に脳の未熟性に伴い生じるけいれんで，これは成長とともに生じなくなる。しかしそれとは別に，「てんかん」を基礎にもつ子どもも，発熱によりけいれんすることがあるので注意が必要である。
　通常，発熱時のみにけいれんする場合，その頻度が多くても，1回の時間が長くても「熱性けいれん」であることが多いが，平熱でもけいれんを繰り返す場合は，「てんかん」[2]を鑑別する必要がある。

● てんかんの種類とそれぞれの原因

　「てんかん」とは，種々の原因によって生じた興奮しやすい脳神経がもとでけいれんを生じるもので，単一疾患ではない。子どもでも20種類以上の「て

んかん」があり，それらの発症時期，けいれんの形（発作型），検査で得られる可能性のある情報，治療法，予後はすべて異なる。

「てんかん」とひとくくりにするのでなく，「何のてんかん」かを知ることは重要である。本稿では，複数あるなかで重要な「てんかん」[3)-4)]について解説する。

1 自然終息性（良性）乳児てんかん

発達に問題のない子が乳児期に発症する。家族歴のあることもある。焦点性発作（部分発作）から全身性けいれんに至ることもある。間欠期脳波検査で診断できることもできないこともある。頭部MRI検査では異常はみられない。数年で治療を終了できることが多い。

2 West症候群

乳児期に発症する。抱っこしている状態で頭が「かくん」と垂れるけいれんで，寝ている状態ではびっくりしたように一瞬手を広げる。これを1日に何回か群発し，点頭てんかんともよぶ。発作時でない間欠期の脳波検査でも診断可能である。副腎皮質刺激（adrenocorticotropic：ACTH）ホルモン注射での治療などが必要となることもあり，その後の精神運動発達に影響が及ぶことも少なくない。

3 Lennox-Gastaut症候群

3〜8歳頃に発症することが多く，点頭てんかんに続発することがある。強直発作，脱力発作，非定型欠神，ミオクロニー発作，強直間代発作，焦点発作など，いろいろな種類の発作が生じる可能性があり，間欠期脳波検査で診断可能である。抗けいれん薬でも十分に抑制できない場合がある。

4 症候性てんかん

先天性に大脳の構造異常がある場合や，出生後に低酸素など何らかの原因で生じた脳障害が原因となることが多い。精神運動発達遅滞のある子どもがけいれんした場合はこの可能性がある。大脳の障害部位によりけいれんの形はさまざまとなる。脳波検査や頭部MRI検査で診断がなされ，抗けいれん薬でも十分に抑制できない場合がある。なお，現在は構造的，感染性，代謝性，免疫性など病因で分けてよぶことが増えている。

5 Dravet症候群

遺伝的素因の強いてんかんで，長い時間続くけいれんを繰り返し起こす．発熱により，けいれんが誘発されるため，入浴や点滅する光を見ることで生じやすい．抗けいれん薬でも抑制することが難しいため，精神運動発達の遅れを来す．けいれん時以外に脳波検査で異常が出ることは少なく，頭部MRI検査では異常はみられない．特殊な研究機関の一部で遺伝子検査が行われているが，通常は症状と経過で診断することが多い．

6 Panayiotopoulos症候群

幼児期に生じやすく嘔吐を伴う．脳波検査で異常をとらえることが可能だが，頭部MRI検査では異常はみられない．抗けいれん薬で改善することが多く，数年で治療を終了できることが多い．

7 素因性てんかん熱性けいれんプラス

熱性けいれんの反復を起こすてんかん．ただし無熱性けいれんも伴う．熱性けいれんの家族歴のあることが多い．間欠期脳波は通常正常である．頭部MRI検査では異常はみられない．抗けいれん薬にて発作が抑制されることが多い．

8 Gastaut型小児後頭葉てんかん

正常発達の学童に好発することが多く，意識消失，全般化することもある．発作後に頭痛を伴うことが多い．脳波検査で診断が可能で，頭部MRI検査では異常はみられない．抗けいれん薬にて発作が抑制されることが多い．

9 中心側頭部に棘波をもつ小児てんかん

正常発達の学童期以降の小児に発症することが多く，入眠期や明け方に生じやすい．ぼーっとして，口をもぐもぐさせることが初期症状で，その後に半身けいれんから全身けいれんに至ることもある．脳波検査で診断が可能で，頭部MRI検査では異常はみられない．繰り返す場合は抗けいれん薬を投与し，数年で治療を終了できることが多い．

10 小児欠神てんかん

正常発達の学童期以降の女児に発症することが多く，数秒間，意識が飛ぶけいれんを起こす．周囲も気づかないことが多く，本人は「歩いている人がワープした」と訴えることもある．脳波検査で診断は可能で，頭部MRI検査では異常はみられない．抗けいれん薬を投与し，数年で治療を終了できることも多い．

11 若年ミオクロニーてんかん

　正常発達の思春期小児に発症することが多く，寝不足の朝にピクッとなることや，転倒して全身けいれんに至ることもある．けいれん時以外の脳波検査では異常をとらえることが難しく，頭部 MRI 検査では異常はみられない．抗けいれん薬で抑制することは可能だが，治療を終了することは難しく，怠薬にて突然死に至ることもある．

保護者に伝えてほしいこと

● けいれん時にどのような状態であるかを観察して伝えてほしい

　前述のように「てんかん」の種類により，発症時期，けいれんの形，検査で得られる情報，治療法，予後は異なる．そのため，どのようなけいれんであったかを観察者が説明できるか否かが診断に大きく影響する．

● 発作時の対応

　けいれん時の対応として，舌をかまないよう口に物を入れるのはかえって窒息するなど危険なうえ，けいれんしている体をおさえつけてもけいれんは止まらないので，それよりは，周囲に危険なものがないところで横にさせる．そのうえで，けいれんの症状を観察しておく，もしくはスマートフォンなどで動画として保存しながら救急車を呼び，医療機関に動画を提示することが望ましい．

引用文献

1) Sheffer IE, et al : ILAE classification of the epilepsies: Position paper of the ILAE Commission for Classification and Terminology. Epilepsia, 58 (4) : 512-521, 2017
2) 「てんかん診療ガイドライン」作成委員会・編：てんかん診療ガイドライン 2018（日本神経学会・監）．医学書院，2018
3) 高橋孝雄，他・編：標準小児科学第 9 版（原寿郎・監）．医学書院，2022
4) Edit by Bureau M et al: Epileptic syndromes in infancy, childhood and adolescence 5th edition. John Libbey & Company, 2012

（是松　聖悟）

第1章 処方箋が来たらどうする？ 子どもの病気×よくある処方

20 てんかんの処方箋を受け取ったら

てんかん

フォローアップのポイント

□ 第二世代の抗てんかん薬は年齢制限，単剤での適応がない場合がある。
□ てんかんの発作型には全般性と部分てんかんがあり使用する薬剤が異なる。
□ 女児の場合は将来の妊娠のことも考慮する必要がある。
□ CYP阻害作用のあるマクロライド系抗菌薬や柑橘類，またはバルプロ酸とカルバペネム系抗菌薬との相互作用に注意。
□ 副作用は眠気が最も発症しやすいが，薬疹の発症頻度も高いので薬疹の既往がある場合は特に注意を払う。
□ 受験期など生活環境の変化とアドヒアランスに注意する。

処方箋が来たときの考え方

症例

女児　15歳　体重53kg

▶ Rx
　1）ペランパネル錠4mg　1回2錠　　1日1回　就寝前服用　28日分

処方箋と受付時の患児と保護者の様子を確認

1 処方箋と薬歴からわかること

本症例は以前よりてんかんの処方箋を持って来局しており、ペランパネルに処方変更してから、今回久しぶりの増量である。薬歴からわかる現在までの経緯は以下の通りである。

> **薬歴**
>
> **8歳～前回来局まで**
>
> 1歳の時に初めて熱性けいれんを起こし、その後も数回熱性けいれんを起こす。
>
> 8歳時に小学校で急に意識が消失し、けいれん発作と診断され入院となる。1カ月後、レストランで昼食をとっていたときに急に立ち上がり、隣のテーブルのお客さんの所に行ってボーっと立っていた。以上の経緯より、典型的な「側頭葉てんかん（複雑部分てんかん）」と診断され、カルバマゼピン細粒が処方される。その後、カルバマゼピンを増量してもてんかん発作が治まらないため、クロバザム細粒が追加となり、落ち着いた。
>
> しかし、中学に上がるとまた発作が出るようになり、抗てんかん薬が変更となり、現在の処方に落ち着く。
>
> ▶前回処方：ペランパネル錠2mg　1回3錠
> 　　　　　　1日1回　就寝前服用　28日分

2 患者の来局時の様子

前回同様、母親と来局。しかし、薬局で待つのを嫌がり、車でスマートフォンを使って遊んでいる。服薬指導は母親に行う。

てんかんの薬物療法

1 抗てんかん薬の注意点

抗てんかん薬には大きく分けて、第一世代と第二世代がある。2006年以前

の抗てんかん薬は第一世代，2006年以降の抗てんかん薬は第二世代と分類されている（表1）。

ここで注意するのは，特に第二世代の抗てんかん薬において，年齢制限のある薬剤や，単剤では使用できない薬剤があることである。

例えば，本症例に用いられたペランパネルは，強直間代発作（後述）に対しては単剤での使用が認められておらず，原則併用療法で，適応年齢も12歳以上である。一方で，部分発作に対しては，2020年に単剤療法が承認され，同時に4歳以上での部分発作への単剤療法も追加承認されている。

このように，適応や用法が追加承認されることもあるので，新規てんかん患者だけでなく，長年来局しているてんかん患者でも，処方箋を受け取ったら，まず，添付文書による効能・効果，用法・用量のチェックが必須である。

2 先発医薬品⇔後発医薬品への変更

先発医薬品と後発医薬品は，有効成分の血中濃度の推移の同等性のみが確認されており，効果の同等性は必ずしも証明はされていない。

発作がコントロールできている患児では薬が急に変わると，予期せぬ発作の再発や副作用を生じることがある。そのため，『てんかん診療ガイドライン2018』（以下，GL）でも発作が抑制されている患児では，後発医薬品への切り替えは推奨されておらず，また後発医薬品同士の切り替えも避けた方がよいと記載されている[1]。当然であるが後発医薬品から先発医薬品の変更も控えるべきである。

3 アトピー，花粉症，喘息などのアレルギー疾患を持っている患児は注意！

GLでは，てんかんの閾値を下げる薬物として，抗うつ薬（イミプラミン，マプロチニン），抗精神病薬（クロルプロマジン），抗がん薬（メトトレキサート，ビンクリスチン），メチルフェニデートなどを挙げている。そのなかで特に小児で注意が必要なのは抗ヒスタミン薬である。

中枢移行性の高い抗ヒスタミン薬は眠気が問題となると同時に，小児ではけいれん閾値を下げる。抗ヒスタミン薬がけいれんを誘発する機序は，脳内において，けいれん抑制的に作用するヒスタミン神経系の機能を阻害することによる。抗ヒスタミン薬は小児科だけでなく耳鼻科や皮膚科でも処方されるので，他の薬局でも調剤される可能性があり，保護者に注意するだけでなく，お薬手

表1 主な抗てんかん薬の種類（配合剤を除く）

分類	一般名	主な商品名	小児適応	剤形	単剤療法可否
第1世代	アセチルフェネトライド	クランポール®	○*1	錠，末	○
	エトスクシミド	エピレオプチマル®，ザロンチン®	○	散，シロップ	○
	エトトイン	アクセノン®	○	末	○
	カルバマゼピン	テグレトール®	○	錠，細粒	○
	クロナゼパム	ランドセン®，リボトリール®	○*2	錠，細粒	○
	クロバザム	マイスタン®	○*3	錠，細粒	×
	ジアゼパム*4	ダイアップ®	○*2	坐剤	○
	スルチアム	オスポロット®	△	錠	○
	ゾニサミド*4	エクセグラン®	○*5	錠，散	○
	バルプロ酸ナトリウム	セレニカ®，デパケン®	△*2	錠，徐放錠，細粒，徐放顆粒，シロップ	○
	フェニトイン	アレビアチン®，ヒダントール®	○	錠，散	○
	フェノバルビタール	フェノバール®	△*1	錠，散，原末，エリキシル，注	○
	フェノバルビタールナトリウム	ルピアール®，ワコビタール®，ノーベルバール®	○	坐剤，注	○
	プリミドン	プリミドン	○	錠，細粒	○
	ホスフェニトインナトリウム水和物	ホストイン®	2歳以上	注	○
第2世代	ガバペンチン	ガバペン®	3歳以上	錠，シロップ	×
	スチリペントール	ディアコミット®	1歳以上	ドライシロップ，カプセル	×
	トピラマート	トピナ®	2歳以上	錠，細粒	×
	ビガバトリン	サブリル®	4週以上*2	散	○
	ペランパネル水和物	フィコンパ®	4歳以上*6	錠，細粒，注	△
	ラコサミド	ビムパット®	4歳以上	錠，ドライシロップ，注	△
	ラモトリギン	ラミクタール®	○*7	錠	△
	ルフィナミド	イノベロン®	4歳以上	錠	×
	レベチラセタム	イーケプラ®	6カ月以上*8	錠，ドライシロップ	△

小児適応；○：適応あり，△：小児薬用量記載なし　　単剤療法可否；○：可，△：一部可，×：不可
＊1：小児等を対象とした臨床試験を実施していない
＊2：低体重児，新生児への安全性は未確立
＊3：新生児，乳児への安全性は未確立
＊4：てんかんの適用のない製剤あり
＊5：1歳未満の安全性は未確立
＊6：併用療法（強直間代発作）は12歳以上
＊7：2歳未満の安全性は未確立
＊8：併用療法（強直間代発作）は4歳以上

帳の表紙に「○○（抗てんかん薬）服用中」と記載し，注意喚起することも必要である．

抗てんかん薬の相互作用

1 抗てんかん薬同士の相互作用

ガバペンチンやビガバトリンは腎排泄型だが，その他の抗てんかん薬のほとんどが肝代謝型である．相互作用については，これを踏まえて考える必要がある．

カルバマゼピンやバルビツール酸系のフェノバルビタールやプリミドン，ならびにフェニトインは酵素誘導作用をもつため，これらと併用した場合，バルプロ酸，ラモトリギン，トピラマートなどの抗てんかん薬の血中濃度が低下する．バルプロ酸はチトクロム P450（CYP）やグルクロン酸抱合を阻害するため，併用した場合，フェノバルビタールやラモトリギンなどの抗てんかん薬の血中濃度は上昇する．ラモトリギンは主にグルクロン酸抱合で代謝され，併用薬による血中濃度の変動で重篤な薬疹が生じる恐れがあることから，併用薬の種類によって投与量が細かく設定されている．相互作用リスクがある場合の投与は少量から開始し，症状をみながら増量するのが基本になる．

2 抗てんかん薬やその他の薬剤，食品などとの相互作用

抗てんかん薬以外の併用による相互作用は多岐にわたる．本稿では，小児で特に注意する併用について述べる．

① マクロライド系抗菌薬

クラリスロマイシン，エリスロマイシンなど 14 員環のマクロライド系抗菌薬は CYP による薬物代謝を抑制するため，CYP で代謝されるバルプロ酸，カルバマゼピン，クロバザム，スチリペントール，ペランパネルは併用により血中濃度が上昇する．特にカルバマゼピンとマクロライド系抗菌薬の相互作用については，最大 4 倍まで血中濃度が上昇したとの報告があり[2]，血中濃度上昇により，めまい，ふらつき，強い眠気を生じる．

② カルバペネム系抗菌薬

バルプロ酸服用中のてんかん患児にカルバペネム系抗菌薬を投与すると，バルプロ酸の血中濃度は 24 時間以内に 40 〜 60％まで低下するために，てんかん発作が再発することがある[3]．カルバペネム系抗菌薬はほとんどが注射剤で

あり，薬局で遭遇することは少ないが，経口のテビペネム ピボキシル細粒は処方されることがあり注意が必要である。

③食品—柑橘類

　CYPを阻害する食品として柑橘類が知られている。なかでもグレープフルーツは，含有するフラノクマリン類のベルガモチンなどがCYP3A4やP-糖蛋白を強力に阻害し，その作用は3～7日間持続することがあるため，抗てんかん薬を服用する患児では，ジュースも含め摂取を避けるべきである。また，CYPの阻害物質はスウィーティー，ブンタン，ハッサク，晩白柚，ダイダイなど，さまざまな柑橘類に含まれているため，これらの物質をほとんど含まない温州ミカン，レモン，オレンジ以外の摂取は控えるように指導する。なお，フラノクマリン類は柑橘類の果皮には最も多く存在するので果皮ごと搾るジュースや果皮を使うマーマレードジャムは注意が必要である[4]。特に，安全と書いたオレンジなどの果皮にも存在するので，マーマレードジャムはすべて摂取を控えるべきである。

抗てんかん薬は味にも注意

　本症例は，15歳で錠剤が処方されているため考慮の必要はないが，低年齢の患児では，抗てんかん薬の味に注意が必要である。患児によっては，てんかんが慢性化（難治化）するため，抗てんかん薬を長期で飲み続けなくてはならない。一般的に低年齢の患児ではアドヒアランスの維持は困難なうえ，散剤やドライシロップなど薬の味によっても左右される。しかも，ほとんどの抗てんかん薬は味が良くない[5]（表2）。美味しくない薬を飲まされることは患児にとってはつらく，アドヒアランスの著しい低下につながるため，個々の患児に合わせた指導が必要となる。

　例えば，テグレトール®（カルバマゼピン）はインタビューフォームを読むと「味は初めないが，後にわずかに苦い」と記載されている。実際になめてみると，甘味はなく少し苦いが，なめた後で舌が痺れた感覚になる（表2）。そこで，アイスクリームと混ぜたところ，意外にも味が消えていた。また，飲料のポカリスエットに混ぜてみたが，やはり味はマスクされ，飲みやすくなった。テグレトール®は食品との相性は良く，混ぜると飲みやすくなるようである。

第1章 処方箋が来たらどうする？ 子どもの病気×よくある処方

食べ物に混ぜなくても，処方箋で単シロップを追加するだけでもアドヒアランスが上がる。テグレトール®細粒は甘味が一切ないので，単シロップのような矯味剤を添加すれば飲みやすくなる。特に，1歳前後の患児ではアイスクリー

表2 各種抗てんかん薬の味（筆者の感想）

一般名	商品名	味見の結果	添付文書，インタビューフォームの記載
エトスクシミド	ザロンチン®シロップ	ちょっときつい味。苦くはないが独特の味で，子どもが服薬を嫌がりそうな味	芳香。においはないか，またはわずかに特異なにおいがある。
カルバマゼピン	テグレトール®細粒	甘味はなく，あとから少し苦い程度	においはなく，味は初めないが，後にわずかに苦い。
クロナゼパム	リボトリール®細粒	口に入れるとすぐ溶ける。ほんのり甘く，まったく苦味なし	記載なし
クロバザム	マイスタン®細粒	最初はほのかに甘い程度。あとから若干苦くなるが，気になるほどではない	記載なし
ゾニサミド	エクセグラン®散	なめてすぐ苦みがわかる。それから全体に広がる苦味。10剤のなかで最も苦い	においはなく，味は初めないが，後にわずかに苦い。
ニトラゼパム	ベンザリン®細粒	意外とシンプルな甘さ（砂糖っぽい）。若干苦い感じがする	においはない
バルプロ酸	デパケン®シロップ	甘い，ミントの香り；ミントのにおいが嫌いな子どもは嫌がりそう	特異なにおいがあり，味はわずかに苦い。メントール様の特異な味
バルプロ酸	デパケン®細粒	甘味はないが，苦みもない。独特の味が少しする；ふすまのような感じ	特異なにおいがあり，味はわずかに苦い。甘味
バルプロ酸	セレニカ®R細粒	味は甘くなく，あとからちょっとだけ，気にならない程度に苦い（かんでみた結果）	なし
レベチラセタム	イーケプラ®ドライシロップ	原薬が苦いので甘味を強くしている。しかし，その甘味以上に苦味が強いので，舐めた後，しばらく苦みを感じる	記載なし

（松本康弘：抗てんかん薬はどんな味．極める小児の服薬指導，pp174-177，日経BP社，2018を参考に作成）

ムなどはまだ食べさせないので、単シロップを追加してもらうよう、医師に提案することも必要である。

 なにを聞く？

処方監査に必要な情報の収集

1 処方量の増量
本症例では、ペランパネルに処方変更されてから久しぶりの増量である。今まで、発作のコントロールができていなかったのか、改めて確認する必要がある。

- ペランパネル

前述の通り、本剤は部分発作には単剤療法で使用することができる。開始用量は1回2mgを1日1回就寝前の服用である。増量は2週間以上あけて2mgずつ漸増。最高用量は1日8mgまでである。

本症例は、側頭葉てんかんと診断され、複雑部分発作を繰り返している。ペランパネルに処方変更後は安定しているので1カ月ごとの通院で様子をみており、今回は3カ月ぶりに増量となった。

2 てんかん発作の型
前述の第1章19の通り、てんかんにはさまざまなタイプがあり、治療もさまざまである。てんかんの薬物治療を理解するうえで、重要なのはてんかんの発作型である。てんかんの症状は、いわゆるてんかん発作であり、発作は部分発作と全般発作に分類される（図）。

部分発作は近年、「焦点発作」と呼ばれることが多いが、本稿では、GLに準拠して部分発作を用いる。

発作型によって使用する薬剤が異なるので、新規に来局したてんかん患者では、発作の型を服薬指導時に確認することが勧められる。

①部分発作
部分発作は、大脳皮質の一部が過剰に興奮して始まる。この過剰興奮がどの場所で起こるかによってさまざまな症状が現れる。さらに意識障害の有無で単

第1章 処方箋が来たらどうする？ 子どもの病気×よくある処方

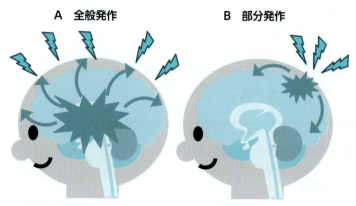

脳全体で一斉に興奮が起こる全般発作が主体　　脳の一部分から興奮が始まる部分発作が主体

※近年，部分発作は焦点発作と記載されるが，『てんかん診療ガイドライン2018』に準拠し部分発作の記載とした

図　全般発作と部分発作の成り立ち

純部分発作（意識障害がない）と複雑部分発作（意識障害がある）に分類される。GLでは成人の薬物療法に第一選択薬の選択基準が書かれている。

　部分てんかんに対する第一選択薬は従来のカルバマゼピンに加えて，ゾニサミドと第2世代の抗てんかん薬のラモトリギンやレベチラセタム，トピラマートも推奨されている。第二選択薬でも第1世代に加えて第2世代の抗てんかん薬のガバペンチン，ラコサミド，ペランパネルが加わった[2]（表3）。

　一方，部分発作でカルバマゼピンを使用して再発した場合は，ゾニサミド，ラモトリギン，レベチラセタム，クロバザム，トピラマート，バルプロ酸，ガバペンチンのなかから選ぶ（表4）。

　本症例は，側頭葉てんかんの複雑部分てんかんと診断されており，発作により意識障害を起こす可能性があるため，発作が起きないようアドヒアランスの確認などが必要となる。

②全般発作

　全般発作は，両側の大脳半球が同時に過剰興奮して起こり，症状は左右対称となり，意識は消失する。

表3 新規発症の全般てんかん・部分（焦点）てんかんの治療薬の選択

全般てんかん	全般性強直間代発作	第一選択薬	バルプロ酸が推奨される
		第二選択薬	ラモトリギン，レベチラセタム，ペランパネル，トピラマート，ゾニサミド，クロバザム，フェノバルビタール，フェニトイン
		※妊娠可能年齢女性ではバルプロ酸以外の治療を優先	
	欠神発作		バルプロ酸，エトスクシミド，次いでラモトリギンが推奨される
	ミオクロニー発作		バルプロ酸，クロナゼパム，レベチラセタム，トピラマートが推奨される
部分てんかん		第一選択薬	カルバマゼピン，ラモトリギン，レベチラセタム，次いでゾニサミド，トピラマートが推奨される
		第二選択薬	フェニトイン，バルプロ酸，クロバザム，クロナゼパム，フェノバルビタール，ガバペンチン，ラコサミド，ペランパネル

〔「てんかん診療ガイドライン」作成委員会・編：てんかん診療ガイドライン2018（日本神経学会・監）．医学書院，2018 を参考に作成〕

表4 全般発作や部分発作に最初にバルプロ酸やカルバマゼピンを使った場合，再発した場合のてんかんの治療薬の選択

てんかんの発作型			次の選択薬	捕捉
全般発作：最初にバルプロ酸	全般性強直間代発作		ラモトリギン，カルバマゼピン，オクスカルバゼピン，クロバザム，レベチラセタム，トピラマート	欠神発作やミオクロニー発作を併存しているときはカルバマゼピンやオクスカルバゼピンは発作の悪化
	欠神発作		エトスクシミド	エトスクシミドが使えないときはラモトリギンを推奨
	ミオクロニー発作	若年性ミオクロニー	レベチラセタム，ラモトリギン，トピラマート	―
		その他のてんかんに合併するミオクロニー	クロナゼパム，クロバザム	―
部分発作：最初にカルバマゼピン			ゾニサミド，ラモトリギン，レベチラセタム，クロバザム，トピラマート，バルプロ酸，ガバペンチン	

〔「てんかん診療ガイドライン」作成委員会・編：てんかん診療ガイドライン2018（日本神経学会・監）．医学書院，2018 を参考に作成〕

全般てんかんでは全般性強直間代性発作に対して第一選択薬のバルプロ酸は変わらないが，第二選択薬では第2世代のラモトリギン，レベチラセタム，トピラマート，ゾニサミド，ペランパネルが推奨された（表3）。ただ，妊娠可能な年齢の女性では「バルプロ酸以外の薬物療法を優先するように」と書かれている。

全般発作をバルプロ酸で治療し再発した場合は，全般性強直間代発作ではラモトリギン，カルバマゼピン，オクスカルバゼピン，クロバザム，レベチラセタム，トピラマートから副作用などを考慮して選ぶ（表4）。

今後の展望も重要！　女児であれば将来の出産についても考慮

1 リスクはあるものの90％で健常児の出産

前述の第1章19の通り，数年で治療が終了するてんかんと，難治化するてんかんとがある。本症例は難治化症例と考えられ，今後も治療が継続するものとして対応すべきである。また，本症例は女児で，15歳となり思春期に入っており，保護者は女児の将来を考え今後も薬物治療を続けながら，結婚，妊娠，出産──といったライフサイクルに支障はないのか，不安を抱くことも考えられる。

思春期以降のてんかん患者では，ネットなどで容易に自身の疾患や治療薬について，さまざまな情報を検索できるようになる反面，それらの情報に振り回され，自ら妊娠，出産を諦めてしまう場合がある。確かにリスクはないわけではないが，抗てんかん薬を服用する妊婦の90％は健常児を出産している。妊娠における薬物療法のリスク軽減のためのアプローチは，妊娠前から準備するため，妊娠を考える際は，あらかじめ担当医と十分に話し合い，計画的に妊娠，出産に臨む必要がある。幼児期から関わる薬局薬剤師としては，女児の成長にあわせ，保護者とも相談しながら，薬物治療に関わるアドバイスをしていく必要があると考える。

2 妊娠中の抗てんかん薬投与の3原則

妊娠中のてんかんによるけいれん発作は胎盤循環に影響し，胎児の低酸素症を引き起こすため，妊娠中も抗けいれん薬を服用し病態をコントロールする必要がある。一方で，妊婦の抗けいれん薬服用は催奇形性のリスクを伴い，先天

性異常の割合は約2～3倍上昇することが知られている[6]。しかし，抗てんかん薬による催奇形性のリスクは薬剤ごとに異なるため，同種・同効薬への変更や投与量調整などでリスクの軽減は可能である。

てんかんの薬物療法は①できるだけ単剤で，②できるだけ安全な薬を，③できるだけ少量で ── が原則となる。

①できるだけ単剤で

抗てんかん薬は使用薬剤数が増えるのに比例して，大奇形の出現率が上昇するので，妊娠を予定するのであれば，単剤療法が基本となる。

②できるだけ安全な薬を

近年の報告では，バルプロ酸は単剤療法でも多剤併用療法でも催奇形性が高いことが指摘されているため[1]，バルプロ酸の使用は最小限に抑える，もしくは使用しないことが望ましい。一方，ラモトリギンは奇形発現率が比較的低いとされ，多くの国内外のガイドラインではラモトリギンがバルプロ酸に代わり，妊娠可能年齢の女性の特発性全般てんかんにおいて第一選択薬として推奨されている。

(3) できるだけ少量で

バルプロ酸は用量依存性のため，600mg/日未満の投与量では大奇形の出現率が低くなる。もし使用するのであれば，600mg/日未満での投与が推奨される[5]。また，ラモトリギンについても，用量依存的に奇形発現率が高まることが報告されているため，最小有効用量（300mg/日）での投与が推奨される。

患者から収集できた情報

発作について確認したところ，時々発作が起こり，医師からまだ発作のコントロールが十分ではないようなので，増量すると言われたとのことだった。今のペランパネルの用量ですでに3カ月経過しているので，増量の間隔としては問題なく，前回より2mg増量した。

今回は女児が車で待っていたので，母親に女児の将来のライフサイクルについて，今後，本人にも説明したほうがよいと提案した。母親も気にはなっていたとのことで，まずは母親に説明する機会を設けることになった。

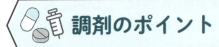

調剤のポイント

規格に注意！

　本症例では錠剤での投与であるが，小児では散剤が処方されることの多い抗てんかん薬は，医療過誤による事故が多い薬剤の一つである．かつてフェニトインの散剤（アレビアチン®）には，10倍散と97%細粒の2規格があったが，処方箋に「10倍散」と記載し忘れたため，97%細粒にて調剤され，常用量の10倍が投与されたことにより，患者が急性呼吸不全で死亡した医療事故があった．この事故をきっかけにアレビアチン®97%細粒は販売中止となった．しかし，これで抗てんかん薬に規格の異なる散剤がなくなったわけではなく，フェノバルビタールでは，原末と10倍散の2規格が存在する．処方箋を受け取った際は，規格を確認するとともに，投与量が小児用量であるかどうかを常に確認する必要がある．

成分量と製剤量に注意！

　薬剤の規格以外に，小児用製剤では成分量と製剤量の取り違えの問題がある．前出のフェノバルビタールであれば，製剤量での調剤と成分量での調剤では10倍異なるので，調剤時に間違えを推測することができる．一方，カルバマゼピン細粒は50%の濃度なので，「カルバマゼピン50%細粒　200mg」と書かれていれば，処方医が成分量として200mgを出したかったのか，それとも細粒として200mg（製剤量）を出したかったのか，薬局では判断が難しい．近年では「○○mg（成分量）」と用量の後に成分量が記載されたり，製剤量と成分量が両方記載されたりすることが増えてきた．しかし，すべての処方箋で記載されているわけではないので，成分量なのか製剤量なのか不明なときは問い合わせる必要がある．

服薬指導でどう伝える？

● 副作用の確認

1 ペランパネルの主な副作用

　前回までは特に副作用はみられなかったが，今回は3カ月ぶりの増量であるため，副作用の発現には改めて注意するよう伝える。本剤で特に多い副作用は浮動性めまい，傾眠，発疹などがあることを再度伝える。また他の抗てんかん薬と違い，本剤では攻撃性などの精神症状の副作用がある。ちょっとした刺激（他人の言動など）で攻撃的な態度や暴言などが出る場合は，本剤の副作用と考えられるので，すぐに医師または薬剤師に連絡するよう伝える。

2 飲み始めにみられる副作用

　ペランパネルを含む抗てんかん薬で最も多い副作用は眠気である。抗てんかん薬には，抑制性シナプスを増強するタイプと，興奮性シナプスを抑制するタイプがあるが，特に，抑制性シナプスを増強するベンゾジアゼピン系薬剤，バルプロ酸，トピラマートなどは抗不安作用や催眠作用をもつため，眠気を引き起こしやすい薬剤である。眠気が強い薬剤の場合は夕食後や就寝前に服用することが対策になる。本症例のペランパネルも就寝前投与となっている。

● ハイリスク薬管理としての抗てんかん薬

　抗てんかん薬は特に安全管理が必要な医薬品（以下，ハイリスク薬）とし分類されいる。ハイリスク薬を調剤した際に，その服用状況，副作用の有無などについて患者に確認し，必要な薬学的管理指導した時には特定薬剤管理指導加算　として所定点数に加算することができる。

　その条件を以下に示す。

イ）抗てんかん薬が新たに処方された患者に対して必要な指導を行った場合：10点

ロ）抗てんかん薬の用法又は用量の変更，患者の副作用の発現状況等に基づき薬剤師が必要と認めて指導を行った場合※：5点

※必要とした理由と指導の要点を薬剤服用歴等に記載する。

　特定薬剤管理指導加算を算定する際には以下の項目を考慮して薬学的管理および指導することを「薬局におけるハイリスク薬の薬学的管理指導に関する業務ガイドライン（第2版）」[7]では推奨している。
1) 患者に対する処方内容（薬剤名，用法・用量等）の確認
2) 服用患者のアドヒアランスの確認
3) 副作用モニタリング及び重篤な副作用発生時の対処方法の教育
4) 効果の確認（最近の発作状況を聞き取り，適正な用量，可能な場合の検査値のモニター）
5) 一般用医薬品やサプリメント等を含め，併用薬及び食事との相互作用の確認

注意すべき副作用

🔵 増量に伴う副作用

　本症例では，今回3カ月ぶりの増量となったため，副作用の発現の有無について確認する必要がある。

　他の抗てんかん薬でも服薬量が多くなると，視界がぼやける，複視，ふらつき，めまいなどの副作用が服用後に一過性に出ることがある。この場合は抗てんかん薬の服用回数を増やし，1回あたりの量を減らすことで改善できることがあるが，本剤は1日1回投与のため，改善しない場合は用量の調節が必要となる。

🔵 アレルギー性の副作用

　抗てんかん薬では薬疹が比較的高頻度にみられ，本剤も例外ではない。
　まれに重篤なスティーヴンス・ジョンソン症候群，中毒性表皮融解壊死症が発症することもある。薬疹の発症頻度は薬剤によって異なり（表5）[8]，重症薬疹を起こしやすい抗てんかん薬としてカルバマゼピン，フェニトイン，ラモトリギンが挙げられる。特にラモトリギンは日本人での発現頻度が0.5％と，

表5 薬疹の発症頻度からみた抗てんかん薬の分類

薬疹の報告が多い薬剤	薬疹の報告が少ない薬剤
カルバマゼピン フェニトイン フェノバルビタール ゾニサミド ラモトリギン	バルプロ酸 レベチラセタム トピラマート ガバペンチン

〔藤山幹子：Epilepsy, 4(2)：91-95, 2010 より〕

英国の 0.04％ よりも一桁多いため，人種差がある可能性も考えられる．また，薬疹の既往歴がある場合は抗てんかん薬でも薬疹の発症リスクが高くなる[9]．薬疹の既往がある患児では，薬疹が発症しにくい薬剤を選ぶ必要がある．

その他抗てんかん薬の副作用

　その他，抗てんかん薬には特徴的な作用があり，代表的な副作用を表6に示す．これらの薬剤は他剤と併用したり増量したりすると，当然だが副作用のリスクは増加する．小児に特徴的な副作用にゾニサミドやトピラマートによる発汗抑制がある．成人では発汗抑制作用は極めて少ないが，小児では体温調節機構が発達していないため，注意が必要な副作用の一つである．特に気温の高い夏場での発汗抑制は熱中症のリスクとなるため，炎天下の運動時にはこまめな水分補給や休憩を積極的にとる必要がある．

患者フォローアップ

着目ポイント

- ペランパネル増量 ➡ 副作用発現の有無
- 浮動性めまい，傾眠 ➡ 軽度の眠気やふらつきは 1～2 カ月で慣れることが多い．しかし，1日中眠いまたは寝ている状態が続けば減薬または中止を考慮
- 薬疹 ➡ 軽度なものでも重症のスティーヴンス・ジョンソン症候群などの重症薬疹

表6 抗てんかん薬の特徴的な副作用

一般名・薬効名	特異的な副作用
エトスクシミド	吐き気，嘔吐などの消化器症状
ガバペンチン	体重増加
カルバマゼピン	骨髄抑制，白血球減少
ゾニサミド	発汗抑制，腎尿路結石，代謝性アシドーシス
トピラマート	発汗抑制，腎尿路結石，代謝性アシドーシス
バルプロ酸	肝障害，高アンモニア血症
フェニトイン	歯肉増殖
フェノバルビタール	小児における多動，興奮，かんしゃくなど
ペランパネル	浮動性めまい
ベンゾジアゼピン系抗てんかん薬（ジアゼパム，クロナゼパム，クロバザムなど）	呼吸抑制
ラモトリギン	アレルギー性皮疹
レベチラセタム	気分変動

に進展することがある。皮疹がみられたら，虫刺されや湿疹とかたづけず，受診するよう促す
- 攻撃的な態度，暴言 ➡ 内容と程度次第で服用中止せざるえない場合もあるが，通常は可逆性である

　本症例は中学3年生で，高校受験を控えている。深夜までの勉強などで，就寝前の服用を忘れて寝てしまうことも考えられるため，アドヒアランスの確認は必要である。
　今回は3カ月ぶりの増量となったため，次回，来局時に効果と副作用を確認する。また，次回までの間に何らかの変調があった場合は，どんなことでもいいので電話連絡するよう指示する。
　発作の誘発因子は一般的に睡眠不足，疲労，怠薬が三大因子である。毎日きちんと服薬することはもちろんだが，適度な睡眠をとり，疲労を翌日に残さな

いことが重要である。特に，高校入試を控えているので睡眠不足にならないように注意する。

トレーシングレポートの例

トレーレーシングレポート

「服薬錠数の間違い」

　てんかんの治療でペランパネルを服用中の●●●●さんについてご報告いたします。

　先日，ペランパネル 2mg × 3 錠 / 日 → 4mg × 2 錠 / 日に増量となりましたが，保護者より増量に伴い眠気が強くなり，授業中など日中も眠気を感じるようになったと，本日電話で相談がありました。

　来年には高校受験も控えており心配しましたが，よく聞いてみると，4mg × 2 錠ではなく，4mg × 3 錠で服用していたことが判明しました。

　保護者には再度，用量を伝えるとともに，間違えないように指導しました。

　しかし，数日間 4mg × 3 錠 / 日で服用していたため，次回受診日の予定より早く飲み切るので，早めに再診するように伝えております。

　お手数をかけますが，ご対応よろしくお願いいたします。

　薬剤の増量で日中も眠気が強く，心配になった患児の母親より当薬局に電話で相談があった。よくよく聞いてみると，服薬錠数を間違えていたので正しい用量を伝え，大事に至ることはなかった。本症例のように，増量に伴い規格変更がされる場合は注意が必要である。

算定した加算

特定薬剤管理指導加算　10 点

引用文献

1) 「てんかん診療ガイドライン」作成委員会・編：てんかん診療ガイドライン 2018（日本神経学会・監）．医学書院，2018
2) Pauwels O: Factors contributing to carbamazepine-macrolide interactions. Pharmacol Res, 45(4):291-298, 2002
3) Wu CC: The effect of different carbapenem antibiotics (ertapenem, imipenem/cilastatin, and meropenem) on serum valproic acid concentrations. Ther Drug Monit, 38(5):587-592, 2016
4) 齋田哲也，他：酵素免疫測定法による食物・生薬中のフラノクマリン類含量のスクリーニング．医療薬学，32(7):693-699，2006
5) 松本康弘：極める！ 小児の服薬指導．日経BP社，2018
6) 伊藤真也，村島温子・編：妊娠と授乳 改訂3版．南山堂，2020
7) 日本薬剤師会：薬局におけるハイリスク薬の薬学的管理指導に関する業務ガイドライン（第2版）．2011（https://www.nichiyaku.or.jp/assets/uploads/pharmacy-info/high_risk_guideline_2nd.pdf）
8) 藤山幹子：(1) 抗てんかん薬による薬疹；3. Special Articles. Epilepsy, 4(2):91-95, 2010
9) 高橋幸利・編：新 小児てんかん診療マニュアル．診断と治療社，2019

（松本 康弘）

こころの病気

21 子どもの こころの病気

 治療のポイント

□ 子どもの「こころの病気」は大きく，神経発達症と心身症の2つに大別される。
□ 大人の心身症の定義とは異なり，子どもの心身症・心身医学的問題は，心の問題が身体症状を引き起こす病態や発達障害にともなう問題を含む。
□ 年齢適応外を含め，子どものこころの病気の治療薬のほとんどが適応外使用である。

 子どものこころの病気とは？

　こころの病気とは何でしょうか。ふさぎ込んで学校にいけない子ども？　キレやすく暴れる子ども？　あるいは意図して食事をとらずにやせてしまった子ども？

　「子どものこころの病気の処方箋」を考える際に知っていただきたいことが2点あります。

　一つは子どものこころの病気は，いわゆる大人の精神疾患とは大きく異なること，もう一つは子どものこころの病気に対する薬物療法のほとんどが適応外使用であることです。

代表的な子どものこころの病気

　子どものこころの問題や子どものこころの病気という場合，大きくは2つ，①脳機能の問題である神経発達症と，②こころの問題が身体症状を引き起こす心身症——が挙げられます。

神経発達症

　一つ目の神経発達症は，生得的に生まれもった脳機能の問題です。生得的な脳機能の問題により，他の子どもたちとは注意集中の仕方や興味の向け方が異なりますが，それが周囲の環境と合って不都合がなければ診断に至ることはありません。日常の生活場面や，学習，対人関係に支障を来すようになると，発達の評価を受け，医療機関で診断されます。
　次稿以降で解説する"注意欠如多動症（ADHD）"や"自閉症スペクトラム症（ASD）"などがこれにあたります。

心身症

　二つ目の心身症については，大人では，心身症とは，「身体疾患のうちその発症と経過に心理社会的因子が密接に関与し，器質的ないしは機能的障害の認められる病態を呈するもの。ただし，神経症やうつ病などの精神障害に伴う身体症状は除外される」と定義されています[1]。ここでは，「神経症やうつ病などの精神障害に伴う身体症状」とし，こころの問題による身体症状は，心身症とは呼びません。
　一方，子どもの心身症は，日本小児心身医学会による小児心身症の定義[2]で，「小児の身体症状を表す病態のうち，その発症や経過に心理社会の因子が関与するすべてのものをいう。それには発達・行動上の問題や精神症状を伴うこともある」と述べ，神経発達症の関与する問題や精神疾患も含んだものとしています。これは，子どもが日々成長の過程にあり，成長・発達段階に沿って現れる身体症状が，こころとからだに明確に分けられないからです。
　例を挙げると，睡眠障害，うつ病，不安障害，適応障害は精神疾患の診断名

であり，大人では心身症に含まれませんが，子どもでは心身症に含まれることになります。実際に子どものこころの臨床現場ではこれらはよくみられる問題です。

小児の向精神薬と適応外使用

　子どものこころの問題に処方される向精神薬で，小児に承認されている薬物は極めて少なく，その多くが適応外使用です。

　適応外使用には，その診断に対する適応がない場合（疾患適応外）と，成人に対する適応があっても小児にはない（年齢適応外）とがあります。表に

表　小児に適応のある向精神薬（2024年8月現在）

一般名（商品名）	適応
メチルフェニデート（コンサータ®）	注意欠陥/多動性障害（6歳未満は年齢適応外）
アトモキセチン（ストラテラ®など）	注意欠陥/多動性障害（6歳未満は年齢適応外）
グアンファシン（インチュニブ®）	注意欠陥/多動性障害（6歳未満は年齢適応外）
リスデキサンフェタミン（ビバンセ®）	小児における注意欠陥多動性障害（6歳未満は年齢適応外）
リスペリドン（リスパダール®）	小児期の自閉スペクトラム症に伴う易刺激性（5歳未満，体重15kg未満は適応外）
アリピプラゾール（エビリファイ®）	小児期の自閉スペクトラム症に伴う易刺激性（6歳未満は年齢適応外）
メラトニン（メラトベル®）	小児期の神経発達症に伴う入眠困難（6歳未満は年齢適応外）
フルボキサミン（デプロメール®，ルボックス®）	強迫性障害（8歳未満は年齢適応外）

（各薬剤の添付文書より作成）

2024年5月現在，小児に適応のある向精神薬をまとめています．表を一目見れば，強迫性障害のフルボキサミン以外は神経発達症関連であり，不安症状に対する抗不安薬やうつ症状に対する抗うつ薬で小児に適応のある薬物がないことが理解できるでしょう．子どもに対しても抗不安薬や抗うつ薬が処方されることはまれではありませんが，それらは適応外使用（年齢適応外）であることを知っておかねばなりません．

　適応外使用の何が問題なのかというと，処方する医師は，多忙な診療現場で患者に適応外であることを説明をせねばならないこと，さらに保険の査定，有害事象発生時には，責任などの問題を抱えることです．一方で，患者にとっては，公的文書である添付文書に用法・用量が記載されていないために，臨床試験を経たエビデンスのある安全で適正な用量・用法ではなく，処方する医師の経験に頼りがちになり，さらには有害事象発生時の「医薬品副作用被害救済制度」の対象外となることが挙げられます．これらの点を認識したうえで，こころの病気の処方箋を受け取った時に，「目の前の子どもにとって適正な量（推定ですが）なのか」，「適応外使用に関する事項を患者が理解しているか」を，薬剤師の視点から見直していただくことが望ましいでしょう．

引用文献

1) 日本心身医学会教育研修委員会・編：心身医学の新しい診療指針．心身医学，31(7):537-573，1991
2) 小柳憲司：一般小児科医のための心身医療ガイドライン．子どもの心とからだ　日本小児心身医学会雑誌．23(3):334-345，2014

（石﨑　優子）

注意欠如多動症（ADHD）

こころの病気

> **治療のポイント**
> □ 不注意，多動性，衝動性が三主徴。
> □ 指導の基本は「療育・環境調整」。
> □ メチルフェニデートはチック・不安神経症に禁忌。

注意欠如多動症（ADHD）の病態と原因

ADHDとは

　注意欠如多動症（ADHD）とは，①不注意，②多動性，③衝動性—の三主徴により日常生活に支障を来す神経発達症である。

　学齢期での有病率は3〜5％だが，12歳頃から多動性，衝動性が減弱し，行動上の問題が修復されることがあるため，成人のADHD有病率は2〜2.5％と減少する[1]。

　男女比は小児期では4〜5：1で男児に多いが，成人期では男女差がなくなる[1]。

原因

　両親のどちらかがADHDであると，子どもがADHDを発症するリスクが5倍になることから，原因には遺伝学的な要因があると推察される。一方で，妊娠中の母親の喫煙は用量依存的にADHDのリスクとなり，低出生体重児は

ADHDを発症するリスクが5倍になることから，胎児期の環境も原因であると考えられる。

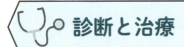
診断と治療

診断

1 臨床症状から疑い例を判断

診断は臨床症状（表1）でなされる。症状は，不注意症状と多動性症状の2つに分けられ，それぞれの症状が6つ以上（17歳以上では5つ以上）みられ，かつその症状が6カ月以上持続していれば，ADHDを疑い確定診断に進む。

2 国内外の診断基準（ガイドラインなど）

国際的な診断基準としては，米国精神医学会による『DSM-5™ 精神疾患の診断・統計マニュアル 第5版』（Diagnostic and Statistical Manual of Mental Disorders-5th Edition：DSM-5™，2013年）と『DSM-5-TR™ 精神疾患の診断・統計マニュアル』（DSM-5-TR™，2023年），世界保健機関（WHO）による『国際疾病分類第11回改訂版』（International Classification of Diseases-11：ICD-11，2018年）がある。

なお，DSM-5にてADHDの確定診断をする場合は，該当した表1の症状のうち複数が，①12歳になる前から存在する，②2箇所以上の場所（家庭，学校，職場など）で観察される，③社会的・学業的・職業的機能を損なう明確な証拠がある，④他の精神疾患ではうまく説明できない—場合，ADHDとして診断される[2]。

わが国のガイドラインとしては，DSM-5に準拠した『注意欠如・多動症－ADHD－の診断・治療ガイドライン 第5版』[3]があるので，ぜひ参照してほしい。

3 ADHDと自閉スペクトラム症との鑑別に注意

自閉スペクトラム症（ASD）との鑑別に注意しなければならない。ASDはADHDと併存可能である。また，ASDの症状がADHDの三主徴であるかの

表1　年代によるADHD症状の現れ方

	不注意	多動性	衝動性	その他
幼児期	この年代で不注意が注目されることはほとんどない。事物への関心という点ではむしろ好奇心の旺盛な活発な幼児という印象を大人に与えるかもしれない	じっとしていることが苦手で、動き回る傾向が強いが、この年代では周囲の子どもも活動性が高い傾向にあり、多動性が注目されることはまだあまり多くない	いきなり母親の手を振り切って駆け出す、遊具や遊びの順番を待てない、邪魔な他児を突き飛ばす、他児の所有物をいきなり取り上げるなどの行動が目立つと、問題として注目される可能性が高い	人なつっこさが目立つ。衝動性や多動性は養育者の虐待的対応を誘発するかもしれない。すでに、かんしゃくや反抗を中心とする外在化障害や分離不安を中心とする内在化障害が現れるかもしれない
小学生年代	連絡帳やノートをとれない、忘れ物が多い、作業が雑、よそ見が多い、ケアレスミスが多い、宿題をしない、提出物を出さないなどの特徴が目立つことがある	授業中に立ち歩いたり、他児に大声で話しかけたりする。いつも多弁で騒々しい。いつも体をもじもじと、あるいはそわそわと動かしている。むやみに走り回り、興味のおもむくままに乱暴に物を取り扱う	軽はずみで唐突な行動が多い。ルールの逸脱が多い。順番を待てない。教師の質問へ指される前に答えてしまう。他児にちょっかいを出し、トラブルが多い。道路へ突然飛び出したりする	激しい反抗や他者への攻撃行動などの外在化障害、あるいは分離不安や抑うつなどの内在化障害が前景に出た学校不適応や、受動攻撃的な不従順さを伴う不登校が現れる
中高生年代	ケアレスミスが多い。忘れ物・失くし物が多い。約束を忘れる。整理整頓が苦手。授業中や会話の際にうわの空にみえる。作業に集中せず脱線が多い。時間管理が苦手で大切な課題も後回しにする	授業中の離席は減っても、体をもじもじと、あるいはそわそわと動かして落ち着きがない。じっとしていることを求められる場が苦手で避けようとする	軽はずみな行動やルールの逸脱が生じやすい。相手の話を最後まで聞けず、途中で発言してしまう。感情的になってキレやすい。順番を待たねばならない環境を避ける（例えば長い列に並ぶこと）	反抗的になりやすい。非行集団への接近が生じうる。自信がなく、気分の落ち込みが生じやすい。受動攻撃性が高まり不登校・ひきこもりが生じやすい。ネット依存・ゲーム依存のリスクが高い
青年期後半段階以降	基本的に中高生年代の現れ方と同じであるが、そうした自分の特性に違和感をもっていることが多い	体をもじもじと、あるいはそわそわと動かしていて落ち着きがない。会議のようなじっとしていることを求められる場を避けたり、必要以上に席を立ったりする。会議などで落ち着かない気持ちを強く感じる	軽はずみな行動やルールの逸脱が生じやすい。順番を待たねばならない環境を避ける（長い列に並ぶなど）。相手の話を最後まで聞けず、途中で発言してしまう。感情的になりやすくトラブルが多い	自信がなく、批判に弱く、抑うつ的になりやすい。ネット依存、ギャンブル依存のリスクが高く、ひきこもりに発展しやすい。反社会性が強まるケースもある。パーソナリティ障害の特性が強まるケースもある

（齊藤万比古・編：注意欠如・多動症—ADHD—の診断・治療ガイドライン 第5版. じほう, P9, 2022 より）

ようにみえることもある。

　例えば，ASDでは，こだわりの強さから，決まりきった手順に固執し，非効率な行動をとることがある。このような行動が，「多動性」と評価されることがある。また，ASDでは，その場の状況やルールが理解できず，突拍子のない行動をとってしまうことがあり，これが「衝動性」と評価されることがある。さらに，興味がないことに対して集中力が続かない特性は，「不注意」と評価されることがある。このように，子どもの行動を表面的なパターンで認識すると，「多動性，衝動性，不注意があるからADHDだろう」と子どもの本当の特性がみえなくなり，鑑別を誤る危険性がある。

治療

1 子どもの行動は治療（矯正）するのではなく療育する

　ADHDは治癒する疾患ではない。「病気だから治療する，間違った行動だから矯正する」という姿勢は，子どもの尊厳を傷つける。間違った行動を矯正しようと，叱るばかりでは，子どもは自己肯定感が低くなり，精神的に不安定となり，うつ病などの二次的障害のリスクの可能性もある。「特性にあった環境を調整する」ことで，子どもは本来の力を発揮できるようになるため，子どもの特性にあわせた支援が重要である。したがって，ADHDとの関りは「治療」ではなく，「療育・環境調整」と呼ぶのが適切である（社会的心理治療とも呼ばれる）。例えば，好きなことであれば集中できるケースがある。長所を伸ばすことが「療育・環境調整」のポイントである。「療育・環境調整」のためには，子どもの特性を適切に評価する必要がある。年齢によってADHDの不注意，多動性，衝動性などの症状の傾向が変わる点には注意が必要である（表2）。

　また子どもの支援と同時に，保護者への心理サポートも重要である。保護者へのサポートはASDの保護者への支援と共通するので，第1章24で後述する。

2 薬物治療―チックや不安症があればメチルフェニデートは禁忌

　薬物治療は「療育・環境調整」の補助的な位置づけであることを念頭においておく。

　ADHDの薬物療法では，メチルフェニデートなどが処方される。特に，運動性チック，Tourette症候群の既往歴または家族歴のある患者，甲状腺機能

表2 ADHDの診断と臨床症状

不注意	多動衝動性
①学業，仕事，または他の活動中に，しばしば綿密に注意することができない。または不注意な間違いをする 【例】細部を見過ごしたり，見逃してしまう，作業が不正確である	①しばしば手足をそわそわ動かしたりトントン叩いたりする，またはいすの上でもじもじする
②課題または遊びの活動中に，しばしば注意を持続することが困難である 【例】講義，会話，または長時間の読書に集中し続けることが難しい	②席についていることが求められる場面でしばしば席を離れる 【例】教室，職場，その他の作業場所で，またはそこに留まることを要求される他の場面で，自分の場所を離れる
③直接話しかけられたときに，しばしば聞いていないように見える 【例】明らかな注意を逸らすものがない状況でさえ，心がどこか他所にあるように見える	③不適切な状況でしばしば走り回ったり高い所へ登ったりする 注：青年または成人では，落ち着かない感じのみに限られるかもしれない
④しばしば指示に従えず，学業，用事，職場での義務をやり遂げることができない 【例】課題を始めるがすぐに集中できなくなる，また容易に脱線する	④静かに遊んだり余暇活動につくことがしばしばできない
⑤課題や活動を順序立てることがしばしば困難である 【例】一連の課題を遂行することが難しい，資料や持ち物を整理しておくことが難しい，作業が乱雑でまとまりがない，時間の管理が苦手，締め切りを守れない	⑤しばしばじっとしていない，または「まるでエンジンで動かされているように」行動する 【例】レストランや会議に長時間留まることができないか，または不快に感じる；他の人たちには，落ち着かないとか，一緒にいることが困難と感じられるかもしれない
⑥精神的努力の持続を要する課題に従事することをしばしば避ける，嫌う，またはいやいや行う 【例】学業や宿題。青年期後期および成人では報告書の作成，書類に漏れなく記入すること，長い文書を見直すこと	⑥しばしばしゃべりすぎる
⑦課題や活動に必要なものをしばしばなくしてしまう 【例】学校教材，鉛筆，本，道具，財布，鍵，書類，眼鏡，携帯電話	⑦しばしば質問が終わる前に出し抜いて答え始めてしまう 【例】他の人たちの言葉の続きを言ってしまう；会話で自分の番を待つことができない
⑧しばしば外的な刺激（青年期後期および成人では無関係な考えも含まれる）によってすぐ気が散ってしまう	⑧しばしば自分の順番を待つことが困難である 【例】列に並んでいるとき
⑨しばしば日々の活動で忘れっぽい 【例】用事を足すこと，お使いをすること，青年期後期および成人では，電話を折り返しかけること，お金の支払い，会合の約束を守ること	⑨しばしば他人を妨害し，邪魔する 【例】会話，ゲーム，または活動に干渉する；相手に聞かずに，または許可を得ずに他人の物を使い始めるかもしれない；青年または成人では，他人のしていることに口出ししたり，横取りすることがあるかもしれない

亢進症，不安神経症のある患者にはメチルフェニデートは禁忌である。

 保護者に伝えてほしいこと

　前述のように，ADHDでは，治療するのではなく「療育・環境調整」を整えることが重要である。詳細は第1章24に後述するが，保護者には，子どもができないことをできるように「しつけ」をしようとすると，親も子どもも疲れてしまうので，保護者には，家族だけでなく，医療関係者や，学校，行政の相談窓口などにも相談して，一人で抱え込まないように伝える。

引用文献

1) 村上佳津美：注意欠如・多動症（ADHD）特性の理解．心身医学，57(1):27-38，2017
2) 高橋三郎，他・監訳：DSM-5 精神疾患の診断・統計マニュアル 第5版，医学書院，2014
3) 齊藤万比古・編：注意欠如・多動症― ADHD ―の診断・治療ガイドライン 第5版．じほう，2022

（岡本　光宏）

23 こころの病気の処方箋を受け取ったら

こころの病気

 フォローアップのポイント

- □ 神経発達症（ADHD，ASD，SLD）の薬物治療は社会的心理治療の補助的な位置づけである。
- □ ADHD患児の処方箋を取り扱う場合は，「ADHD適正流通管理システム」に登録しないとADHD治療薬の交付ができない。
- □ ADHD治療薬の説明は，患児が理解できるように，簡潔に明瞭な表現を用い，曖昧な表現は避ける。
- □ 1回の面談で全てを聞き出したり，説明したりせず，時間をかけて，患児と保護者と信頼関係を築いていくことを心がける。

 神経発達症とは

　神経発達症とは，発達の過程で気づかれる認知や行動の特性の総称であり，脳機能の一部が通常とは異なる働き方をしてしまうことで引き起こされると考えられている。

　代表的な神経発達症には，注意欠如多動症（ADHD）の他に，自閉スペクトラム症（ASD）や限局性学習症（SLD）がある。これらの神経発達症は，どれかひとつの特性のみをもつこともあるが，複数の特性を併発する場合が少なくない[1]。また，神経発達症における薬物治療は補助的なものであり，まずは社会的心理治療が優先されることを念頭に置いておいていただきたい。

　今回は，薬物治療の適応があるADHD患児の処方箋を受け取った際の薬剤

師の対応について示す．また，疾患の特徴については，前項第1章22を参考にしていただきたい．

薬の取り揃え前に準備しておくべきこと

● ADHD適正流通管理システムに登録

　メチルフェニデートおよびリスデキサンフェタミンメシル酸塩は，不適切な使用による依存や乱用のリスク，不適正な流通が懸念されることから，登録システムを用いた流通管理が求められる．薬局においても「ADHD適正流通管理システム」に登録された薬剤師のいる薬局で，登録患者に対してのみ医薬品の交付が認められている．

1 「ADHD適正流通管理システム」登録まで

①登録システム上のe-ラーニングを受講し，受講後にテストを受ける．

②登録システム事務局が登録内容，e-ラーニングの受講，必要書類の確認後，審査を通過した薬剤師が登録責任者として登録される．同時に，登録調剤責任者が調剤を行う薬局も登録される．

　申請時には，薬剤師・所属施設情報の入力や必要書類の提出が必要となる．また，全ての手続きが完了してから，登録完了までに数日程度時間を要するため，処方箋の有効期限である4日以内に間に合わないケースも想定されるため，事前の登録が必要となる．

2 「ADHD適正流通管理システム」を用いた調剤の流れ

①処方箋，患者カード，身分証明書を確認する．

②処方医師および処方箋発行医療機関が登録システムに登録されていることを確認する．

---

a：ヤンセンファーマ株式会社と武田薬品工業株式会社が共同で設置したADHD適正流通管理システム事務局により運営されている流通管理システムで，ADHD治療薬（メチルフェニデート，リスデキサンフェタミン）の適正な処方・調剤を管理するシステム．

③患者カードに記載されているID番号より得られた登録システム上の患者情報内容が正確であることを確認する。
④登録システム上に表示される，処方日，製剤名，処方量，錠数，処方日数を確認する。

以上の点で問題がなければ調剤内容を登録システムに登録し調剤を行う[2]。

注：上記は2024年8月時点の流通管理システムの情報であるため，今後システム変更などがある際には適宜確認を行っていただきたい。

処方を受け取ったら

来局時に確認すること

薬局へは保護者のみが来局する場合が多いが，子どもと一緒に来局した際には，保護者と子どもがどのような雰囲気で来局したか観察する。この時間は数秒間ではあるが，保護者と子どもの関係性や様子を把握することができる貴重な時間である。

説明時の注意点

子ども自身が服用する薬であるため，子どもに薬の説明をする。その際，子どもが理解できるように簡潔に説明することが大切である。また，ADHDの子どもをもつ保護者もADHD傾向である場合が多い。そのため，保護者へ説明する際にも，簡潔かつ曖昧な言葉遣いは避ける必要がある。いつ，どのように服用するのか，何に注意するのか，文章は短く伝えることが大切である。説明時には，表や図を使用し，視覚的に情報を与えることも効果的である。伝える際には伝えたいことが何個あるのかを明確にしてあげるのもよいだろう。

保護者のみの来局時には，保護者が困っていることを入り口として，薬剤師として，子どもにも説明することを提案するのもよいだろう。

ADHDの薬物治療

ADHDの治療に薬物治療は有効ではあるが，原則として，社会心理的治療の効果が不十分であった場合に，追加併用が検討されるべき選択肢である。

現在の薬物療法では，どれかひとつの治療薬を選択する方法が一般的であるが，単剤療法でうまくいかない場合は，作用機序の異なる薬剤を併用する場合もある[3]。

ADHDの子どもでは，図に示した働きが低いといわれている。そのため，薬剤によってこれらの部分の脳の働きを高めることによって，不注意，多動性・衝動性といった症状を緩和することができる[4]。また，ADHD治療薬はADHDを治癒させるものではないが，一生飲み続けなくてはいけない薬剤でもない。以上を踏まえ，以下に薬剤の特徴および薬剤師としての対応について述べる。

薬剤の特徴

ADHD治療薬の特徴を以下に表とともに示す。

1 メチルフェニデート：コンサータ®

用量依存的に中核症状の改善，あるいは寛解率の増加が期待されるが，用量

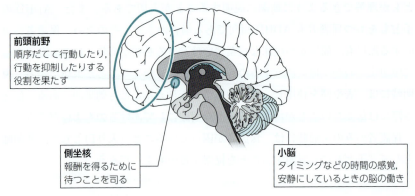

図　ADHDの特性と脳機能の関係

前頭前野
順序だてて行動したり，行動を抑制したりする役割を果たす

側坐核
報酬を得るために待つことを司る

小脳
タイミングなどの時間の感覚，安静にしているときの脳の働き

表　ADHD 治療薬の特徴

一般名	メチルフェニデート塩酸塩	リスデキサンフェタミンメシル酸塩	アトモキセチン塩酸塩	グアンファシン
商品名	コンサータ	ビバンセ	ストラテラ	インチュニブ
分類	中枢神経刺激薬	中枢神経刺激薬	非中枢神経刺激薬	非中枢神経刺激薬
規制	向精神薬（第1種）	覚せい剤原料	一般薬	一般薬
作用機序	・ドパミンおよびノルアドレナリントランスポーター阻害	・ドパミンおよびノルアドレナリントランスポーター阻害 ・ドパミンおよびノルアドレナリン分泌促進	・ノルアドレナリントランスポーター阻害	・α2アドレナリン受容体刺激
効果発現時期	・投与直後または1週間以内	・投与直後または1週間以内	・投与開始から2週間 ・安定した効果が得られるまでに6～8週間	・投与開始から1週間程度
服用回数	1日1回（朝）	1日1回（朝）	1日2回（朝，夕）	1日1回（任意）
効果の持続時間	12時間	12時間	24時間	24時間
出現しやすい副作用	食欲不振，体重減少，不眠	食欲不振，体重減少，不眠	頭痛，眠気	低血圧，頭痛，眠気
適応年齢	6歳以上	6～18歳以上	6歳以上	6歳以上

注：用法・用量については各薬剤の最新の添付文書を参照。

には個人差も認められる。また，不注意が優勢な症例においては，比較的低用量で有効性が認められる場合があると考えられる[3]。

2 リスデキサンフェタミン：ビバンセ®

実行機能や報酬系機能を高めると考えられる[3]。

3 アトモキセチン：ストラテラ®

前頭前野のノルアドレナリンとドパミンの濃度が上昇するため，実行機能の働きを高める。しかし，ドパミントランスポーターには親和性が低いため，側坐核におけるドパミン濃度に影響しない。そのため，報酬系の作用は改善しないが，依存リスクは低いと考えられる[3]。

4 グアンファシン：インチュニブ®

シナプス間隙におけるノルアドレナリンやドパミンの濃度を上昇させること

なく，実行機能の働きを高める[3]。

　筆者の私見として，メチルフェニデート，リスデキサンフェタミンは，注意力散漫となることを緩和し，一点に集中させたい時に使用する傾向が高い。特徴的な副作用である，食欲減退は重篤でない限り，多くの症例では1週間程度で改善されるため，1週間をめどに患者の様子をフォローし，1週間以上続く場合は，医療機関にトレーシングレポートで報告するなど，食欲減退の程度を薬局で評価することも大切である。

　アトモキセチンは，メチルフェニデートで効果がなかった場合の第二選択肢として使用される傾向があり，受験生など年長者に使用されることが多い。また，今何に取り組むべきかの意識を高めたい時に使用されることが多い。

　インチュニブ®は，焦燥感の高い児に使用することが多い。

　ADHDだけでなくASDも併発している際には，ADHDの薬物療法にリスペリドンなどが併用される場合がある。

　しかし，これらはあくまで個人的な見解であるため，実際に処方している医師との連携により処方意図を把握することが最も重要となる。このような処方を受け取っている薬局の先生方には積極的に医療機関の医師と話し合いを行う機会を設けたり，勉強会に参加していただきたい。

服薬指導とフォローアップのポイント

薬物療法を継続していくために大切なこと

　治療の最終目標は，患児が自身の発達特性との折り合いをつけ，自らの強みを発揮できるようになり，自分らしさを形成することである。

▶子ども自身が服用するための動機づけ

　本人が困っていることは周囲の大人が感じている困難さとは異なることもあるため，本人の生活全般を聞き，そのなかで本人が困っていることを解決するために薬物療法がどのように役立つのかを説明し，患児と対策について相談す

ることが大切。

▶**不安を傾聴する，できないことを共有する**
　子どもの不安を聞き，一緒に解決してあげることが大切。また，できないことが悪いことではないこと，その大変さを一緒に共有してあげ，完璧を求めないことである。

▶**薬物療法により改善した点は誉める**
　薬物療法を開始して，改善した点は，薬の力をかりてその子が頑張れたという証拠である。そのため，その子の頑張りを褒めてあげる。

　これらの点は，忙しい薬局業務のなかでこなすには難しいことが多い。また，保護者だけが来局した際には，子どもが抱えている不安を直接聞くことができず，理解することは非常に難しい。そのため，まずは子ども，保護者それぞれとの関係構築が大切である。それには時間を必要とするが，少しずつ時間をかけることで関係性は構築されていく。
　そして，不安を抱えているのは子どもだけでなく保護者も同様である。「お母さん（お父さん）は体調大丈夫ですか？」など一言寄り添いの言葉をかけてあげるだけでも，保護者との関係性は変わってくるだろう。重要なことは，一回の面談で全てを聞き出し，伝えようとしないことである。副作用の確認は毎回の優先事項ではあるが，発達障害の子どもをもつ保護者が求めているのは薬剤師の知識ではなく，保護者が知りたいことを適切に教えてくれて，自分の不安に寄り添ってくれる薬剤師である。

患者・家族との信頼関係構築のための情報共有とフォローアップ

　面談を行う薬剤師が毎回異なる可能性もあるため，①どのような質問をして，②どのような雰囲気で，③どのような回答だったのか――を詳細に薬歴に残し，今回の面談で気になった点を，次回の面談で確認してもらうよう薬局内で情報共有しておくことが信頼関係構築には重要である。
　以下に，薬歴への面談の記載例と電話でのフォローアップを紹介する。

1 メチルフェニデートを処方されている子どもと保護者の服薬指導時の様子の記載例

薬剤師 こんにちは

母親 ……あ，はい。（子ども：ゲームに夢中）

薬剤師 前回と同じお薬ですね。

母親 ……（うなずきのみ）

薬剤師 お薬飲んでからお子さんの様子はいかがですか？

母親 ……まあ，いいと思います。

薬剤師 食欲には変わりなさそうですか？

母親 ……たぶん大丈夫だと思います。

薬剤師 薬を飲むときにお困りのことはないですか？

母親 ……ないです。

薬剤師 他にわからないことなどはございますか？

母親 大丈夫です。

　このように会話形式で薬歴に記載することにより，服薬指導時の状況を簡潔かつ仔細に描写しやすくなる。薬剤師から見た母親の様子，薬剤師が母親と話している時の子どもの様子，母親と子どもの関係性など，文章では描写しづらい状況も会話形式で記録すれば，読み手には状況がイメージしやすくなる。

　加えて，次回服薬指導時にはどのように質問した方がよいかを箇条書きなどで記載する。

▶次回質問時の注意点

- 困っていることについての質問はクローズドクエスチョンで確認する

など

2 電話対応によるフォローアップ例

▶アトモキセチンが初回投与で 2 カ月分処方されているが，効果を感じないと保護者より訴え

薬剤師 効果を感じないことは不安ですよね。しかし，ストラテラ®（アトモキセチン）の効果が出始めるのには 2 週間くらいかかり，効果が安定するためには 1 カ月半〜 2 カ月近くかかります。まだ，飲み始めて 1 週間弱ですので，お

母さん（お父さん）が効果を実感できるまでにもう少し時間がかかります。その間にお母さん（お父さん）にやっていただきたいことは，●●ちゃんの目や耳から入る情報を少なくしてあげてください。そして，お子さんが，できたこと，達成できたことは褒めてあげてください。日常生活で周囲が好まない行動をした時には無視をして，その場に適応した行動に導いてあげてください。例えば，家事をしている途中でしつこく話しかけてくるような時は，今は仕事中であり，ゆっくり話を聞くことができないこと，終わったら話を聞くことを伝えてくだい。もし，それでも話し続けるような時には，話をやめるまで無視をすることを徹底してください。そして，家事がひと段落した時には，話を聞いてあげてください。

大人がはっきりとした行動をとることで，子どもはその経験からどのような行動を取ることが正しいかを学習していきます。また，日常生活において，できることの目標値を下げて達成させることもお子さんの自信に繋がります。どのお子さんでも必ず一つはできるようになっていることがあるはずです。できたことは，お子さんが頑張った証拠です。褒めてあげてください。

最後に，お母さん（お父さん）の体調は大丈夫ですか？

治療薬による効果が出始めるには時間がかかることを伝え，不安になっている保護者の気持ちに常に寄り添ってあげることが大切である。

また，効果が出ないことに焦燥感を覚えるであろう保護者に，患児にどのように対応するのがよいのかを説明し，ただ漫然と効果が出るのを待つのではなく，少しずつ患児の行動を導いていく重要性を説明するのも大切である。

📖 引用文献

1) 榊原洋一：最新図解 ADHDの子どもたちをサポートする本．ナツメ社，p34，2019
2) ADHD適正流通管理システム事務局：ADHD適正流通管理システム操作マニュアル（薬局用）2023年4月7日改訂．2023
3) 齊藤万比古，他：注意欠如・多動症－ADHD－の診断・治療ガイドライン 第5版．じほう，pp338-347，p496，2022

（小原 真美）

第1章 処方箋が来たらどうする？ 子どもの病気×よくある処方

こころの病気

 24 自閉スペクトラム症

 治療のポイント

□ コミュニケーション障害，興味の偏りやこだわり，感覚過敏などが特徴。
□ 指導の基本は「療育・環境調整」。苦手を減らすよりも，得意を伸ばす。

自閉スペクトラム症の病態と原因

自閉スペクトラム症とは

　自閉スペクトラム症（autism spectrum disorder：ASD，自閉症スペクトラム障害と呼ばれることもある）とは，①コミュニケーション障害，②興味の偏りやこだわり，③感覚過敏—などを特徴とする神経発達症の一群である。
　以前は広汎性発達障害と呼ばれ，下位分類に自閉症やアスペルガー障害（症候群）などが存在したが，それぞれの分類の境界があいまいであることから，連続体（スペクトラム）としてとらえられるようになった（図）。有病率は2％，男女比は4：1である。

原因は特定されていない

　ASDの原因は中枢神経の先天的機能障害とされる。シナプスの異常，ミラー・ニューロンの異常，ミクログリアの異常，オキシトシンの異常などさまざまな説があるが，明らかな原因は特定されていない[1]。

こころの病気

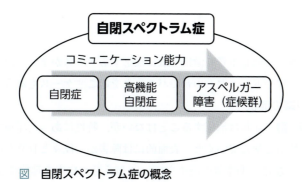

図　自閉スペクトラム症の概念

症状

1 コミュニケーション障害

　小児期での典型的な症状は，コミュニケーション障害で，①言葉の遅れ，②言葉の指示を理解できない，③呼びかけに反応しない—などの言語的コミュニケーションの障害だけではなく，④視線をあわせない，⑤親が見ている方向を見ない，⑥模倣・ごっこ遊びをしない—などの非言語コミュニケーションも障害されることが多い。

　非言語コミュニケーションの障害で見られる特徴的な行動には，バイバイをしなかったり，「逆さバイバイ」（相手に手の甲を見せた状態でのバイバイ）をしたりすることがある。また，欲しいものがあっても指差しせず，親の腕を引っ張って，まるでクレーンゲームのクレーンのように物を取らせる「クレーン現象」が見られることがある。

2 興味の偏りやこだわりが強い

　興味の偏りやこだわりが強く，同じおもちゃばかりで遊ぶことがある。その結果，一人遊びが多くなる。

3 決まったパターンに固執し，臨機応変に対応できない

　予想外の展開に対して不安が強くなり，例えばお気に入りのおもちゃの電池が切れて動かなくなるとパニックを起こしてしまう。また，臨機応変に対応する能力に欠けるため，たとえばいつもの道が工事中だったので別の道を探す，

といった柔軟な行動が苦手である。

4 感覚過敏

感覚が過敏で，触覚や音刺激に過敏に反応するケースが多い。散髪や洗髪を嫌がり，掃除機やドライヤーの音でパニックを起こすケースもある。

5 思春期以降の症状

前述の 1 〜 4 の症状は治癒することはないが，特性にあった環境でコミュニケーション技術を学んでいくと，表面的には障害が，段々と目立たなくなっていく。その一方で，①空気が読めない，②例え話や皮肉を理解できない，③あいまいな考え方が理解できない（しっかりして，と言われても，しっかりとは何かわからない）—といった要素が逆に目立つようになることもある。

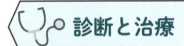

診断と治療

診断

国際的な診断基準としては，米国精神医学会による『DSM-5™ 精神疾患の診断・統計マニュアル 第5版』（Diagnostic and Statistical Manual of Mental Disorders-5th Edition：DSM-5™，2013年）と『DSM-5-TR™ 精神疾患の診断・統計マニュアル』（DSM-5-TR™，2023年），世界保健機関（WHO）による『国際疾病分類第11回改訂版』（International Classification of Diseases-11：ICD-11，2018年）がある。

DSM-5では，①対人コミュニケーションと対人相互交流の障害，②限局された反復的な行動や興味・活動—の両方が，現在または経過中にみられた場合にASDと診断する[2]。

注意欠如多動症（ADHD）やてんかん，ダウン症などを含め，あらゆる疾患と併存可能である。なお，①だけがみられる場合は，社会的コミュニケーション症の診断となる[3]。

🌀「治療」ではなく「療育・環境調整」

　ASDは治癒する疾患ではない。第1章22のADHD同様，「病気だから治療する，間違った行動だから矯正する」という姿勢は，子どもの尊厳を傷つけるため，「特性にあった環境を調整する」ことで，子どもが本来の力を発揮できるようにする。したがって，ASDにおいても，「治療」ではなく，「療育・環境調整」が適切である。

■1 苦手を減らすよりも，得意を伸ばす

　視覚的な記憶力や体験したことの記憶力が高く，一度行ったことのある場所や物の定位置を正確に記憶できる子どもがいる。反面，言葉から意図を読み取り，イメージをもつことが難しい。また，環境刺激の受け取り方が敏感で，いわゆる「適当に流す」ことが苦手である。共感よりも，論理や明確なルールを好む。

　こうした特性を正しく理解し，苦手を減らすよりも，得意を伸ばせるように環境を調整する。つまり，標準的な子どもになることを目指すのではなく，独自でユニークな発達特性を肯定することが大切である。

■2 子どもの行動を肯定的に捉えることで，アプローチの仕方がみえてくる

　こだわりの強さを直そうと，さまざまな課題を与えるよりも，高い集中力に着目し，一つの課題にじっくり取り組める環境を整えるほうが子どもの特性が活きる。また，子どもの言動に肯定的な意味づけをすることで，大人も「療育・環境調整」のアプローチのアイデアが湧くこともある。

　例えば「言うことをきかない」ではなく，「言われたことを上手に理解できない」と読み換えると，その子どもにあわせた「療育・環境調整」のポイントがみえてくる。

■3 薬物療法はメインではなく「補助」

　多動，不注意，不安，易刺激性，不眠などの症状をターゲットに，薬物療法を用いることができる。現在，ASDを根本的に治療する薬剤はない。薬物療法は，子どもが日常生活を送りやすくするために必要に応じて行う「補助」である。

保護者への心理的サポートの重要性

1 周囲の支援を得る

　できないことを矯正しようとする「しつけ」は上手くいかず，保護者自身が育児に対し自信を失い，自分を責めるようになる。保護者の気持ちに余裕がなくなると育児はさらに不適切となり，保護者が不安定になることで，子どもは精神的な安定を失い，二次的な心身症に至る危険性がある。したがって，保護者が一人で奮闘することのないよう，家族の支援が不可欠である。父親，母親，兄弟姉妹など，子どもに関わるすべての家族に，ASDへの理解と，「療育・環境調整」への参加を促す。

　例えば，「しつけ」ができず，子どもに振り回される日々が続いたとしても，大きくもめることなく，子どももパニックを起こすことなく円滑に時間が流れているのであれば，試行錯誤の結果たどり着いた現時点でのベストの育児であると肯定的に考える。

2 行政の相談窓口を活用する

　行政の発達相談窓口に相談し，地域のサポートを受けることも大切である。また，行政機関や大学，医療機関などで，「ペアレントトレーニング」という発達障害やその傾向がある子どもの保護者を支援するプログラムもある。正しい知識を学びながら，ロールプレイを通じて，子どもの特性を尊重する心がけや，生活上の困りごとに対応するトレーニングを行う。

支援は診断名ではなく，子どもの特性に合わせて行う

　前述したように，ASDには典型的な行動がいくつかある。しかし，ASDは確定診断をつけるのが難しい境界線上にいる子どもも多い。そのため，これらの行動がないことを根拠にASDではないと断定するには慎重であることが望ましいとされている。このような背景を念頭に置き，来局した保護者に「子どもにはよくあること。自閉症ではないでしょう」と安易に声がけをするのでは

なく，子どもの特性にあわせて保護者や子どもへの支援をすることが重要である。

　時には，診断名が治療に直結しないこともあるので，診断を優先してはならない。

　ただし，診断が不要というわけでは決してない。診断とは，多数派とは異なる発達特性をもつ少数派であることの確認であり，少数派であるがゆえに生きにくさを抱えていることの証明である。子どもにとっては，診断が独自の発達を保証される根拠となる。

引用文献

1) 広瀬宏之：自閉スペクトラム症．小児科診療，80(suppl):373-376，2017
2) 高橋三郎，他・監訳：DSM-5 精神疾患の診断・統計マニュアル 第5版，医学書院，2014
3) 蜂矢百合子：自閉スペクトラム症．小児内科，51(12):1909-1912，2019

〈岡本　光宏〉

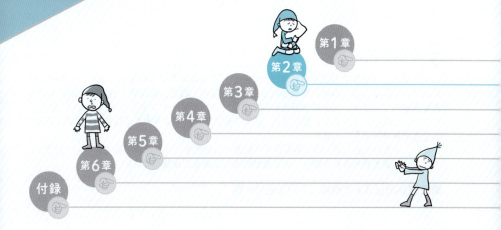

第2章
一覧表でサッと確認！
子どもの頻用薬

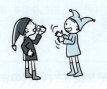

本章の読み方

本章では，薬効群ごとに小児科領域で使用される主な医薬品を解説しており，各解説の冒頭には，当該薬効群で小児に使用される主な医薬品の一般名，商品名と剤形，小児薬用量の表を掲載しています。以下に当該表に使用している剤形アイコンを示しましたので，参照ください。ただし，インスリン製剤のみ，患児の症状・状態により大きく投与量が異なるため，小児薬用量は割愛しています。

また，本書の見返しに，特に頻用される疾患の治療薬をより簡潔な記載で掲載しています。

なお，本表を利用される際は，必ず最新の添付文書もご確認ください。

第2章薬剤リストで使用している記号一覧

記号	剤形	記号	剤形
散	散剤	ゼリー	内服ゼリー剤
末	末剤	坐	坐剤
細	細粒剤	注腸	注腸剤
顆	顆粒剤	浣腸	浣腸
徐放顆	徐放性顆粒剤	貼	貼付剤
錠	錠剤	吸入	吸入剤
徐放錠	徐放性錠剤	吸入用末	吸入粉末剤
腸溶錠	腸溶性錠剤	吸入懸濁用	吸入懸濁用粉末剤
舌下錠	舌下錠	吸入液	吸入液剤
OD	口腔内崩壊錠	ディスカス	ディスカス
徐放OD	徐放性OD錠	エアゾール	エアゾール
ODフィルム	口腔内崩壊フィルム剤	キット	注射用キット製剤
チュアブル錠	チュアブル剤	注	注射剤
カ	カプセル剤	注射用	注射用剤
徐放カ	徐放性カプセル剤	軟	軟膏
DS	ドライシロップ剤	クリーム	クリーム剤
液	内用液剤	眼軟膏	眼科用軟膏剤
シ	シロップ剤	点眼液	点眼液
口腔用液	口腔用液（経口腔粘膜吸収剤）		
内服	当該医薬品の経口剤の全てが対象の場合		
他剤形	当該医薬品で小児によく使用される剤形（経口剤，吸入剤，経腸製剤，経皮剤）以外の剤形		

▶**本章を使用される際の注意点**

添付文書の「用法・用量」に，小児薬用量が記載されていない医薬品については，執筆者の施設などでの使用実績に基づいた用量を記載。当該医薬品を小児に使用する場合は，必ず医師と相談すること。

[注意書き例]
____：添付文書の「用法・用量」欄に記載なし
____：堀 正二，他・編：治療薬ハンドブック2024，じほう，2024 より

子どもの年齢区分

新生児：生後4週まで	乳児：1歳まで
幼児：1〜6歳	学童：6〜12歳

1 解熱鎮痛薬

表 主な解熱鎮痛薬

一般名 主な商品名/剤形	小児薬用量
アスピリン アスピリン/末 バイアスピリン/腸溶錠	＜川崎病＞ ［急性期有熱期間］　　　　　【分3】▶30〜50mg/kg/日 ［解熱後の回復期から慢性期］【分1】▶3〜5mg/kg/日 ＜解熱・鎮痛＞ ［注意］15歳未満では水痘，インフルエンザ発症時の投与は原則避ける
アセトアミノフェン カロナール/末 細 錠 液 坐 アンヒバ/坐 他剤形：アセリオ/注 あり	内服 坐 【投与間隔 4〜6 時間以上】▶10〜15mg/kg/回， ≪最大≫500mg/回，1,500mg/日（60mg/kg/日） ［1 回量目安］5kg：50〜75mg/回，10kg：100〜150mg/回， 　　　　　　20kg：200〜300mg/回，30kg：300〜 　　　　　　450mg/回
イブプロフェン ブルフェン/顆 錠	【分3】▶5〜7歳：200〜300mg/日，8〜10歳：300〜 　　　　400mg/日，11〜15歳：400〜600mg/日

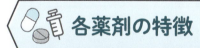 各薬剤の特徴

アセトアミノフェン

特徴
- 一般に安全性が高く，解熱鎮痛薬として最も広く使用される。
- 剤形が豊富である。特に乳幼児や経口摂取が困難な患児には，坐剤が選択される。経口剤，坐剤とも同じ用量で投与可。
- 感冒時の解熱や外傷に対する鎮痛目的の場合，頓用で処方されるケースが多い。

服薬指導の ポイント	・過量投与による肝障害に注意。本成分を含む一般用医薬品の配合剤の併用で過量になる事例がある。最も発熱症状を起こしやすい6歳未満の小児は，年長の小児や成人に比べると肝障害を起こしにくい。 ・一般に4～6時間の投与間隔で服用(使用)するよう指示されるケースが多い。 ・広く処方されているため，保護者の判断で残薬や兄弟に処方された薬剤を服用するケースがある。また，かかりつけ医と救急で処方された用量に差があり，どちらが正しいか保護者が悩むケースもあるため，お薬手帳などで処方歴を確認し服薬指導を行う。 ・かかりつけ医の指示で発熱時に使用するよう保管しているケースもあるため，薬剤の管理方法についても注意して説明する必要がある。保管期間が長い場合は，有効期間と患児の体重変化により使用が適さないケースが想定されることも考慮し説明する。

アスピリン

特徴	・小児の場合，抗血小板薬として川崎病に用いられ，急性上気道炎の解熱鎮痛薬には用いない。
服薬指導の ポイント	・本剤を15歳未満の水痘，インフルエンザの患者に投与しないことを原則とする。川崎病患者でも同疾患に罹患した場合は投与中断を検討する(水痘やインフルエンザで使用するとライ症候群の報告がある)。やむを得ず投与する場合には，観察をしながら慎重に投与する。 ・長期服用で消化器症状や腎障害に注意する。川崎病の場合，長期間内服が必要になるため特に注意する。 ・独特な酢酸臭があることを説明する。

イブプロフェン

特徴	・小児に使用できる数少ないNSAIDsの一つ。なお，4歳以下の小児を対象とした有効性および安全性を指標とした臨床試験は実施されていない。
服薬指導の ポイント	・アセトアミノフェンで効果が得られない際の対応として一緒に処方されることもある。服用方法を保護者に正しく説明する必要がある。 ・OTCで同じ成分を含有する製剤が販売されており，重複投与に注意する。

Memo

- 細菌感染やウイルス感染に伴う感冒様症状は，小児領域でよく経験する。これらの大半は予後良好であり，対症療法にて経過を観察する。感冒様症状のなかでも発熱はよく見られ，発熱を契機に受診することもしばしば経験する。
- 骨折などの外傷に対する鎮痛目的でアセトアミノフェンが選択されることも多い。疼痛が強い場合は，イブプロフェンや小児適応はないがロキソプロフェンが選択されるケースもある。

ジアゼパム坐剤とアセトアミノフェン坐剤はどっちを先に使う？

　坐薬は基剤の特徴から油脂性基剤と水溶性基剤に分類される。一般に，油脂性基剤の坐薬と水溶性基剤の坐薬を併用した場合，水溶性基剤の坐薬の吸収が阻害されることが知られていることから，同時投与は避ける必要性がある[1]。これは，水溶性基剤の坐薬の主成分が脂溶性であることから，油脂性基剤に溶解し，直腸で吸収されなくなるためである。

　熱性けいれんの際に，ジアゼパム坐剤とアセトアミノフェン坐剤が汎用される。服薬指導時には，ジアゼパム坐剤を先に使用し，30分以上空けてアセトアミノフェン坐剤を使用するよう指導する[2]。これは，ジアゼパム坐剤が水溶性基剤でアセトアミノフェン坐剤が油脂性基剤を使用しているためである。同時に使用するとジアゼパムがアセトアミノフェン坐剤の基剤へ吸収され，十分な血中濃度上昇が期待できないことが知られている。ジアゼパム坐剤（ダイアップ®坐剤）のインタビューフォームやメーカー作成の説明書にもジアゼパム坐剤を先に使用し，30分以上空けて解熱鎮痛薬の坐薬を投与するよう記述がある。

　また，ジアゼパム坐剤を先に使用することにはもう一つ理由がある。それは，ジアゼパムを速やかに投与し，痙攣を止めることが解熱より優先されるためである。複数の坐薬を投与する場合，速やかな効果発現を期待する製剤を先に投与する必要がある。

　このようなことを考慮し，投与順序を決定する。

坐薬の切断は？

　成人領域では，1回1個のような使用が通常であるが，小児領域では，1回1/2個のような使用が行われる。体重ごとに投与量が変わるため，1個投与すると過量投与になるケースがあるためである。

　リンデロン®坐剤のように液状成分を含む坐薬は切断できないが，基剤中に成分が均一に分布しているタイプの坐薬は切断可能である。

　図のようにマジックなどで線を記入し，よく洗浄したハサミや包丁で包装のうえから切断する。切断した坐薬のうち，先端が鋭利な方を使用する。残りは廃棄する。

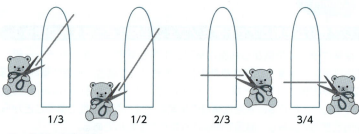

図　坐剤の切断方法

引用文献

1) 武井研二，他：アセトアミノフェン坐剤の併用がジアゼパム坐剤の直腸からの吸収におよぼす影響　両坐剤併用時の薬物動態学的検討．日本小児科学会雑誌，100（8）：1347-1355，1996
2) 高田製薬株式会社：ダイアップ坐剤，インタビューフォーム（2019年7月改訂，第7版）

（奥村　俊一，信安　恵見，川下　晃代，石川　洋一）

2 抗菌薬

表 主な抗菌薬

一般名 主な商品名/剤形	小児薬用量
アジスロマイシン水和物 ジスロマック/ 細 小児用 錠 力 小児用 他剤形:注 あり	内服【分1を3日間】▶10mg/kg/日, ≪最大≫500mg/日 [1日量目安] 15～25kg:200mg/日, 26～35kg:300mg/日, 　　　　　　36～45kg:400mg/日, 46kg以上:500mg/日 力▶15kg未満:細 を投与
アモキシシリン水和物 サワシリン/細 錠 力 アモキシシリン/細 力	【分3～4】▶20～40mg/kg/日, ≪最大≫90mg/kg/日
アモキシシリン水和物・ クラブラン酸カリウム クラバモックス/ DS 小児用 ※オーグメンチン/ 錠 :小児適応なし	DS 小児用【分2(12時間毎)食直前】▶96.4mg/kg/日(力価) [1日製剤量] 6～10kg:1包(1.01g)/日, 11～16kg:2包(2.02g)/日, 17～23kg:3包(3.03g)/日, 24～30kg:4包(4.04g)/日, 31～36kg:5包(5.05g)/日, 37～39kg:6包(6.06g)/日
クラリスロマイシン クラリス/ 錠 小児用 錠 DS 小児用 クラリシッド/ 錠 小児用 錠	【分2～3】▶10～15mg/kg/日, ≪最大≫400mg/日 <レジオネラ肺炎> 【分2～3】▶15mg/kg/日, ≪最大≫400mg/日 <AIDSに伴うMAC症*> 【分2】▶15mg/kg/日 *:播種性マイコバクテリウム・アビウムコンプレックス
スルファメトキサゾール・トリメトプリム バクタ/ 顆 錠 バクタミニ/ 錠 バクトラミン/ 顆 錠 ダイフェン(S:400mg, T:80mg)/ 顆 錠 他剤形:バクトラミン/ 注 あり	[禁忌] 低出生体重児・新生児 <ニューモシスチス肺炎> 顆 錠 [治療]【分3～4】▶(トリメトプリムとして)15～20mg/kg [発症抑制]【分2を連日または週3日】▶(トリメトプリムとして)4～8mg/kg

第2章 一覧表でサッと確認！ 子どもの頻用薬

一般名 主な商品名/剤形	小児薬用量
セファレキシン ケフレックス/ 力 DS L-ケフレックス（胃溶性粒＋腸溶性粒）/ 徐放顆 50% 徐放顆 小児用・20% ラリキシン/ 錠 DS ,「日医工」/ 錠	DS【分服6時間毎】▶幼小児：25～50mg/kg/日， [重症・低感受性症例]50～100mg/kg/日 力 錠【6時間毎】▶20kg以上：250mg/回， [重症・低感受性症例]500mg/回 徐放顆 小児用・20%【分2朝夕食後】▶幼小児：25～50mg/kg/日， [重症・低感受性症例]1日50～100mg/kg/日 徐放顆 50%【分2朝夕食後】▶20kg以上：1g/日， [重症・低感受性症例]2g/日
セフカペン　ピボキシル塩酸塩水和物 フロモックス/ 細 小児用 ※ 錠 ：小児適応なし	細 小児用【1日3回食後】▶3mg/kg/回 [注意共通]低出生体重児，新生児は適応外。低カルニチン血症に伴う低血糖が現れることがある
セフジトレン　ピボキシル メイアクトMS/ 細 小児用 錠	細 小児用【1日3回食後】▶3mg/kg/回， [肺炎・中耳炎・副鼻腔炎]6mg/kg/回まで増量可， ≪最大≫200mg/回 [注意]低出生体重児，新生児は適応外。低カルニチン血症に伴う低血糖が現れることがある
セフジニル セフゾン/ 細 小児用 ※セフゾン/ 力 ，「サワイ」/ 錠 ：小児適応なし	細 小児用【分3】▶9～18mg/kg/日
トスフロキサシントシル酸塩水和物 オゼックス/ 細 小児用 錠 小児用 錠 トスキサシン/ 錠 他剤形 ：トスフロ/ 点眼液 あり	細 小児用 錠 小児用【1日2回】▶6mg/kg/回，≪最大≫180mg/回，360mg/日まで [1回量目安]15kg：90mg(1.5錠)/回，20kg：120mg(2錠)/回，25kg：150mg(2.5錠)/回，30kg～：180mg(3錠)/回

各薬剤の特徴

アモキシシリン（Access）

特徴	▪ A群β溶血性連鎖球菌など小児で感染しやすい細菌に対する第一選択薬である。 ▪ WHOの推奨するAWaRe分類（Column3参照）でAccess（一般的な感染症の第一選択薬）に分類されており，汎用される。
服薬指導のポイント	▪ EBウイルス（エプスタイン・バールウイルス；Epstein-Barr virus, ヘルペスウイルス属）による伝染性単核球症の場合，高率に皮疹を起こすので安易な使用は避ける。 ▪ ペニシリン系やβラクタム系抗菌薬へのアレルギー歴を確認すること。 ▪ 他剤に比べて体重あたりの用量が多いため，嵩高いことをあらかじめ患者・家族に伝えておく。

アモキシシリン・クラブラン酸カリウム（Access）

特徴	▪ アモキシシリンにβラクタマーゼ阻害薬のクラブラン酸カリウムが配合された薬剤。特徴はアモキシシリンと同じである。 ▪ 吸湿性が高い。オーグメンチン配合錠やクラバモックス小児用配合ドライシロップの粉砕や再分包は通常行われない。
服薬指導のポイント	▪ EBウイルスによる伝染性単核球症の場合，高率に皮疹を起こすので安易な使用は避ける。 ▪ ペニシリン系やβラクタム系抗菌薬へのアレルギー歴を確認すること。

セファレキシン（Access）

特徴	▪ 第一世代セフェム系抗菌薬。外傷などの感染予防などの目的で汎用される。 ▪ 剤形が豊富である。

セフジトレン ピボキシル（Watch）

特徴	▪ 第三世代セフェム系抗菌薬。腸管吸収率が低いことが問題視されている。以前は，呼吸器感染症や外傷などの感染予防など幅広く使用されていたが，AMR（薬剤耐性）対策によりその使用頻度は減少している。 ▪ 構造上，ピボキシル基を有しており，低カルニチン血症に注意する。
服薬指導のポイント	▪ 小児では低カルニチン血症を生じやすい。食欲の有無にかかわらず初期症状（低血糖など）に注意する。

アジスロマイシン（Watch）

特徴	▪ 15員環マクロライド系抗菌薬。呼吸器感染を中心に使用されている。
服薬指導のポイント	▪ 半減期が長いため，3日間内服し1週間効果が持続することを保護者へ説明する。 ▪ QT延長症候群を生じることがあり，めまい，ふらつき，失神などの訴えに注意する。 ▪ オレンジジュースやスポーツドリンクなどの酸性飲料で服用するとコーティングが取れて苦く感じることがある。水や白湯での服薬が困難な場合は，牛乳やアイスクリームなどと一緒に服薬するとよい。

クラリスロマイシン（Watch）

特徴	▪ 14員環マクロライド系抗菌薬。呼吸器感染を中心に使用されている。
服薬指導のポイント	▪ QT延長症候群を生じることがあり，めまい，ふらつき，失神などの訴えに注意する。 ▪ オレンジジュースやスポーツドリンクなどの酸性飲料で服用するとコーティングが取れて苦く感じることがある。水や白湯での服薬が困難な場合は，牛乳やアイスクリームなどと一緒に服薬するとよい。 ▪ カルボシステイン製剤が酸性であるため，併用でコーティングが取れて苦みを感じることがある。 ▪ びまん性汎細気管支炎や慢性副鼻腔炎などの炎症性疾患に対し抗炎症作用を期待し，14員環マクロライド系抗菌薬を少量長期間投与することがある。

トスフロキサシン（Watch）

特徴	・ニューキノロン系抗菌薬。呼吸器感染，泌尿器系感染など幅広い感染症に有効である。 ・一般に小児に対して発育への影響からニューキノロン系抗菌薬の使用は控えられているが，本剤は小児適応を有する。
服薬指導の ポイント	・QT延長症候群を生じることがあり，めまい，ふらつき，失神などの訴えに注意する。 ・痙攣に注意。特にNSAIDs併用により痙攣リスクが上昇する。 ・マグネシウムやアルミニウムなど有機カチオンを有する薬剤とは，2時間以上間隔をずらして投与する（同時に投与するとトスフロキサシンの血中濃度が低下する）。

スルファメトキサゾール・トリメトプリム（Access）

特徴	・バクタ®配合錠は錠剤径が大きい（φ約11mm）が，ミニ配合錠は小さく（φ約6mm），小児でも服薬しやすい。配合錠1錠と配合顆粒1g，ミニ配合錠4錠の用量が等しい。 ・造血幹細胞移植後や長期の免疫抑制薬での治療を要する疾患など，免疫力が低下している患児においては，ニューモシスチス肺炎の予防が必須となる。本剤は，そのような患児に使用されるケースが多く，また，服用期間は長期に及ぶことが多い。 ・ニューモシスチス肺炎の予防の場合，連日もしくは週3日経口投与する。
服薬指導の ポイント	・低出生体重児，新生児，妊婦に禁忌である。 ・サルファ剤に対し過敏症の既往のある患者に禁忌である。 ・副作用として皮疹と高カリウム血症に注意する。 ・クレアチニンの尿細管分泌を抑制するため，腎機能正常患者において血清クレアチニン値が5〜20％上昇する[1]（腎障害との鑑別に注意する）。 ・併用注意に該当する薬剤が多い。 ・服用量や舌触りなどの理由で錠剤や顆粒を粉砕する際は，苦みがあることをあらかじめ伝えておく。

Memo

- 抗菌薬の服薬指導では，処方された日数分を飲み切るように指導する。例えば，A群β溶血性連鎖球菌による咽頭炎であれば，ペニシリン系抗菌薬を10日間内服することが推奨されている[2]。
- 代表的な副作用は下痢などの消化器症状で，腸内細菌叢を攪乱させることで生じる[3]。マクロライド系抗菌薬は，腸内細菌叢の攪乱に加え，モチリン様作用により消化管運動を亢進し，下痢を生じる機序も知られている[4]。腸内細菌叢の攪乱により生じる下痢に対しては，ビフィズス菌や酪酸菌などの整腸薬が併用されることがある。

AWaRe 分類とは

2017年，WHOは抗菌薬適正使用を進めるための指標としてAWaRe分類を採用した[5]。この分類では，現在使用されている抗菌薬を以下の3つのカテゴリーに分類した。

▶ AWaRe 分類
- Access：一般的な感染症の第一選択薬または第二選択薬として用いられる耐性化の懸念の少ない抗菌薬
- Watch：耐性化が懸念されるため限られた疾患や適応にのみ使用すべき抗菌薬
- Reserve：最後の手段として取り扱う抗菌薬

▶ 各カテゴリーに分類される主な薬剤
- Access：アモキシシリン，セファレキシン，メトロニダゾール
- Watch：フルオロキノロン系抗菌薬，マクロライド系抗菌薬，カルバペネム系抗菌薬
- Reserve：ダプトマイシン，チゲサイクリン

AWaRe 分類は，抗菌薬適正使用を判断するための新たな指標である。WHOは，全抗菌薬に占める「Access」の抗菌薬の割合を60％以上にすることを目標としている[6]。わが国では，2020年は21.44％[7]であり，WHOの目標とする60％へ近づけるよう努める必要がある。

引用文献

1) 宗 村盛, 他：スルファメトキサゾール／トリメトプリム配合剤の投与による血清クレアチニンの上昇とその要因：正常な腎機能を有する日本人患者を対象とした遡及的解析. 薬学雑誌, 133（5）：587-595, 2013
2) 厚生労働省：抗微生物薬適正使用の手引き 第三版. 2023
3) 赤川友布子, 他：抗菌薬投与が小児の腸内細菌叢に及ぼす影響. 関西医科大学雑誌, 73：7-12, 2022
4) Catnach SM, et al : Erythromycin and the gut. Gut, 33(3): 397-401, 1992
5) WHO：WHO model list of essential medicines.20th list(March, 2017)
6) 遠藤美緒：WHO AWaRe 分類を用いた点有病率調査による小児の抗菌薬使用状況分析. ファルマシア, 56（2）：168, 2020
7) AMR 臨床リファレンスセンター：全国抗菌薬使用量 2013-2020

（奥村 俊一, 信安 恵見, 川下 晃代, 石川 洋一）

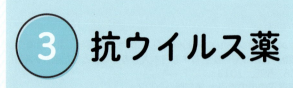

3 抗ウイルス薬

表 主な抗ウイルス薬

一般名 主な商品名/剤形	小児薬用量
アシクロビル ゾビラックス/ 顆 錠 アシクロビル/ DS 「日医工」/ ゼリー 他剤形：ゾビラックス/ 眼軟膏 注射用 軟 クリーム あり	内服【1日4回】 <単純疱疹> ▶20mg/kg/回，≪最大≫200mg/回，[造血幹細胞移植における発症抑制] 施行7日前から施行後35日まで投与 <帯状疱疹> ▶20mg/kg/回，≪最大≫800mg/回 <性器ヘルペスの再発抑制> [40kg以上に限り投与]▶20mg/kg/回，≪最大≫200mg/回
オセルタミビルリン酸塩 タミフル/ カ DS 「トーワ」/ 錠	[治療共通注意] インフルエンザ様症状の発現から2日以内に投与開始 [予防共通注意] 予防投与は保険適用外 カ [治療]【1日2回5日間】▶37.5kg以上：75mg/回 [予防]【1日1回10日間】▶37.5kg以上：75mg/回 DS [治療]【1日2回5日間】▶新生児・乳児：3mg/kg/回，幼児：2mg/kg/回，≪最大≫75mg/回 [予防]【1日1回10日間】▶幼児：2mg/kg/回，≪最大≫75mg/回
ザナミビル水和物 リレンザ/ 吸入用末	[治療注意] インフルエンザ様症状の発現から2日以内に投与開始 [予防注意] 予防投与は保険適用外 [治療]【1日2回5日間吸入】▶10mg/回 [予防]【1日1回10日間吸入】▶10mg/回

一般名 主な商品名/剤形	小児薬用量
バラシクロビル塩酸塩 バルトレックス/ 顆 錠	＜単純疱疹＞ 錠【1日2回】▶40kg以上：500mg/回 顆▶10kg未満：25mg/kg/回を1日3回，10kg以上：25mg/kg/回を1日2回 [共通]≪最大≫500mg/回，[造血幹細胞移植における発症抑制]施行7日前より施行後35日まで ＜帯状疱疹，水痘＞ 錠【1日3回】▶40kg以上：1,000mg/回 顆【1日3回】▶25mg/kg/回，≪最大≫1,000mg/回 ＜性器ヘルペスの再発抑制＞ 錠 顆▶40kg以上：500mg/回を1日1回，[HIV感染症（CD4リンパ球数 100/mm^{3}以上）]500mg/回を1日2回
バロキサビル　マルボキシル ゾフルーザ/ 錠 10mg, 20mg 顆	[治療共通注意]インフルエンザ様症状の発現から速やかに投与開始 [予防共通注意] 予防投与は保険適用外 内服 [治療]【単回】▶12歳以上・80kg以上：80mg/回，12歳以上・80kg未満：40mg/回，12歳未満・40kg以上：40mg/回，12歳未満・20～40kg未満：20mg/回，12歳未満・10～20kg未満：10mg/回 錠 20mg 顆 [予防]【単回】▶12歳以上・80kg以上：80mg/回，12歳以上・80kg未満：40mg/回，12歳未満・40kg以上：40mg/回，12歳未満・20～40kg未満：20mg/回 [注意]製剤間での生物学的同等性は示されていない。投与量10mgに顆は使用不可。投与量20mg以上に錠 10mgは使用不可
ラニナミビルオクタン酸エステル水和物 イナビル/ 吸入用末 吸入懸濁用	[治療共通注意]インフルエンザ様症状の発現から速やかに投与開始 [予防共通注意] 予防投与は保険適用外 吸入用末 吸入懸濁用 [治療]【単回】▶10歳以上：40mg/回，10歳未満：20mg/回 吸入用末 [予防]▶10歳以上：40mg 単回または20mg/回を1日1回2日間吸入，10歳未満：20mg 単回 吸入懸濁 [注意]160mgを生食2mLで懸濁し，ジェット式ネブライザを用いて単回吸入

各薬剤の特徴

抗インフルエンザ薬

オセルタミビル

特徴	・抗インフルエンザ薬として最初に発売された医薬品で，最もエビデンスが豊富である。 ・『日本小児科学会2023/24シーズンのインフルエンザ治療・予防指針』[1]において，小児全般で使用が推奨されている。剤形もカプセルとドライシロップ，錠剤があり，乳幼児でも投与可能である。
服薬指導のポイント	・治療と予防で用法・用量，投与期間が異なる。 ・治療の場合，全5日間服薬する必要がある。症状が改善しても勝手に中断しないよう指導する。

ザナミビル

特徴	・吸入薬であるため，正しく吸入できないと効果が得られない。そのため，幼児期までは投与が推奨されない。また，幼児期以降についても吸入可否について評価し投与する必要がある。
服薬指導のポイント	・治療と予防で用法・用量，投与期間が異なる。 ・治療の場合，全5日間服薬する必要がある。吸入手技と合わせて，症状が改善しても勝手に中断しないよう指導する。

ラニナミビル

特徴	・単回投与であり，リレンザと比べ投与が簡便である。
服薬指導のポイント	・吸入製剤として，粉末剤と懸濁剤の2種類の剤形が発売されている。粉末剤は専用容器に充填され，リレンザと同様に正しく吸入できないと効果が得られず，幼児期までは投与が推奨されない。一方，懸濁剤は，ネブライザを用いて吸入するため乳児期でも投与可能である。 ・治療，予防とも同一の用法・用量で差支えないが，10歳以上の小児および成人の予防目的においては，20mgを1日1回，2日間投与も認められている。

バロキサビル

特徴	・既存の抗インフルエンザ薬とは異なる作用機序を有する。インフルエンザウイルス特有のキャップ依存性エンドヌクレアーゼの活性を選択的に阻害し，mRNA合成を阻害する薬剤。2018年3月に発売され，ノイラミニダーゼ阻害薬耐性のウイルスへの効果が期待されている。 ・『日本小児科学会2023/24シーズンのインフルエンザ治療・予防指針』[1]において，幼児期までは積極的な投与が推奨されていない。小児期においては，慎重に投与を検討する必要があるとされている。
服薬指導の ポイント	・単回投与であることを説明する。 ・10mg錠と20mg錠または顆粒2％分包における相互の生物学的同等性は示されていないため，10mg錠を顆粒2％分包で，20mg錠を10mg錠で代用しないこと。 ・10mg錠に予防の適応はない（治療の適応のみ）。 ・12歳未満で10kg以上20kg未満の患児の場合，治療目的での投与は可能であるが，予防目的での投与は不可。

抗ヘルペスウイルス薬

アシクロビル

特徴	・抗ヘルペスウイルス薬として使用されている薬剤。最もエビデンスが豊富である。 ・剤形が豊富だが，水痘などでは，1日4回服用する必要がある。 ・血液腫瘍領域において，ヘルペスウイルス感染予防で汎用される。
服薬指導の ポイント	・疾患によって服用期間や用法・用量が異なるため注意すること。

バラシクロビル

特徴	・アシクロビルのプロドラッグ。1日2～3回服用とアシクロビルより服薬回数が少ないため，水痘や帯状疱疹で使用される。 ・成人領域では，1日1回服用のアメナメビルのほうが使用しやすいが，薬価と小児適応の観点から優位性がある。

服薬指導の ポイント	▪ 疾患によって服用期間や用法・用量に差があるため注意。 ▪ 錠剤がやや大きいため，服薬可能かどうか注意する。

引用文献

1) 日本小児科学会 予防接種・感染症対策委員会：2023/24 シーズンのインフルエンザ治療・予防指針；2023/24 シーズンの流行期を迎えるにあたり，2023（https://www.jpeds.or.jp/uploads/files/20231122_influenza.pdf）

〔奥村 俊一，信安 恵見，川下 晃代，石川 洋一〕

4 鎮咳去痰薬・気管支喘息治療薬など

表 主な鎮咳去痰薬・気管支喘息治療薬など

一般名 主な商品名/剤形	小児薬用量
L-カルボシステイン ムコダイン/ 錠 DS シ 「ツルハラ」/ 散	DS シ 【1日3回】▶幼・小児：10mg/kg/回 [1日製剤量 シ]▶幼・小児：0.2mL/kg/回
アンブロキソール塩酸塩 ムコソルバン/ 錠 液 DS シ 小児用 ムコソルバンL/ 徐放錠 「サワイ」、「ニプロ」/ 徐放OD 「サワイ」、「トーワ」、「ZE」 / 徐放力	DS シ 小児用 【分3】▶幼・小児：0.9mg/kg/日 [1日製剤量 液]▶幼・小児：0.3mL/kg/日
カルバゾクロムスルホン酸ナトリウム水和物 アドナ/ 散 錠 注 ※：いずれも小児適応なし	内服【分3】▶1歳：20mg/日，3歳：30mg/日，7.5歳：45mg/日
クロモグリク酸ナトリウム インタール/ 吸入液	【1日3～4回朝・昼・就寝前または朝・昼・夕・就寝前に電動式ネブライザーで吸入】 ▶1アンプル(20mg)/回
サルメテロールキシナホ酸塩・フルチカゾンプロピオン酸エステル アドエア/ ディスカス100 エアゾール50 ※その他規格は小児適応なし	<吸入ステロイドおよび吸入LABA*の併用が必要な気管支喘息> 【1日2回】▶症状に応じて エアゾール50 1吸入/回あるいは エアゾール50 2吸入/回または ディスカス100 1吸入/回 ＊：長時間作動型吸入β_2刺激薬
チペピジンヒベンズ酸塩 アスベリン/ 散 錠 シ DS	【分3】▶1歳未満：5～20mg/日，1～2歳：10～25mg/日，3～5歳：15～40mg/日

____：添付文書の「用法・用量」に小児薬用量の記載なし

第2章 一覧表でサッと確認！子どもの頻用薬

一般名 主な商品名/剤形	小児薬用量
ツロブテロール ホクナリン/ 貼 テープ ホクナリン（塩酸塩）/ 錠 DS小児用 ベラチン（塩酸塩）/ 錠 DS小児用	DS小児用【分2】▶ 0.04mg/kg/日 [1日量目安]6カ月〜2歳：0.25〜0.5mg/日、3〜8歳：0.5〜1mg/日、9〜15歳：1〜2mg/日 貼【胸部、背部、上腕部に1日1回貼付】▶ 6カ月〜2歳：0.5mg/回、3〜8歳：1mg/回、9歳以上：2mg/回
デキサメタゾン デカドロン/ 錠 「トーワ」/ 液	液【分1〜4】▶ 0.15〜4mg/日
デキストロメトルファン臭化水素酸塩水和物・クレゾールスルホン酸カリウム メジコン/ シ ※メジコン（デキストロメトルファン単剤）/ 錠、散は小児適応なし	シ【分3〜4】▶ 3カ月〜7歳：3〜8mL/日、8〜14歳：9〜16mL/日
トラネキサム酸 トランサミン/ 散 錠 カ シ 他剤形：注 あり	シ【分3〜4】▶ 1歳未満：75〜200mg/日、2〜3歳：150〜350mg/日、4〜6歳：250〜650mg/日、7〜14歳：400〜1,000mg/日、15歳以上：750〜2,000mg/日 [1日製剤量]1歳未満：1.5〜4mL/日、2〜3歳：3〜7mL/日、4〜6歳：5〜13mL/日、7〜14歳：8〜20mL/日、15歳以上：15〜40mL/日
プランルカスト水和物 オノン/ DS 他剤形：オノン/ カ、「AFP」、「CEO」、「NIG」、「日医工」/ 錠 あり	DS【用時懸濁】 【分2朝・夕食後】▶ 7mg/kg/日、≪1日最大≫10mg/kg/日、ただし450mg/日まで [1回服用量]【1日2回】12〜18kg未満：50mg/回、18〜25kg未満：70mg/回、25〜35kg未満：100mg/回、35〜45kg未満：140mg/回 [注意]低出生体重児、新生児、乳児は適応外
プロカテロール塩酸塩水和物 メプチンミニ/ 錠 メプチン/ シ DS 吸入 吸入液 ※メプチン/ 錠：小児適応なし	シ 錠 ▶ 6歳以上：25μg/回を1日1回就寝前、または25μg/回を1日2回朝・就寝前 DS シ ▶ 6歳未満：1.25μg/kg/回を1日2回朝・就寝前、または1日3回朝・昼・就寝前 [1回量目安 シ：6歳未満]4kg：1.0mL/回、6kg：1.5m/回、8kg：2.0mL/回、10kg：2.5mL/回、12kg：3.0mL/回、14kg：3.5mL/回、16kg：4.0mL/回、18kg：4.5mL/回、20kg：5.0mL/回 吸入▶小児：10μg/回を1日4回まで 吸入液▶小児：10〜30μg/回を深呼吸しながらネブライザーで吸入

一般名 主な商品名/剤形	小児薬用量
ブロムヘキシン塩酸塩 ブロムヘキシン塩酸塩/錠 「トーワ」/シ ビソルボン/吸入 他剤形：注あり ※：いずれも小児適応なし	錠シ【分3】▶1歳：3mg/日，3歳：4mg/日，7.5歳：6mg/日
モンテルカストナトリウム キプレス/細 チュアブル錠 シングレア/細 チュアブル錠 錠 OD：小児適応なし	チュアブル錠【1日1回就寝前】▶6歳以上：5mg/回 細【1日1回就寝前】▶1〜5歳：4mg/回 [注意]6歳以上：チュアブル錠を投与，1歳〜6歳未満：細を投与。 低出生体重児，新生児，1歳未満は適応外

＿＿＿：添付文書の「用法・用量」に小児薬用量の記載なし

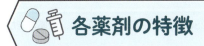
各薬剤の特徴

鎮咳去痰薬

チペピジン

特徴	・中枢性非麻薬性鎮咳薬。鎮咳作用に加え，気道の繊毛運動を活発にすることで去痰作用を発現する。 ・小児適応を有する鎮咳薬で広く使用される。 ・剤形が豊富である。
服薬指導のポイント	・シロップ剤は懸濁液である。服薬時は，均一となるように振盪し服用する（調剤時に強く振盪すると発泡による秤取困難となるので注意すること）。 ・代謝物により赤い着色尿が出ることがあるので，患者・家族にあらかじめ伝える。

デキストロメトルファン・クレゾールスルホン酸

特徴	・中枢性非麻薬性鎮咳薬，モルヒネと構造が類似する。 ・MAO阻害薬と併用注意（2022年，併用禁忌から併用注意に改訂）。

服薬指導のポイント	・OTC医薬品で本成分を含有する製剤が販売されており，未成年者の間で乱用されている。併用していないか確認し，適切な使用を呼びかける必要あり。 ・副作用として，傾眠に注意する。

去痰薬

カルボシステイン

特徴	・代表的な去痰薬。喀痰中のシアル酸とフコースの構成比を調整し，気道粘膜の正常化により喀痰の排泄を促進する。 ・シロップ剤は配合液がpH5未満になると，カルボシステインの結晶が析出することがあるので，ベネトリン，アスベリン，メプチン®など酸性のシロップ剤との混合調製を避ける。 ・開栓後のシロップ剤は汚染防止のため，使用の都度必ず密栓し冷所に保存すること。
服薬指導のポイント	・錠剤がやや大きいため(250mg錠で平均φ9mm前後)，服薬可能かどうか注意する。

アンブロキソール

特徴	・ブロムヘキシンの活性代謝物。代表的な去痰薬で，ムコ多糖類の繊維を切断し，痰の粘度を下げて，痰を出しやすくする。
服薬指導のポイント	・錠剤や散剤は1日3回服用であるが，徐放剤は1日1回服用である。

抗炎症薬

カルバゾクロム

特徴	・血管強化薬で，毛細血管抵抗性を強化し止血作用を示す。

| 服薬指導のポイント | ・代謝物により橙黄色がかった着色尿が出ることがあるので，患者・家族にあらかじめ伝える。
・OTC医薬品の総合感冒薬で本成分を含有する製剤は販売されていないが，他の薬効で本成分を含む製剤が販売されている（痔治療薬：フジパイゾールS錠，2024年8月現在）。|

トラネキサム酸

特徴	・抗プラスミン作用により，抗出血，抗アレルギー，抗炎症効果を示す。 ・小児領域では，咽喉頭炎の抗炎症目的で使用されることが多いが，蕁麻疹などの紅斑，腫脹，瘙痒感の改善，口内炎などにも適応を有する。
服薬指導のポイント	・OTC医薬品で同成分を含有する製剤が販売されており，重複投与に注意する。

デキサメタゾン

特徴	・クループ（急性閉塞性咽頭炎）症候群に対して使用する。ウイルス感染が声門周囲に広がり，炎症が強くなることで気道が狭まる症状で，特徴的な咳（犬が吠えるような咳）や鼻汁，発熱が生じる。 ・一般に，単回投与する。
服薬指導のポイント	・エリキシル剤もあるが用量が多いうえに苦味も強いため，錠剤を粉砕して投与することがある。錠剤を粉砕した場合も強い苦みがあるため単シロップと服用させるなどの対策が取られる。 ・小児科領域のクループ症候群に対してであればごく短期間の投与であるため，副腎皮質ホルモン薬（ステロイド）の副作用（高血糖，脂質異常症，満月様顔貌など）の発現リスクは低いと考えられる。保護者が過度に恐れて拒薬につながらないような指導をこころがける。

● 気管支拡張薬

ツロブテロール

特徴	・β_2刺激薬で気管支を拡張する。経口剤のみでなくテープ剤も発売されている。

服薬指導のポイント	・テープ剤は，上腕，胸部，背側部に貼付する。患児の年齢や性格を考慮し，剥がれにくい場所を選択する。 ・テープ剤を貼付したまま水泳や入浴は可能である。しかし，貼付部位洗浄の目的や粘着力低下の懸念から，入浴時に貼り替えるよう指示されることもある。 ・基剤にツロブテロールが均一に含まれているため，用量調節目的に切断して使用するよう指示されることがある。理論的には問題ないが，切断面で怪我をするリスクや正確に裁断できていないケースもあることから，可能であれば切断せずに，既存の規格のままの使用が望ましい。 ・振戦や動悸などの副作用に注意すること。

プロカテロール

特徴	・β_2刺激薬で気管支を拡張する。 ・経口剤以外にも吸入剤も販売されており，剤形が豊富である。 ・吸入剤は，気管支喘息のリリーバー（発作治療薬）として使用される。また，発作時に外来などで吸入することもある。
服薬指導のポイント	・使用回数などの用法・用量を守るよう注意する。過度の使用で，振戦や循環器系などの副作用を生じる可能性がある。 ・エアゾールの場合，吸入する前によく振り，発作発現時には使用頻度が多くなるため，使用回数（小児は1回1吸入，1日4回まで）に十分注意をする。 ・使用後は，うがいをするよう説明する。

プランルカスト

特徴	・小児に適応を有するロイコトリエン受容体拮抗薬。
服薬指導のポイント	・通常，1日2回朝夕食後投与する。食後投与で最高血漿中濃度，薬物血漿中濃度推移曲線下面積が増加したため，食後投与が望ましいと考えられる。

	モンテルカスト
特徴	・1歳以上の小児に適応を有するロイコトリエン受容体拮抗薬。剤形は5mg，10mgの錠剤，OD錠，チュアブル錠，細粒がある。 ・小児適応のあるチュアブル錠と細粒の適応は，気管支喘息のみである。
服薬指導のポイント	・通常，1日1回就寝前に投与する（喘息は早朝に最も悪化することから，早朝の血漿中薬物濃度を高く維持するため）。 ・チュアブル錠は口の中で溶かすか，かみ砕いて服用すること。 ・副作用に傾眠があり，就寝前の服用が適切と考えられる。

長期管理薬（ICS/LABA）

	サルメテロール・フルチカゾン
特徴	・$β_2$刺激薬とステロイドの配合剤である。ディスカスとエアゾールの2種類が販売されている。
服薬指導のポイント	・ディスカス製剤は，任意のタイミングで吸入可能であるが，吸入力の弱い患児には適さない。 ・エアゾール製剤は，自動で薬液が噴霧されるため，吸入力が弱くても，吸入可能であるが，薬液の噴霧と吸入のタイミングを合わせる必要がある。 ・うがいの必要性について十分に説明すること。

Memo
- 鎮咳薬や去痰薬においては，総合感冒薬などのOTC医薬品で同じ成分を含有する製剤が販売されており，重複投与に注意する。
- 吸入剤については，スペーサーなどの吸入補助器具が販売されている。乳児から使用可能なデバイスもあり，患児の年齢や特性に合わせて選択する。

第2章 一覧表でサッと確認！子どもの頻用薬

こどもに薬を飲んでもらうテクニック

　感冒などの呼吸器疾患は，幼少期にとても多い．鎮咳去痰薬や気管支喘息治療薬は，錠剤や散剤，液剤，吸入剤など他の領域の薬剤よりさまざまな種類の剤形が存在する．子どもの年齢だけでなく，性格や特性に応じても望まれる／好まれる剤形は異なるが，多くの選択肢が用意されていることは，とても喜ばしいことである．しかし，選択肢が豊富でも，薬剤の味や香り，大きさなど種々の要因で拒薬に至り，多くの保護者がとても苦労していることを，読者の皆さんも日々の業務で感じていることであろう．

　子どもに薬を飲んでもらう方法として，ジュースやヨーグルト，アイスクリームなど，子どもの喜ぶ食品に混ぜて服薬させたり，オブラートや服薬補助ゼリーを使用したりすることが多いと思われる．

　他にも，お薬団子を作成し服薬させる方法や少量の水で懸濁しスポイトで投与する方法も知られている．服薬の手助けとなるこれらの手技については，小児科領域の書籍や病院，製薬会社のホームページなどで紹介されている．しかし，実際に行ってみると思うようにできなかったという経験はないだろうか．やはり，文章やイラストだけでは，細かいニュアンスなどを上手く効果的に伝えられないのではと感じている．このような部分を補完する目的で，本書籍ではいくつかお役立ち動画の作成を試みた．以下のQRコードまたはURLよりアクセスし動画を視聴していただきたい．少しでも調剤や服薬指導の参考になれば幸いである．

https://video.jiho.jp/v56150/oyakudachi_video/
▲PCより

▲スマホ・タブレットより

（奥村 俊一，信安 恵見，川下 晃代，石川 洋一）

5 抗アレルギー薬

表 主な抗アレルギー薬

一般名 主な商品名/剤形	小児薬用量
アレルゲンエキス(スギ花粉) シダキュア/ 舌下錠 (スギ花粉エキス原末)	[適切に舌下投与可能と判断された場合のみ投与可] 【1日1回舌下に1分間保持後飲み込む。その後5分間はうがい・飲食を控える】 ▶開始後1週間：2,000JAU/回，2週目以降：5,000JAU/回 [注意]低出生体重児，新生児，乳児，5歳未満は適応外
アレルゲンエキス(ダニ) アシテア/ 舌下錠 ミティキュア/ 舌下錠	[共通：適切に舌下投与可能と判断された場合のみ投与可] 【1日1回舌下にて1分間保持後(完全に溶解後)，飲み込む。その後5分間はうがい・飲食を控える】 アシテア ▶100IR/回から開始。100IR/回ずつ，300IR/回まで増量．漸増期間は原則3日間，適宜延長 ミティキュア ▶開始後1週間：3,300JAU/回，2週目以降：10,000JAU/回 [共通注意]低出生体重児，新生児，乳児，5歳未満は適応外
オロパタジン塩酸塩 アレロック/ 顆 錠 OD 「日本臓器」/ DS 「マルホ」/ OD フィルム	顆【1日2回，朝・就寝前】▶2～7歳未満：2.5mg/回 内服【1日2回，朝・就寝前】▶7歳以上：5mg/回 [1日製剤量 顆]7歳以上：1g/回，2～7歳未満：0.5g/回
クロルフェニラミンマレイン酸塩 ポララミン(d体)/ 散 錠 シ DS 他剤形：ポララミン(d体)，クロダミン(dl体)，ネオレスタール(dl体) 注 あり ※：いずれの剤形も乳児，幼児適応なし	[禁忌]低出生体重児・新生児 [分2～4]▶1歳：2mg/日，3歳：3mg/日，7.5歳：4mg/日

____ ：添付文書の「用法・用量」欄に記載なし

一般名 主な商品名/剤形	小児薬用量
シプロヘプタジン塩酸塩水和物 ペリアクチン/散 錠 シ	[禁忌共通]新生児・低出生体重児 散 錠▶乳・幼児：慎重投与 シ【1日1～3回】▶乳・幼児：Augsberger 式による用量 [1回量目安]2～3歳：3mL/回，4～6歳：4mL/回，7～9歳：5mL/回，10～12歳：6.5mL/回
フェキソフェナジン塩酸塩 アレグラ/錠 「FFP」，「NP」，「YD」，「サワイ」，「トーワ」/OD 「トーワ」/DS	DS【1日2回】▶6カ月～1歳：15mg/回，2～7歳：30mg/回 DS 錠 OD【1日2回】▶7～11歳：30mg/回，12歳以上：60mg/回 [注意共通]低出生体重児，新生児，6カ月未満は適応外
レボセチリジン塩酸塩 ザイザル/錠 シ 「YD」，「サワイ」，「タカタ」，「日新」/OD	＜瘙痒：アレルギー性鼻炎，蕁麻疹，（皮膚疾患：湿疹・皮膚炎，皮膚瘙痒症を含む）＞ 錠 OD【1日2回朝食後・就寝前】▶7～14歳：2.5mg/回 [注意]7歳未満は適応外 シ▶6カ月～1歳未満：1.25mg/回を1日1回，1歳～6歳：1.25mg/回を1日2回朝食後・就寝前 [注意]6カ月未満は適応外

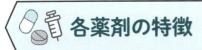

各薬剤の特徴

フェキソフェナジン

特徴	・6カ月以上の小児に適応を有する抗ヒスタミン薬。剤形は錠剤とドライシロップ剤がある。
服薬指導のポイント	・抗ヒスタミン薬は多数発売されているが，本剤は鎮静作用が弱く，添付文書には，「自動車の運転等危険を伴う機械の操作に従事させない」との記述がない。 ・水酸化アルミニウム，水酸化マグネシウム含有製剤と併用した場合，吸収が低下する。 ・通常，1日2回投与する。

オロパタジン

特徴	▪ 2歳以上の小児に適応を有する抗ヒスタミン薬。剤形も錠剤，フィルム剤，顆粒剤，ドライシロップ剤と豊富であるが，7歳未満に適応があるのは顆粒剤とドライシロップ剤のみ。
服薬指導のポイント	▪ フェキソフェナジンと比較すると，鎮静作用が強い。添付文書には，「運転等危険を伴う機械の操作に注意する」の記述あり。 ▪ 通常，1日2回投与する。

レボセチリジン

特徴	▪ 6カ月以上の小児に適応を有する抗ヒスタミン薬。剤形は錠剤，OD錠，シロップ剤がある。
服薬指導のポイント	▪ フェキソフェナジンと比較すると，鎮静作用が強い。添付文書には，「運転等危険を伴う機械の操作に注意する」の記述あり。 ▪ 服用回数は，年齢によって変わる。 　　6カ月以上1歳未満，成人：1日1回投与 　　1歳以上15歳未満：1日2回投与（成人と比べて有効成分の血中消失速度が速いため）

標準化スギ花粉エキス　ヤケヒョウヒダニエキス・コナヒョウヒダニエキス

特徴	▪ シダキュア®スギ花粉舌下錠はスギ花粉に対するアレルギー症状を緩和する薬剤で，スギ花粉より抽出したアレルゲンエキスを舌下にて投与し減感作を図る。 ▪ ミティキュア®ダニ舌下錠は，ダニ抗原によるアレルギー症状を緩和する薬剤で，室内塵ダニより抽出したアレルゲンエキスを舌下にて投与し減感作を図る。 ▪ シダキュア®スギ花粉舌下錠とミティキュア®ダニ舌下錠の両剤を併用する場合，どちらか一方を開始後4週間以上の間隔をあけてもう一剤を開始することで副作用の発現率増加を抑えられる[1]。

服薬指導のポイント	・講習やe-learningを受講した医師のみ処方可能である。「鳥居薬品 舌下免疫療法薬 登録医師確認窓口 確認用サイト」より受講した医師であることを確認し調剤する。 ・小規格の製剤から開始し，2週目以降に増量する。 ・舌下にて1〜2分間保持し飲み込む[1]。その後5分間は，うがいや飲食を控える。 ・アナフィラキシー症状に注意する。服用前や服用後2時間は，激しい運動，入浴などを避ける。 ・シダキュア®スギ花粉舌下錠とミティキュア®ダニ舌下錠を併用する場合，1剤投与後5分以内に別の1剤を投与する試験で，いずれの錠剤から服用を開始しても良好な忍容性が示されることが確認されている（鳥居薬品シダキュアよくあるご質問Q8）。臨床研究としてのエビデンスが少なく他の資料は少ない。投与間隔を長く空けるとアドヒアランスが下がることもあり，数回間隔を空けて実施して大きな副作用をみなければ，その後は医師と相談で一度に両剤服用している施設もある。 ・治療期間は3〜5年が推奨される[1]。

抗ヒスタミン薬の鎮静性

　抗ヒスタミン薬の鎮静性は，脳内H_1受容体占拠率と関連する。谷内らの報告[2]では，脳内H_1受容体占拠率が20％以下の薬剤を非鎮静性と分類している（図）。抗ヒスタミン薬は多数上市されているが，非鎮静性の第二世代の抗ヒスタミン薬が使用されることが多い。なお，第一世代と比較し鎮静作用は弱いと考えられているが，添付文書上，大半の薬剤に「自動車の運転等危険を伴う機械の操作に従事させない」旨の記述がある。小児においては，インペアード・パフォーマンス（抗ヒスタミン薬がもつ鎮静作用で，眠気とは異なり本人の自覚や訴えのないまま注意力の低下，授業に集中できない，学習効率の低下などが起こる状態）について保護者・患児に事前指導が大切である。

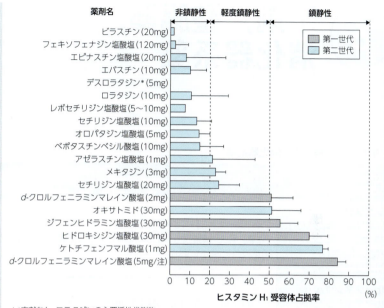

*:文献なし。ロラタジンの主要活性代謝物

図 脳内ヒスタミン H_1 受容体占拠率

(石川洋一・監：現場の困った！をエキスパートが解決 こどもと薬のQ&A. じほう，p150，2017より)

引用文献

1) 日本アレルギー学会：アレルゲン免疫療法の手引き 第1版. 2022
2) 谷内一彦：薬理作用から見た理想的な抗ヒスタミン薬治療. 日本耳鼻咽喉科学会会報, 123 (3)：196-204, 2020

(奥村 俊一, 信安 恵見, 川下 晃代, 石川 洋一)

第2章 一覧表でサッと確認！子どもの頻用薬

6 下剤，整腸薬，消化器系薬

表 主な下剤，整腸薬，消化器系薬

一般名 主な商品名/剤形	小児薬用量
グリセリン グリセリン浣腸「オヲタ」， 「ヤマゼン」，「ケンエー」， 「東豊」，「ムネ」／ 浣腸グリセリン50%	【1回直腸内注入】▶10～150mL/回 [注意] 乳児：慎重投与，患児の反応を十分に把握できない場合，過量投与に陥りやすい
酸化マグネシウム 酸化マグネシウム／末 マグミット／細 錠	【分3】▶1歳：0.5g/日，3歳：1.0g/日，7.5歳：1.5g/日
センノシド プルゼニド／錠 「日医工」／顆	錠【1日1回】▶7歳以上：12mg/回
耐性乳酸菌製剤 ビオフェルミンR／散 錠 ラックビーR／散	【分3】▶1歳：1g/日，3歳：1.5g/日，7.5歳：2g/日 [注意] 抗菌薬，化学療法薬投与時以外は適応がないので投与しない。牛乳（カゼイン）アレルギー児に使用可
ドンペリドン ナウゼリン／ 錠 OD DS 坐10mg, 30mg ※ナウゼリン／ 坐60mg：小児適応なし	錠 OD DS【分3食前】▶小児：1～2mg/kg/日，≪1日最大≫30mg/日，6歳以上：1mg/kg/日まで 坐10mg, 30mg【1日2～3回直腸内投与】▶2歳未満：10mg/回，2歳以上：30mg/回 [共通注意] 特に1歳以下の乳児には用量注意，3歳以下には7日以上の連用を避ける。脱水状態・発熱時などでは投与後の状態に注意する。小児では錐体外路症状，意識障害，痙攣が発現することがある
ピコスルファートナトリウム水和物 ラキソベロン／錠 液 スナイリン／DS 「ゼリア」／顆	<便秘症> 錠【1日1回】▶7～15歳：2錠（5mg）/回 液【1日1回】▶6カ月以下：2滴/回，7～12カ月：3滴/回，1～3歳：6滴/回，4～6歳：7滴/回，7～15歳：10滴/回 DS 顆【1日1回】▶6カ月以下：0.1g/回，7～12カ月：0.15g/回，1～3歳：0.3g/回，4～6歳：0.35g/回，7～15歳：0.5g/回

___：添付文書の「用法・用量」欄に記載なし
___：堀 正二，他・編：治療薬ハンドブック2024，じほう，2024 より

一般名 主な商品名/剤形	小児薬用量
ビフィズス菌製剤 ラックビー微粒N/ 散 ビオフェルミン/ 散 錠	【分3】▶1歳：1g/日，3歳：1.5g/日，7.5歳：2g/日 <ウイルス性腸炎> 【分3】0.1g/kg/日，[注意]牛乳(カゼイン)アレルギー児に使用可
マクロゴール4000・ナトリウム・カリウム モビコール/ 散LD 散HD	<慢性便秘症> 【LD1包/約60mL，HD1包/約120mLの水で用時溶解】 ▶2〜6歳：[初回]LD1包/回を1日1回，[以降]同量を1日1〜3回 ▶7〜11歳：[初回]LD2包/回を1日1回，またはHD1包/回を1日1回，[以降]同量を1日1〜3回 [2〜11歳共通]≪最大≫LD4包/日，またはHD2包/日，≪最大≫LD2包/回，またはHD1包/回，[注意]増量は2日以上あける，増量幅はLD1包/日まで ▶12歳以上：[初回]LD2包/回を1日1回，またはHD1包/回を1日1回，[以降]同量を1日1〜3回，≪最大≫LD6包/日，またはHD3包/日，≪最大≫LD4包/回，またはHD2包/回，[注意]増量は2日以上あける，増量幅はLD2包/日，またはHD1包/日まで [共通注意]低出生体重児，新生児，乳児，2歳未満は適応外
メトクロプラミド プリンペラン/ 細 錠 液 他剤形：注 あり	液 ▶小児：(塩酸メトクロプラミドとして)0.5〜0.7mg/kg/日分2〜3食前 [1日製剤量]0.5〜0.7mL/kg/日 [注意]過量投与に注意。錐体外路症状が発現しやすい。とくに脱水状態，発熱時などには注意する
酪酸菌製剤 ミヤBM/ 細 (宮入菌末40mg), 錠	【分3】▶1歳：0.75g/日，3歳：1g/日，7.5歳：1.5g

____：添付文書の「用法・用量」欄に記載なし
____：堀 正二, 他・編：治療薬ハンドブック2024, じほう, 2024 より

各薬剤の特徴

酸化マグネシウム

特徴	・代表的な緩下薬である。小児から高齢者まで幅広く使用されている。 ・各種下剤のなかで非常に安価である。
服薬指導の ポイント	・腎機能低下時に血中Mg濃度が上昇する可能性があるため，Mg値のフォローや減量が必要である。 ・OTC医薬品で同成分を含有する製剤が販売されており，重複投与に注意する。

センノシド

特徴	・代表的な大腸刺激性下剤である。 ・各種下剤のなかで非常に安価である。
服薬指導の ポイント	・慢性的に使用しないこと。長期間使用することで，大腸メラノーシスを生じる可能性がある。大腸メラノーシスとは，センノシドなどのアントラキノン系薬剤を長期間投与することにより，大腸壁に色素が沈着，肥大化し，大腸の動きが鈍り便秘症状が悪化する状態のことである。アントラキノン系薬剤には，センノシド以外にも，センナや大黄など含まれており注意が必要である。 ・OTC医薬品でもアントラキノン系薬剤を含有する製剤が販売されており，重複投与に注意する。 ・作用発現までに8〜12時間[1]かかる。

マクロゴール4000

特徴	・英国で1995年に承認取得した薬剤でわが国では2018年11月に発売開始した。 ・英国の「NICE ガイドライン；Clinical management of idiopathic constipation in children and young people」(2010年)において，小児便秘症の第一選択薬として記載されている。
服薬指導の ポイント	・水分を同時に摂取する必要があり，水が飲めない患児へは適さない。 ・やや塩味があり内服が困難な患児には，ジュースやコーンスープ，みそ汁，ココアなどに混ぜて服用させることも可能である。

ピコスルファート

特徴	・代表的な大腸刺激性下剤である。小児から高齢者まで幅広く使用されている。 ・各種下剤のなかで非常に安価である。
服薬指導のポイント	・剤形が豊富である。液剤は，滴数単位で用量調節が可能である。 ・作用発現までに7〜12時間[1]かかる。

グリセリン

特徴	・浣腸剤であり，直接直腸に働きかけることが可能である。 ・医療スタッフや保護者の目で使用の確認が可能である。
服薬指導のポイント	・挿入時の姿勢や深さを誤ると直腸を傷つける恐れがある。挿入時の姿勢は，乳児は仰向けにし両足を挙げて挿入，幼児期以降は左側を下に横向きに寝かせ，やや前屈姿勢にして投与する。一般に乳児は3〜4cm程度，小児は3〜6cm程度挿入する。（各メーカーの説明書を確認すること）ストッパーを使用して，必要以上に深く挿入しないようにする（ストッパーの直腸内残存事例が報告されている）。

ビフィズス菌，耐性乳酸菌

特徴	・代表的な整腸薬である。小児から高齢者まで幅広く使用されている。 ・抗菌薬が原因で生じる下痢に対しては，R製剤（耐性乳酸菌製剤）を使用する。セフェム系抗菌薬などに対する耐性遺伝子を有しており，抗菌薬投与下においても効果が得られる。しかし，キノロン系抗菌薬など耐性遺伝子を有していない抗菌薬に対しては無効である。そのようなケースでは，次に述べる酪酸菌製剤を使用する。
服薬指導のポイント	・乳糖不耐症の患者は使用できない。

酪酸菌

特徴	・代表的な整腸薬である。小児から高齢者まで幅広く使用されている。 ・抗菌薬が原因で生じる下痢に対して使用可能である。酪酸菌製剤は，芽胞形成により抗菌薬に対して抵抗性を有するため，ビフィズス菌製剤で対応できない抗菌薬投与下においても効果が得られる。

ドンペリドン

特徴	・代表的な制吐薬である。小児から高齢者まで幅広く使用されている。 ・剤形に坐剤もあり，経口摂取困難な際にも使用可能である。 ・授乳中も使用しやすい。
服薬指導のポイント	・動物実験において催奇形性の報告があるため妊婦には禁忌である。 ・D_2受容体拮抗薬であり，錐体外路症状などの副作用に注意する。

メトクロプラミド

特徴	・代表的な制吐薬である。小児から高齢者まで幅広く使用されている。 ・授乳中にも比較的使用しやすい。
服薬指導のポイント	・D_2受容体拮抗薬。ドンペリドンと比較し中枢移行性に優れているため，錐体外路症状などの副作用に注意する。

引用文献

1) 三代　剛，他：慢性便秘の治療 大腸刺激性下剤の種類とその使い方．日本内科学会雑誌，108（1）：40-45，2019

（奥村 俊一，信安 恵見，川下 晃代，石川 洋一）

7 ADHD治療薬

表 主なADHD薬

一般名 主な商品名/剤形	小児薬用量
アトモキセチン塩酸塩 ストラテラ/カ液 「DSEP」,「JG」,「タカタ」, 「トーワ」,「ニプロ」/錠	【分2】▶18歳未満：[開始]0.5mg/kg/日，その後1日0.8mg/kg/日に増量，さらに1.2mg/kg/日まで増量，[増量時]増量は1週間以上の間隔をあける [維持]1.2〜1.8mg/kg/日，≪最大≫1.8mg/kg/日または120mg/日のいずれか少ない量 [注意]低出生体重児，新生児，乳児，6歳未満は適応外
グアンファシン塩酸塩 インチュニブ/徐放錠	【1日1回】▶18歳未満：[開始]50kg未満：1mg/回，50kg以上：2mg/回，[増量時]1週間以上の間隔をあけて1mgずつ維持用量まで増量 [維持量]17〜25kg未満：1mg/回，25〜38kg未満：2mg/回，38〜50kg未満：3mg/回，50〜63kg未満：4mg/回，63〜75kg未満：5mg/回，75kg以上：6mg/回，≪1日最大≫17〜25kg未満：2mg/日，25〜34kg未満：3mg/日，34〜42kg未満：4mg/日，42〜50kg未満：5mg/日，50kg以上：6mg/日 [注意]6歳未満は適応外
メチルフェニデート塩酸塩 コンサータ/徐放錠 ※リタリン：ADHDの適応なし	【1日1回朝】▶18歳未満：[初回]18mg/回，[維持]18〜45mg/回，[増量時]1週間以上の間隔をあけて，9mg/日または18mg/日の増量，≪最大≫54mg/日 [注意]投与前に本剤の治療上の位置づけ，リスク（依存性など）の情報提供をする。小児への長期投与により体重増加抑制・成長遅延に注意する，低出生体重児，新生児，乳児，6歳未満は適応外
リスデキサンフェタミンメシル酸塩 ビバンセ/カ	【1日1回朝】▶30mg/回，≪最大≫70mg/日，[増量時]増量は1週間以上の間隔をあけて20mg/日まで [注意]低出生体重児，新生児，乳児，6歳未満は適応外

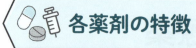

各薬剤の特徴

メチルフェニデート

特徴	・脳神経のシナプス間のドパミンやノルアドレナリン濃度を上昇させる。 ・不注意，多動，衝動性の全ての特性に効果が期待され，服用後の効果発現が早く，効果も強い。 ・6歳以上の患者に適応あり。18歳未満と18歳以上で最高用量が異なる。 ・第一種向精神薬。 ・処方する医師，調剤する薬剤師，服用する患者は，「ADHD 適正流通管理システム」に登録が必要(Column5参照)。
服薬指導のポイント	・患者は処方箋とともに「ADHD適正流通管理システム」に登録した患者カードと身分証明書を持参する必要がある。 ・通常，朝に服用する。作用時間が12時間程度で服用時間が遅くなると不眠の原因となるため午後の服用は避ける。 ・代表的な副作用として，消化器系(食欲減退，嘔気)の副作用や不眠が挙げられる。 ・小児において成長遅延(身長や体重増加の遅延)の報告がある。

アトモキセチン

特徴	・選択的ノルアドレナリン再取り込み阻害薬で主にノルアドレナリン濃度を高める。 ・依存性や耐性はないと考えられている。 ・効果が得られるまで数週間かかる。不注意，多動，衝動性の全ての特性に効果が期待されるが，効果は緩徐である。 ・ADHD治療薬のなかで唯一液剤がある。 ・6歳以上の患者に適応あり。また，18歳未満と18歳以上で用量設定が異なる。

服薬指導の ポイント	・1日2回服用する。 ・肝機能障害により減量が必要である。 ・MAO阻害剤と併用禁忌。 ・CYP2D6阻害薬（フルボキサミン，パロキセチンなど）の併用に注意する。 ・三環系抗うつ薬やSNRI（セロトニン・ノルアドレナリン再取り込み阻害薬）と併用によりノルアドレナリンへの作用を相加的または相乗的に増強する可能性がある。 ・代表的な副作用として，消化器系（食欲減退，悪心）の副作用や頭痛が挙げられる。

グアンファシン

特徴	・α₂A アドレナリン受容体作動薬。もともと，本態性高血圧症治療薬のエスタリック®錠として，1984年に承認され2005年に販売中止となった薬剤。 ・多動性と衝動性に対して効果が期待される。 ・アトモキセチンより効果発現は速いが2週間前後かかる。 ・徐放性製剤である。 ・6歳以上の患者に適応あり。18歳未満と18歳以上で用量設定が異なる。
服薬指導の ポイント	・薬効から徐脈のリスクがある。房室ブロックのある患者には禁忌。また，心血管系への影響に注意すること。 ・CYP3A4，CYP3A5で代謝されるため，これらの阻害薬や誘導薬との併用に注意する。 ・代表的な副作用として，傾眠や血圧低下が挙げられる。

リスデキサンフェタミン

特徴	- アンフェタミンのプロドラッグ。中枢神経を刺激して，脳内のドパミンの再取り込みを阻害する。また，ドパミンとノルアドレナリンの分泌を促進する。 - 不注意，多動，衝動性の全ての特性に効果が期待され，服用後の効果発現が早く，メチルフェニデートより効果が強く，作用時間が長いといわれている。 - 他のADHD治療薬2剤，もしくは3剤で効果不十分であった場合に使用される。 - 覚せい剤原料。 - 6歳以上の患者に適応あり。18歳未満と18歳以上で最高用量が異なる。 - 処方する医師，調剤する薬剤師，服用する患者は，「ADHD適正流通管理システム」に登録が必要（Column6参照）。
服薬指導の ポイント	- 患者は処方箋とともに「ADHD適正流通管理システム」に登録した患者カードと身分証明書を持参する必要がある。 - 通常，朝に服用する。作用時間が長いため，午後の服用は避ける。 - 代表的な副作用として，消化器系（食欲減退，悪心）の副作用や不眠が挙げられる。 - 小児において成長遅延（身長や体重増加の遅延）の報告がある。 - MAO阻害薬と併用禁忌。

ADHD 適正流通管理システムとは

　メチルフェニデートやリスデキサンフェタミンは，管理や流通が厳格に定められている。これらの薬剤を処方，調剤，受け取るのためには，「ADHD適正流通管理システム」(https://www.adhd-vcdcs.jp/apply_login) に必要な患者情報などを登録しなければならない。また，本システムに登録された医師（登録医師）のみ処方，登録された薬局（薬局）でのみ調剤が可能である。

処方および調剤の手順

1 患者登録時
- 登録医師は，患者および代諾者の同意を取得し，患者のイニシャル・性別・生年月日，第三者から得た患者の症状に関する情報源などを管理システムに登録する。
- 当該登録については，登録医師が管理システムにより，患者の重複登録がないことを確認してから行う。
- 患者情報の登録後，ID番号を記載した患者カードを登録事務局が発行する。

2 処方時
- 登録医師が，患者IDおよび管理システムを用いて過去の処方内容を確認したうえで，新たに処方する内容を管理システムに入力し，処方箋を発行する。

3 調剤時
- 登録薬局および薬剤師は，患者カード，身分証明書，処方箋発行医師および医療機関を確認し，管理システム上の情報と照合したうえで薬剤を交付する。

4 不備がある場合
- 処方登録がない場合：未登録報告と疑義照会後に調剤を行う（初回投与の場合を除く）。
- 処方箋と登録内容が異なる場合：疑義照会を行い，処方登録の修正後に調剤を行う。

（奥村 俊一，信安 恵見，川下 晃代，石川 洋一）

8 抗てんかん薬

表 主な抗てんかん薬

一般名 主な商品名/剤形	小児薬用量
ガバペンチン ガバペン/錠 シ	<部分発作（二次性全般化発作を含む）に対する他の抗てんかん薬との併用療法> 【分3】▶3～12歳の幼児・小児： [開始]初日：10mg/kg/日，2日目：20mg/kg/日 [維持量(3日目以降)]3～4歳：40mg/kg/日，5～12歳：25～35mg/kg/日，≪最大≫50mg/kg/日，上限：成人量 【分3】▶13歳以上の小児： [開始]初日：600mg/日，2日目：1,200mg/日 [維持量]3日目以降：1,200～1,800mg/日，≪最大≫2,400mg/日 [注意共通]低出生体重児，新生児，乳児，3歳未満，腎機能障害のある小児，透析を受けている小児は適応外。海外で3～12歳の幼児・小児対象臨床試験で，本剤投与時に感情不安定，敵意，運動過多，思考障害の発現率がプラセボ群に比較して有意に高かった
カルバマゼピン テグレトール/細 錠	<精神運動発作，てんかん性格及びてんかんに伴う精神障害，てんかんの痙攣発作[強直間代発作(全般痙攣発作，大発作)]> <u>【分1～2】▶小児：[維持量]5～25mg/日，[増量]3～5mg/日</u> <三叉神経痛> ▶小児：適宜減量
クロナゼパム リボトリール/細 錠 ランドセン/細 錠	【分1～3】 ▶乳・幼児：[初回]0.025mg/kg/日，徐々に増量，[維持]0.1mg/kg/日 ▶小児：[初回]0.5～1mg/日,徐々に増量；[維持]2～6mg/日 [注意]低出生体重児，新生児は適応外。乳児，幼児で喘鳴，ときに唾液増加(流涎など)，嚥下障害を起こすことがあるので注意する

___：添付文書の「用法・用量」欄に記載なし

一般名 主な商品名/剤形	小児薬用量
クロバザム マイスタン/細錠	<部分発作(単純部分発作,複雑部分発作,二次性全般化強直間代発作),全般発作(強直間代発作,強直発作,非定型欠神発作,ミオクロニー発作,脱力発作)における他の抗てんかん薬との併用療法> 【分1～3】▶小児:[開始]0.2mg/kg/日,徐々に増量,[維持]0.2～0.8mg/kg/日,≪最大≫1mg/kg/日まで [注意]新生児,乳児対象は適応外。喘鳴,喀痰増加,気道分泌過多,唾液分泌過多,嚥下障害が現れ,肺炎,気管支炎に至ることがある
ジアゼパム ダイアップ/坐 ※セルシン,ホリゾン:てんかんの適応なし	[投与禁忌]低出生体重児,新生児 【1日1～2回直腸内挿入】▶小児:0.4～0.5mg/kg/回,≪最大≫1mg/kg/日 [注意]乳児:慎重投与。作用が強く現れることがある
ゾニサミド エクセグラン/散錠 ※トレリーフ,他/ OD 25mg, 50mg:てんかんの適応なし	【分1～3】▶小児:[開始]2～4mg/kg/日,以後1～2週毎に増量,4～8mg/kg/日まで漸増,≪最大≫12mg/kg/日
トピラマート トピナ/散錠	【分2】▶2歳以上:[開始]1mg/kg/日,2週間以上間隔をあけて2mg/kg/日に増量,以後,2週間以上間隔をあけ,2mg/kg/日以下ずつ漸増,[維持量]6mg/kg/日,≪1日最大≫9mg/kg/日または600mgのいずれか少ない量 [注意]低出生体重児,新生児,乳児,2歳未満は適応外
バルプロ酸ナトリウム デパケン/細錠シ デパケンR/徐放錠 セレニカR/ 徐放顆 徐放錠	細錠シ【分2～3】▶10～30mg/kg/日 徐放顆 徐放錠【分1～2】▶10～30mg/kg/日 [注意]肝障害のリスクを増加させる可能性があるため,2歳未満への投与は通常は推奨されない。低出生体重児,新生児は適応外
フェニトイン アレビアチン/散錠 他剤形:注あり ヒダントール/錠	【分3食後】▶乳児:20～100mg/日,幼児:50～200mg/日,学童:100～300mg/日
フェノバルビタール フェノバール/ 末散錠液注 ワコビタール,ルピアール/坐	内服【分1～4】▶2～5mg/kg/日 坐【直腸内投与】▶4～7mg/kg/日 注【投与速度5～10分で静注】▶[初回]20mg/kg/日,[維持]2.5～5mg/kg/日

＿＿＿:添付文書の「用法・用量」欄に記載なし

一般名 主な商品名/剤形	小児薬用量
ペランパネル水和物 フィコンパ/細錠 他剤形：注射用あり	＜てんかん患者の部分発作(二次性全般化発作を含む)＞ 【単剤療法：分1就寝前】[漸増・増減は2週間以上の間隔をあける] ▶4歳以上：[開始]2mg/日，その後2mgずつ漸増 [維持]4〜8mg/日，症状により2mg以下ずつ増減，≦最大≫8mg/日 【併用療法：分1就寝前】[漸増・増減：4〜11歳は2週間以上，12歳以上は1週間以上の間隔をあける] ▶4歳以上：[開始]2mg/日，その後2mgずつ漸増 [維持]本剤の代謝を促進する抗てんかん薬を併用しない場合：4〜8mg/日，併用する場合：8〜12mg/日，症状により2mg以下ずつ増減，≦最大≫12mg/日 ＜他の抗てんかん薬で効果不十分なてんかん患者の強直間代発作に対する抗てんかん薬との併用療法＞ 【分1就寝前】▶12歳以上：[開始]2mg/日，その後1週間以上間隔をあけて2mgずつ漸増 [維持]本剤の代謝を促進する抗てんかん薬を併用しない場合：8mg/日，併用する場合：8〜12mg/日，症状により2mg以下ずつ増減，≦最大≫12mg/日 [注意]12歳未満の強直間代発作に対する単剤・併用療法は適応外 [注意共通]低出生体重児，新生児，乳児，幼児，4歳未満は適応外．小児における易刺激性，攻撃性・敵意等の精神症状の発現割合が成人に比べて高くなることが示唆されているので観察を十分に行う
ミダゾラム ブコラム/口腔用液 他剤形：ミダフレッサ注あり ※ドルミカム，「サンド」，「NIG」：てんかんの適応なし	【てんかん重積状態(発作)時に頬粘膜へ1回投与】 ▶修正在胎52週〜1歳未満：2.5mg/回，1〜5歳未満：5mg/回，5〜10歳未満：7.5mg/回，10〜18歳未満：10mg/回 [投与注意]全量を片側の頬に緩徐に投与．体格の小さい患者や用量が多い場合は，必要に応じて両側の頬粘膜に半量ずつ投与する [注意]0〜3カ月を対象とした試験は実施していない．3〜6カ月に本剤を投与した場合に遅発性の呼吸抑制が現れるおそれあり．小児等において，激越，不随意運動(強直性/間代性痙攣，筋振戦を含む)，運動亢進，敵意，激しい怒り，攻撃性，発作性興奮，暴行などの逆説反応が起こりやすいとの報告あり

一般名 主な商品名/剤形	小児薬用量
ラコサミド ビムパット/錠 DS 他剤形：注あり	【分2】▶4歳以上：［開始］2mg/kg/日，1週間以上の間隔をあけて2mg/kg/日ずつ増量 ［維持］30kg未満：6mg/kg/日，30～50kg未満：4mg/kg/日，≪最大≫30kg未満：12mg/kg/日，30～50kg未満：8mg/kg/日 【分2】▶50kg以上：［開始］100mg/日，1週間以上の間隔をあけて100mg/日以下ずつ増量 ［維持］200mg/日 分2，≪最大≫400mg ［用量注意］重度・末期腎機能障害，軽度・中等度肝機能障害の小児患者は1日最大用量を25％減量，血液透析患者は1日用量に加え透析後に最大で1回用量の半量の追加を考慮 ［注意］低出生体重児，新生児，乳児，4歳未満の幼児対象ならびに小児患者の部分発作に対する単剤療法に関する臨床試験は実施していない
ラモトリギン ラミクタール/錠 小児用	＜定型欠神発作に対する単剤療法＞ 【分1～2】▶小児：最初の2週間は0.3mg/kg/日，次の2週間は0.6mg/kg/日，その後1～2週間毎に最大0.6mg/kg/日ずつ漸増，［維持］1～10mg/kg/日，≪増量≫1週間以上の間隔をあけ最大 0.6mg/kg/日ずつ，≪最大≫200mg/日 ＜他の抗てんかん薬で効果不十分の部分発作（二次性全般化発作を含む），強直間代発作，Lennox-Gastaut症候群における全般発作に対する抗てんかん薬との併用療法＞ ▶小児①，③：最初の2週間は0.15mg/kg/回を1日1回，次の2週間は 0.3mg/kg/回を1日1回，その後1～2週間毎に最大0.3mg/kg/日ずつ漸増 ［維持］バルプロ酸Naに加えてグルクロン酸抱合誘導薬※1を併用する場合は1～5mg/kg/日，併用していない場合は1～3mg/kg/日，いずれも分2，≪最大≫200mg/日 【分2】▶小児②：最初の2週間は0.6mg/kg/日，次の2週間は1.2mg/kg/日，その後1～2週間毎に最大1.2mg/kg/日ずつ漸増，［維持］5～15mg/kg/日，≪最大≫400mg/日 ［用法注意］小児①：バルプロ酸Na併用，小児②：バルプロ酸Naを併用せず，グルクロン酸抱合誘導薬※1を併用，小児③：バルプロ Naを併用せず，グルクロン酸抱合誘導薬以外の薬剤※2を併用 ※1：フェニトイン，カルバマゼピン，フェノバルビタール，プリミドン，リファンピシン，ロピナビル・リトナビル配合剤 ※2：アリピプラゾール，オランザピン，ゾニサミド，ガバペンチン，シメチジン，トピラマート，プレガバリン，リチウム，レベチラセタム，ペランパネル，ラコサミド

一般名 主な商品名/剤形	小児薬用量
	[共通注意]小児では重篤な皮膚障害の発現率が高いことが示されている。発疹の初期徴候は感染と誤診されやすいので,本剤投与開始8週間以内に発疹および発熱等の症状が発現した場合には特に注意。低出生体重児,新生児,乳児,2歳未満の幼児,定型欠神発作以外の単剤療法は適応外
レベチラセタム イーケプラ/錠DS 他剤形：注あり	＜他の抗てんかん薬で効果不十分の強直間代発作に対する抗てんかん薬との併用療法＞ 【分2】▶4歳以上：20mg/kg/日,50kg以上：1g/日 ＜部分発作(二次性全般化発作を含む)＞ DS【分2】▶1〜6カ月未満：14mg/kg/日,6カ月以上：20mg/kg/日,50kg以上：1g/日 錠【分2】▶4歳以上：20mg/kg/日,50kg以上：1g/日 [共通用量注意]≪1日最大≫50kg以上：3g/日,4歳以上：60mg/kg/日,1〜6カ月未満：42mg/kg/日。いずれも増量は2週間以上の間隔をあけ1日最大量を超えない範囲で,50kg以上：1g/日以下,強直間代発作における4歳以上および部分発作における6カ月以上：20mg/kg/日以下,部分発作における1〜6カ月未満：14mg/kg/日以下ずつ行う [注意]低出生体重児,新生児,乳児は適応外。錠は4歳未満適応外

各薬剤の特徴

フェノバルビタール

特徴	・バルビツール酸系の抗てんかん薬。 ・救急領域では，10mg/kg/日で投与されることもある。
服薬指導の ポイント	・薬物間相互作用がとても多い薬剤である。併用薬に注意すること。 ・傾眠に注意。1週間程度で耐性が生じることが多い。

クロナゼパム

特徴	・ベンゾジアゼピン系の抗てんかん薬。作用時間が長い。 ・適応外ではあるが，むずむず脚症候群に対しても使用される。
服薬指導の ポイント	・傾眠に注意。1週間程度で耐性が生じることが多い。

ジアゼパム

特徴	・ベンゾジアゼピン系の抗てんかん薬。作用時間が長い。
服薬指導の ポイント	・熱性けいれんでは，37.5℃以上で坐剤0.4〜0.5mg/kg/回を肛門より投与し，発熱が継続する場合は8時間後に再度投与する。 ・熱性けいれんでは，アセトアミノフェン坐剤とジアゼパム坐剤が処方されるケースが多い。アセトアミノフェン坐剤に痙攣抑制の効果はないこと，両剤を使用する際はジアゼパム坐剤を先に使用するよう指導する。 ・傾眠に注意。1週間程度で耐性が生じることが多い。

クロバザム

特徴	・ベンゾジアゼピン系の抗てんかん薬。 ・他の抗てんかん薬で効果不十分な際に併用される。 ・作用時間が長い。
服薬指導の ポイント	・傾眠に注意。1週間程度で耐性が生じることが多い。

ミダゾラム

特徴	- ベンゾジアゼピン系の薬剤。剤形や製剤により適応が異なる点に注意。 - 注射剤で，ミダフレッサ®静注0.1%はてんかん重積状態に適応あり。一方，ドルミカム®注射液10mgは，麻酔，鎮静目的での適応となる。また，両者は濃度が異なる点にも注意。
服薬指導の ポイント	- 薬物間相互作用がとても多い薬剤である。併用薬に注意を払うこと。 - ブコラム®口腔用液は，てんかん重積発作に使用可能な経口剤である。1回分が充填された頬粘膜投与用のプレフィルドシリンジ製剤で，発作時に頬粘膜に投与する。保護者や学校関係者などによる投与も可能であり，自宅での発作時に使用する目的で予め処方されることがある。複数規格あるため取違いに注意すること。

フェニトイン

特徴	- ヒダントイン系の抗てんかん薬。 - TDM対象薬剤である。非線形性であり，投与量と血中濃度の変化に注意が必要である。 - 蛋白結合率が約90%と高い。低アルブミン血症時に総血中濃度が低下するため，以下の補正式[1] (Sheiner-Tozer式) にて補正を行い評価する。 　補正式　補正濃度＝実測値／{(0.9×血清Alb値/4.4)＋0.1} 　Alb値：アルブミン値
服薬指導の ポイント	- 薬物間相互作用がとても多い薬剤である。蛋白結合率も高い薬剤であり，NSAIDsなど蛋白結合を介する相互作用もある。CYPを介する相互作用以外にも注意を払うこと。 - 長期服用で歯肉肥厚が生じる可能性があるため定期的な歯科受診を勧める。多毛など顔貌変化を伴う副作用は思春期の患児において拒薬の原因となるため，十分な説明と服薬アドヒアランスの維持に注意すること。

[a]：2022年7月19日，関連省庁より「学校等におけるてんかん発作時の口腔用液（ブコラム®）の投与について」が発出された。緊急的な対応として学校関係者などの投与を認めている。ただし，医師から書面で指示が出ていることなど，4つの条件を満たす必要がある。

カルバマゼピン

特徴	・部分発作の第一選択薬。 ・酵素自己誘導のため,投与後1〜3カ月は血中濃度が低下する。適宜,TDMを行う必要がある。 ・三叉神経痛に対しても使用される。
服薬指導のポイント	・薬物間相互作用がとても多い薬剤である。併用薬に注意を払うこと。CYP3Aの自己誘導作用もある。グレープフルーツジュースなどにも注意する。 ・傾眠に注意。1週間程度で耐性が生じることが多い。 ・内服開始後,2〜4週間頃に皮疹を生じる可能性が高い。顆粒球減少症,SIADH(抗利尿ホルモン不適合分泌症候群)などの副作用にも注意する。

ラモトリギン

特徴	・新世代の抗てんかん薬。 ・2015年に皮膚障害により安全性速報(ブルーレター)が発刊されている。 ・グルクロン酸転移酵素(UGT1A4)で代謝(抱合)される。
服薬指導のポイント	・血中濃度は,酵素誘導薬剤(フェニトイン,カルバマゼピン,フェノバルビタール,プリミドン)との併用で大幅に低下し,バルプロ酸との併用で大幅に上昇する。また,妊娠時には大幅に低下する。併用薬により至適投与量が異なる。 ・少量から服用を開始し,重篤な皮膚障害に注意する。発疹出現時は皮膚科を受診し,発熱・口腔内のびらん・リンパ節腫脹などの症状もあれば服用を中止して受診するよう指導する。

ラコサミド

特徴	・新世代の抗てんかん薬。 ・2mg/kgにて開始するが,維持用量は体重により異なる。なお,症状により体重30kg未満の小児は1日あたり12mg/kg,30kg以上50kg未満の小児は1日あたり8mg/kgの範囲で増減することができる。 ・50kg以上の小児は,成人と同じ用法・用量を用いる。

| 服薬指導の
ポイント | ・旧来の抗てんかん薬と比較し薬物間相互作用が少ない。
・服用中の浮動性めまい，頭痛，悪心の副作用に注意すること。 |

ゾニサミド

特徴	・抗パーキンソン病薬のトレリーフ®と同成分だが，規格と適応，薬価が異なる。
服薬指導の ポイント	・発汗減少による体温上昇に注意すること。 ・傾眠に注意。1週間程度で耐性が生じることが多い。

バルプロ酸

特徴	・全般発作の第一選択薬で，比較的傾眠作用が弱い。 ・半減期が短いため，徐放性製剤も販売されている。調剤時に注意する。
服薬指導の ポイント	・徐放性製剤を使用した場合，ゴーストピルを生じる可能性がある。セレニカ®R 顆粒においても，顆粒の残骸が便中に含まれたとの報告がある。 ・デパケン®Rとセレニカ®Rはどちらもバルプロ酸ナトリウムの徐放性製剤であるが，薬剤の放出時間が異なる。そのため，両剤では服用回数や血中濃度の推移が異なる。よって両剤の切り替えは慎重に行う必要がある。 ・吸湿性に差がある。デパケン®R錠は一包化が可能であるが，セレニカ®R 錠は一包化に適さない。 ・セレニカ®R顆粒は水に溶けないため経管投与に適さない。 ・突発性の眠気，高アンモニア血症による意識障害に注意すること。 ・薬剤性低カルニチン血症を引き起こすことがあるため，低血糖・意識障害の副作用に注意すること。

レベチラセタム

特徴	・新世代の抗てんかん薬。 ・注射剤も発売されている。経口剤と点滴静注剤は，同量で換算する。 ・腎機能低下時に減量が必要である。
服薬指導の ポイント	・旧来の抗てんかん薬と比較し薬物間相互作用が少ない。 ・眠気，浮動性めまいの副作用に注意すること。

ペランパネル

特徴	・新世代の抗てんかん薬。 ・2024年に注射剤が発売。
服薬指導の ポイント	・旧来の抗てんかん薬と比較し薬物間相互作用が少ない。

トピラマート

特徴	・新世代の抗てんかん薬。難治性部分発作(二次性全般化発作を含む)に有効であり,他剤と併用して使用される。
服薬指導の ポイント	・妊婦に対しては,治療上の有益性がリスクを上回る場合に使用すること。海外(デンマークなど)の観察研究にて,妊娠中に投与した場合,自閉スペクトラム症などの神経発達症の発症リスクが上昇する可能性が示唆されている。ただし,トピラマート単剤による影響とは断定できず,今後の検証が必要である。 ・発汗減少による体温上昇に注意する。 ・体重減少を来すことがあるため定期的に体重を測定すること。

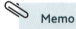

Memo

・てんかんの治療として抗てんかん薬を使用する場合以外に,脳腫瘍などの疾患により生じる痙攣やブスルファンなどの抗がん薬の副作用として生じる痙攣の予防目的で使用されることもある。
・抗てんかん薬の代表的な副作用は,傾眠や肝障害などが挙げられる。また,肝代謝型の薬剤が多いことから,肝障害時は減量するなど注意する必要がある。
・ベンゾジアゼピン系の薬剤を投与する場合,喀痰増加,気道分泌過多,唾液分泌過多,嚥下障害が現れることがあり,いわゆる"ゼロゼロ"が増えたら医師に相談するように伝える。肺炎,気管支炎に至る場合を考え投与中止の判断となる事例もある。

抗てんかん薬でのTDMで大切なこと
～非線形性や効果確認以外にもう一言付け加えてほしいこと～

　抗てんかん薬はTDMを行う代表的な薬剤である．効果の予測や副作用の回避，投与量と血中濃度が非線形性を示すなど，TDMを必要とする理由が多数存在する．そして，抗てんかん薬の場合，服薬が継続できているか確認する目的で行われることもある．

　服薬できない理由はさまざまであるが，服薬継続が求められる薬剤の場合，安易な休薬は危険である．服薬できない理由について，患児や保護者，主治医と一緒に考え，解決していく必要がある．例えば，味や剤形の問題であれば，マスキングや剤形変更がアイディアとして挙げられるであろう．また，フェニトインのように外見に変化を生じる恐れのある薬剤では，自己判断にて休薬される可能性を考慮する必要がある．実際に，AYA世代の患者で内服しているフリをしていたという事例もある． ⓑ

カルニチン欠乏について

　カルニチンは脂質代謝に重要なアミノ酸であり，ミトコンドリアにおけるエネルギー産生に不可欠な栄養素である．ほとんどは骨格筋などの組織中に分布しているため，筋肉量の少ない乳幼児には注意が必要である．また，小児はカルニチン合成能が低いため枯渇しやすい．先天性代謝異常患者，バルプロ酸投与患者，腎不全により腹膜透析や血液透析を受けている患者，経管栄養・完全静脈栄養患者，ピボキシル基含有抗菌薬投与患者，抗がん剤投与患者など年齢，筋肉量，処方薬，栄養状態などからカルニチン欠乏，もしくはカルニチン欠乏を発症する可能性が高くなることがある．

　このような患者には，血中カルニチン2分画の検査を実施し，血中遊離カルニチン値またはアシルカルニチン/血中遊離カルニチン比より，カルニチン欠乏症の診断をし，レボカルニチン製剤の投与を検討する[1]（表1，2）．

ⓑ：AYA世代：Adolescent & Young Adultの略で，思春期（15歳～）から30歳代までの世代を指す．進学や就職，結婚，出産，育児などさまざまなライフイベントがある世代である．患者個々の状況を注意して治療選択をする必要がある．

欠乏症が疑われる症状として，意識障害，けいれん，脳症，筋緊張低下，重度のこむら返り，重度の倦怠感，嘔吐，体重増加異常などがある．

表1　血中カルニチン検査と治療の目安

血中カルニチン検査	検査値	状態	治療の目安
FC濃度 (μmol/L)	<20	カルニチン欠乏症	レボカルニチン製剤の積極的投与
	20≦FC<36	カルニチン欠乏症予備軍（FCが基準値以下だが境界領域）	レボカルニチン製剤の投与検討
AC/FC比	>0.4	カルニチン欠乏症発症の可能性が高い	

FC：血中遊離カルニチン値，AC：アシルカルニチン

表2　レボカルチニンの投与量

一般名 主な商品名/剤形	小児薬用量
レボカルニチン エルカルチンFF/液錠 他剤形：キットあり	【分3】▶5～100mg/kg/日（塩化物として30～120mg/kg/日） ［注意］原則，成人用量を超えないことが望ましい

引用文献

1) 『カルニチン欠乏症の診断・治療指針 2018』改正WG：カルニチン欠乏症の診断・治療指針 2018, 日本小児連絡協議会栄養委員会委員, 2018

引用文献

1) Hong JM, et al : Differences between the measured and calculated free serum phenytoin concentrations in epileptic patients. Yonsei Med J, 50(4): 517-520, 2009

（奥村 俊一，信安 恵見，川下 晃代，石川 洋一）

9 糖尿病治療薬：インスリン

表 主なインスリン（混合型除く）

一般名	主な商品名／剤形
《超速効型インスリンアナログ製剤》インスリンアスパルト	【毎食時開始時（2分以内）。必要に応じて食事開始後（20分以内）も可】フィアスプ／注 ペンフィル キット フレックスタッチ 注 バイアル 【毎食直前】ノボラピッド／注 ペンフィル キット フレックスペン キット フレックスタッチ キット イノレット 注 バイアル
《持効型溶解インスリンアナログ製剤》インスリングラルギン	【朝食前1回または就寝前1回どちらか一定時刻】ランタス／注 注 カート キット ソロスター 【1日1回一定時刻】ランタス XR／キット XR ソロスター
《超速効型インスリンアナログ製剤》インスリングルリジン	【毎食直前（15分以内）】アピドラ／注 注 カート キット ソロスター
《持効型インスリンアナログ製剤》インスリンデグルデク	【1日1回一定時刻】トレシーバ／注 ペンフィル キット フレックスタッチ
《持効型溶解インスリンアナログ製剤》インスリンデテミル	【夕食前1回または就寝前1回どちらか一定時刻】レベミル／注 ペンフィル キット フレックスペン キット イノレット
《超速効型インスリンアナログ製剤》インスリンリスプロ	【毎食時開始時（2分以内）。必要に応じて食事開始後（20分以内）も可】ルムジェブ／注 注 カート キット ミリオペン キット ミリオペン HD 【毎食直前（15分以内）】ヒューマログ／注 注 カート キット ミリオペン キット ミリオペン HD

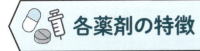
各薬剤の特徴

インスリンアスパルト

特徴	・超速効型インスリン製剤に分類される。 ・ノボラピッド®とフィアスプ®が販売されている。成分は同じだが，添加剤が異なるため，インスリン作用発現時間が異なる。
服薬指導のポイント	・ノボラピッド®は作用発現時間が10〜20分のため，食直前に投与する。 ・フィアスプ®はノボラピッド®より作用発現時間が5分速いため，食事開始後20分以内の投与も可能。食事摂取量が安定しない患児に対しては，食事摂取量に応じてインスリン投与量を調整できる。 ・使用開始後の有効期限は4週間(室温・冷所)である。

インスリンリスプロ

特徴	・超速効型インスリン製剤に分類される。 ・ヒューマログ®とルムジェブ®が販売されている。成分は同じだが，添加剤が異なるため，インスリン作用発現時間が異なる。
服薬指導のポイント	・ヒューマログ®は食直前(15分以内)に投与する。 ・ルムジェブ®はヒューマログ®より作用発現時間が速く食前2分以内に投与する。 ・ルムジェブ®はトレプロスチニルとクエン酸の添加により，注射部位の血管拡張と血管透過性が亢進し，より作用発現までの時間が短い。そのため，食後投与が可能。食事摂取量が安定しない患児に対しては，食事摂取量に応じてインスリン投与量を調整できる。 ・ヒューマログ®注ミリオペン®HDとルムジェブ®注ミリオペン®HDは0.5単位ずつ投与可能である。小児領域でより細かい単位調整が必要な際に使用される。 ・使用開始後の有効期限は4週間(室温)である。

インスリングルリジン

特徴	・超速効型インスリン製剤に分類される。

服薬指導の ポイント	・ノボラピッド®やヒューマログ®と比較すると，インスリン作用発現時間が早い。 ・使用開始後の有効期限は4週間（25℃程度）である。

インスリングラルギン

特徴	・持効型インスリン製剤に分類される。
服薬指導の ポイント	・I型糖尿病では基礎インスリンの分泌能が低下しており，持効型のインスリン投与が必要である。 ・ランタス®とランタス®XRでは，体内での動態が異なるため注意。XRのほうが，作用持続時間が長く，最高血中濃度が低い特徴がある。切り替え時にも単位換算に注意する。 ・使用開始後の有効期限は，ランタス®注で4週間（室温），ランタス®XR注で6週間（25℃前後）である。

インスリンデテミル

特徴	・持効型インスリン製剤に分類される。
服薬指導の ポイント	・I型糖尿病では基礎インスリンの分泌能が低下しており，持効型のインスリン投与が必要である。 ・使用開始後の有効期限は6週間（冷所〜室温）である。

インスリンデグルデク

特徴	・持効型インスリン製剤に分類される。 ・作用時間が最長。
服薬指導の ポイント	・I型糖尿病では基礎インスリンの分泌能が低下しており，持効型のインスリン投与が必要である。 ・使用開始後の有効期限は8週間（冷所〜室温）である。

Memo

- 小児は，成人と異なり圧倒的にⅠ型糖尿病が多い。Ⅰ型糖尿病の発症年齢は幼児期と 10 〜 13 歳にピークがある。膵β細胞の破壊による内因性インスリン不足により発症するため，インスリン製剤が必須となることが多い。
- 低血糖時用にブドウ糖を携帯するよう指示を受けている患児もいる。発作時，ブドウ糖を所持していないようであれば，安価なジュースでも代用可能である。
- シックデイルールについて医師より指示が出ているか確認する。
- 小児では，持続皮下インスリン注入療法（continuous subcutaneous insulin infusion：CSII）を使用する場合もある。これは，皮下留置した注射針より超速効型や速効型インスリンを携帯型のポンプで持続注入する方法である。
- リアルタイム CGM（continuous glucose monitoring）とは，皮下に装着したセンサーにより，細胞間質液中のグルコース濃度を連続的に記録し，リアルタイムで専用機器に表示する方法である。血糖値が一定の範囲を逸脱するとアラートを発するなどの機能があり，高血糖や低血糖に速やかに対応できる。また，日常生活での血糖値の情報が把握でき，インスリン注入量の調整にデータを活用できる。最近では，リアルタイム CGM とインスリンポンプを合わせた SAP（sensor-augmented pump）療法も行われている。これは，リアルタイム CGM により測定されたグルコース濃度をもとにインスリン投与量を自動的に調整し，適切な血糖コントロールを目指す治療法である。

（奥村 俊一，信安 恵見，川下 晃代，石川 洋一）

10 消化性潰瘍治療薬

表 消化性潰瘍治療薬

一般名 主な商品名/剤形	小児薬用量
エソメプラゾールマグネシウム水和物 ネキシウム/ 顆 懸濁用 10mg, 20mg カ 10mg, 20mg	<胃潰瘍，十二指腸潰瘍，吻合部潰瘍，ゾリンジャー・エリソン症候群> 顆10mg カ10mg 【1日1回】▶1歳以上・20kg未満：10mg/回 顆 カ【1日1回】▶1歳以上・20kg以上：症状に応じて10〜20mg/回 <逆流性食道炎，再発再燃を繰り返す逆流性食道炎の維持療法> 顆10mg カ10mg 【1日1回】▶1歳以上・20kg未満：10mg/回 顆 カ【1日1回】▶1歳以上・20kg以上：症状に応じて10〜20mg/回，[再発・再燃]20kg以上：20mg/回まで増量可 <非びらん性胃食道逆流症，NSAIDs，低用量アスピリン投与時における胃潰瘍，十二指腸潰瘍の再発抑制> 顆10mg カ10mg 【1日1回】▶1歳以上：10mg/回 [用法共通]胃潰瘍，吻合部潰瘍，逆流性食道炎では8週間まで，十二指腸潰瘍では6週間まで，非びらん性胃食道逆流症は4週間まで [注意共通]低出生体重児，新生児，乳児は適応外
テプレノン セルベックス/ 細 カ	【分3】▶3歳：50mg/日，7.5歳：75mg/日，12歳：100mg/日
ファモチジン ガスター/ 散 錠 OD 「サワイ」：細 他剤形：ガスター/注，「オーハラ」，「テバ」/ 注射用 あり	【分2朝食後・夕食後もしくは就寝前】▶0.5〜1mg/kg/日
ポラプレジンク プロマック/ 顆 OD	【分2朝食後・就寝前】▶3歳：50mg/日，7.5歳：75mg/日，12歳：100mg/日

____：添付文書の「用法・用量」欄に記載なし

一般名 主な商品名/剤形	小児薬用量
ランソプラゾール タケプロン/OD カ 他剤形：注射用 あり	【分1】▶7.5歳：15mg/日，12歳：15〜30mg/日 [注意]小児は適応外
レバミピド ムコスタ/錠 他剤形：点眼液 あり	【分3】▶3歳：100mg/日，7.5歳：150mg/日，12歳：200mg/日 [注意]小児は適応外

____：添付文書の「用法・用量」欄に記載なし

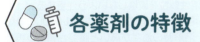

各薬剤の特徴

エソメプラゾール

特徴
- 小児適応がある唯一のPPIである。
- カプセル剤と顆粒剤（先発のみ）が市販されている。
- オメプラゾールのS体のみ抽出した薬剤。CYP2C19により代謝されるが，オメプラゾールよりもCYP2C19の寄与率が低く，個人差が少ない。
- 低用量アスピリン投与時における胃潰瘍または十二指腸潰瘍の再発抑制，非ステロイド性抗炎症薬投与時における胃潰瘍または十二指腸潰瘍の再発抑制に適応を有する。

服薬指導のポイント
- 通常，1日1回服用する。
- 通常，胃潰瘍，吻合部潰瘍では8週間まで，十二指腸潰瘍では6週間までの投与とする。
- 副作用は稀だが，皮疹，肝機能障害，顆粒球減少症に注意する。
- 顆粒剤は懸濁後，速やかに服用する。
- 顆粒剤の再分包は行わない。
- 脱カプセルは可能だがカプセル内の顆粒は腸溶コーティングが施されているため粉砕不可。

ランソプラゾール

特徴	・OD錠が販売されており，内服しやすい。 ・成人領域では汎用されているが，小児適応はない。 ・海外の臨床試験では，0.73mg/kg/日（効果不十分であれば1.44mg/kg/日）で投与されている。 ・成人では，低用量アスピリンや非ステロイド性抗炎症薬（NSAIDs）投与時における胃潰瘍または十二指腸潰瘍の再発抑制に適応があり，アスピリンとの配合剤も市販されている。
服薬指導のポイント	・通常，1日1回服用する。 ・通常，胃潰瘍，吻合部潰瘍では8週間まで，十二指腸潰瘍では6週間までの投与とする。 ・腸溶性顆粒を錠剤化またはカプセル化しているため，経管投与が可能。また，粉砕時は，腸溶性顆粒を破壊しないよう注意する。 ・簡易懸濁法にて投与する場合，添加剤のマクロゴール6000の凝固点が60℃度前後のため，溶解時の温度が高いと腸溶性顆粒が再凝固し投与できないので注意する。 ・副作用は稀だが，皮疹，肝機能障害，顆粒球減少症に注意する。

ファモチジン

特徴	・H_2受容体拮抗薬。剤形が豊富である。散剤は2％と10％があるため注意する。 ・ヒスタミンは主に夜間に作用するため，H_2受容体拮抗薬は夜間に効果が出やすいといわれている。そのため，PPIを朝服用し，眠前にH_2受容体拮抗薬を投与するケースがある。
服薬指導のポイント	・通常，1日2回服用する。 ・PPIと比較し，即効性があるが耐性ができやすく効果が弱い。 ・腎機能低下時に減量が必要である。

レバミピド

特徴	・防御因子増強薬。 ・副作用も少ないため，胃部不快感やNSAIDs処方時などさまざまな場面で汎用される(NSAIDs潰瘍予防は適応外だが，使用されている)。 ・点眼剤は，ドライアイ治療薬として使用される。
服薬指導のポイント	・通常，1日3回服用する。 ・食事の影響が少ない。

テプレノン

特徴	・防御因子増強薬。 ・副作用も少ないため，胃部不快感や NSAIDs 処方時などさまざまな場面で汎用される(NSAIDs 潰瘍予防は適応外だが，使用されている)。
服薬指導のポイント	・通常，1日3回服用する。 ・食後30分投与と比較し，食後3時間投与ではAUCが約23％低下するため，食後投与となっている。

ポラプレジンク

特徴	・防御因子増強薬。 ・副作用も少ないため，胃部不快感やNSAIDs処方時などさまざまな場面で汎用される(NSAIDs潰瘍予防は適応外だが，使用されている)。 ・以前は，亜鉛補充目的で処方されることがあった。現在は，酢酸亜鉛製剤が販売されており，亜鉛補充目的であれば酢酸亜鉛製剤を使用すべきだろう。
服薬指導のポイント	・通常，1日2回服用する(朝食後と寝る前)。

(奥村 俊一，信安 恵見，川下 晃代，石川 洋一)

11 睡眠薬，鎮静薬

表 主な睡眠薬，鎮静薬

一般名 主な商品名/剤形	小児薬用量
トリクロホスナトリウム トリクロリール/[シ]	【就寝前に1日1回または検査前に1回】▶幼小児：20〜80mg/kgを標準量とし適宜減量，総量2gを超えない [用法注意]25kg未満の総量は80mg/kgを超えない [1回製剤量目安]5kg：1〜4mL，10kg：2〜8mL，15kg：3〜12mL，20kg：4〜16mL，25kg：5〜20mL※，30kg：6〜20mL※ ※：投与総量は20mLを超えない [注意]低出生体重児，新生児，乳幼児での多数の無呼吸，呼吸抑制の報告，痙攣，無呼吸，呼吸抑制から心肺停止に至った症例報告，痙攣（間代性痙攣，部分発作等）の発現があるため，少量から投与開始し，患者状態を観察して慎重投与
抱水クロラール エスクレ/[坐][注腸]	【直腸内に挿入または注入】▶小児：標準 30〜50mg/kg/回，≦最大≧1.5g/回まで [注意]特に小児は慎重に投与と観察をする。無呼吸，呼吸抑制を起こすおそれあり
メラトニン メラトベル/[顆 小児用]	【分1就寝直前】▶小児：1mg/日，≦最大≧ 4mg/日 [用法注意]増量は1週間以上間隔をあける。C_{max}が低下する可能性があるので，食事と同時または食事後の服用は避ける [注意]低出生体重児，新生児，乳児，6歳未満，16歳以上は適応外。連用中の投与中止は神経発達症に伴う諸症状，睡眠障害が悪化することがある。投与開始3カ月をめどに評価し，漫然投与は避ける。眠気，めまいなどが発現するため，特に機械操作に従事する高年齢の小児では注意する

一般名 主な商品名/剤形	小児薬用量
抑肝散 「オースギ」「ツムラ(TJ-54)」/ 散 (含有生薬) ソウジュツ, ブクリョウ, センキュウ, チョウトウコウ, トウキ, サイコ, カンゾウ	▶ 0.15g/kg/日
ラメルテオン ロゼレム/ 錠	【分1就寝前】▶ 7.5歳：4mg/日 [注意]小児は適応外

____：添付文書の「用法・用量」欄に記載なし

各薬剤の特徴

メラトニン

特徴	・メラトニンは松果体より放出されるホルモン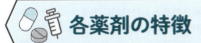で睡眠に対する作用をもつ。 ・海外では，サプリメントとしても発売されている。
服薬指導のポイント	・6歳以上16歳未満に適応の睡眠薬。 ・最高血中濃度(C_{max})が低下する可能性があるため食事中，食直後の服用を避ける。 ・フルボキサミンと併用禁忌である。

ラメルテオン

特徴	・メラトニン受容体作動薬。 ・小児適応はない。

ⓐ：睡眠への導入と睡眠・覚醒を含む概日リズム(24時間周期での脳波やホルモン分泌のリズム)の維持・調整に関与するホルモン。2つの受容体サブタイプMT1とMT2がある。

服薬指導の ポイント	・剤形は錠剤のみ。散剤で服用が必要な場合は，粉砕調剤が行われる。 ・C_{max}が低下する可能性があるため食事中，食直後の服用を避ける。 ・フルボキサミンと併用禁忌である。

トリクロホス

特徴	・抱水クロラールと同様に代謝されるとトリクロロエタノールとなる。 ・液剤であり用量調節が容易である。 ・温度の影響により色調が濃くなるので，冷所で保存すること。
服薬指導の ポイント	・依存性があり，睡眠薬として使用されることは少ない。 ・MRIなどの検査前の鎮静目的で汎用される。

抱水クロラール

特徴	・トリクロホスと同様に代謝されるとトリクロロエタノールとなる。 ・エスクレ®坐剤は湿気を避けて冷暗所に保存すること。
服薬指導の ポイント	・依存性があり，睡眠薬として使用されることは少ない。 ・MRIなどの検査前の鎮静目的やてんかん重積状態の治療に使用される。

抑肝散

特徴	・小児の夜泣きに適応あり。
服薬指導の ポイント	・散剤以外の剤形は販売されていない。漢方薬は独特の味，香りがあるため患児によっては受け付けないことがある。 ・漢方薬を再分包した場合，吸湿により水分量が増加し，保管中に微生物が繁殖する可能性がある。また，色調の変化，固化する形状変化が起こることがあるため各製薬会社ホームページで保管状況の詳細について確認して説明する。

漢方薬を飲みたがらない子にはどのように対応するか

　漢方薬は独特な香りや味があり，内服を嫌がる子が多い薬剤である。しかし，漢方薬ごとに味は異なる。小建中湯や甘麦大棗湯は比較的小児でも飲みやすいが黄連解毒湯などは飲みづらい漢方薬といわれている。漢方薬によっても味に大きな差があるので，漢方薬だから子どもが飲まないと最初から決めつける必要はない。

　漢方は通常，水や白湯で服用するが，やむを得ない場合，服薬補助ゼリーやシロップでマスキングして投与することも可能である。また，古典的ではあるがオブラートに包む方法もある。その他，ジュース，牛乳，ハチミツ（1歳未満は禁忌），ヨーグルト，アイスクリーム（温度を下げることで味覚を麻痺させる効果もある）に混ぜて服薬させる方法もある。ただし，これらの方法が薬効に与える影響について明確なデータはないため，水や白湯で服用できなかった場合の代替手段と考えるべきであろう。

　味以外にも顆粒の舌触りが苦手という患児もいる。このような場合，顆粒を乳棒乳鉢で細かく粉砕することで服用できるケースもある。また，味にも関連するが，一部の製薬会社から錠剤やカプセル剤といった剤形も販売されていることがある。患児の年齢によっては，剤形変更を試みるのも一案であろう。

（奥村 俊一，信安 恵見，川下 晃代，石川 洋一）

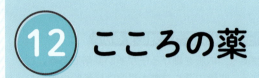
12 こころの薬

表 こころの薬

一般名 主な商品名/剤形	小児薬用量
アリピプラゾール エビリファイ/ 散 錠 OD 液 他剤形*：エビリファイ/ 注射用 筋注 キット 筋注,「タカタ」/細 あり	＜小児期の自閉スペクトラム症に伴う易刺激性＞* 内服（OD 24mg を除く） 【分1】▶【開始】1mg/日，【維持】1〜15mg/日，【増量幅】最大3mg/日，≪最大≫15mg/日 [用法注意]定常状態に達するまでに2週間を要するため，2週間以内に増量しないことが望ましい [注意]低出生体重児，新生児，乳児，6歳未満は適応外。原則6歳以上18歳未満に使用する。定期的に安全性および有効性を評価し，漫然と長期投与しない
クエチアピンフマル酸塩 セロクエル/散 錠 ビプレッソ/徐放錠	＜統合失調症＞ 【分2〜3】▶10歳：25〜600mg/日 [注意]小児は適応外
クロルプロマジン ウインタミン（フェノールフタリン酸塩）/細 コントミン（塩酸塩）/錠 他剤形：注 あり	＜統合失調症，躁病，神経症における不安・緊張・抑うつなど＞ 細【1日3〜4回】▶小児：0.5〜1mg/kg/回 [注意]錐体外路症状，特にジスキネジアが起こりやすい。発達段階や症状の程度により個人差が特に著しい。多くの場合上記用量をめどに症状により加減する。生後6カ月未満の乳児への使用は避けることが望ましい 錠[注意]錐体外路症状，特にジスキネジアが起こりやすい
セルトラリン塩酸塩 ジェイゾロフト/錠 OD	＜うつ病・うつ状態，パニック障害など＞ 【分1】▶6〜12歳：25〜100mg/日
ブレクスピプラゾール レキサルティ/錠 OD	＜統合失調症，うつ病・うつ状態＞ 【分1】▶13歳以上：0.5〜4mg/kg/日 [注意]小児は適応外

＊： OD 24mg 注射用 筋注 キット 筋注 一部後発品に適応なし
　　：添付文書の「用法・用量」欄に記載なし

一般名 主な商品名/剤形	小児薬用量
リスペリドン リスパダール/ 細 錠 OD 液	<小児期の自閉スペクトラム症に伴う易刺激性> 内服（錠 3mg）を除く） ▶15～20kg未満：[開始] 0.25mg/回を1日1回 [4日目以降] 0.5mg/日 分2，[増量時] 1週間以上の間隔をあけ0.25mg/日ずつ，≪最大≫1mg/日 ▶20kg以上：[開始] 0.5mg/回を1日1回 [4日目以降] 1mg/日 分2，[増量時] 1週間以上の間隔をあけ0.5mg/日ずつ，≪最大≫ 20～45kg未満は 2.5mg/日，45kg以上は 3mg/日 [用法注意] 原則 5歳以上18歳未満に使用する。0.25mg単位での調節が必要な場合は，液または細を使用する [注意] 低出生体重児，新生児，乳児，5歳未満は適応外 <統合失調症> [注意] 13歳未満は適応外
ロラゼパム ワイパックス/ 錠 他剤形：ロラピタ/ 注	<神経症・心身症における不安・緊張・抑うつなど> 【分2～3】3歳：0.3～1mg/日，7.5歳：0.5～1.5mg/日，12歳：0.5～2mg/日 [注意] 小児は作用が強くでるおそれがある。連用により薬物依存が生じることがあるので長期漫然投与をさける。

＊：OD 24mg 注射用 筋注 キット 筋注 一部後発品に適応なし
＿＿＿：添付文書の「用法・用量」欄に記載なし

 ## 各薬剤の特徴

ロラゼパム

特徴	・ベンゾジアゼピン系の抗不安薬。 ・効果発現が比較的速やかである。
服薬指導の ポイント	・抗がん薬治療時の予期性悪心・嘔吐の予防に対しても使用されるが，保険適用外である[1]。 ・中間型の睡眠薬に分類されるため，傾眠に注意する。 ・代謝経路がCYPを介さないため，CYPを介する相互作用がない。 ・急な休薬による薬物離脱症候群や依存に注意が必要である。

セルトラリン

特徴	・選択的セロトニン再取り込み阻害薬（SSRI）。 ・薬物間相互作用や中断症候群が少ないため，汎用されている。 ・半減期が長い。 ・SSRI全般にいえるが，他の抗うつ薬と比較し一般に安全域が広い。そのため，誤飲や過量服用時に中毒症状や生命への危険を生じるリスクが低い。過量服用時の初期症状としては，悪心などの消化器症状を生じることが多い。
服薬指導のポイント	・不安，混乱，発熱，ミオクローヌス，頻脈などセロトニン症候群を生じた場合は，速やかに投与を中止する。 ・副作用として，下痢を生じやすい。

クロルプロマジン

特徴	・定型抗精神病薬。主に中脳辺縁系と黒質-線条体系に存在するドパミン D_2 受容体を遮断する。
服薬指導のポイント	・ドパミン D_2 受容体の遮断作用が強く，鎮静作用が強い。錐体外路症状や高プロラクチン血症に注意する。血中のプロラクチン濃度を上昇させることで乳汁漏出や月経周期の異常が起こることがある。 ・統合失調症や抑うつ以外にも吃逆や悪心などに対しても使用されることがある。 ・副作用として，起立性低血圧，頻脈，抗コリン作用などに注意する。

リスペリドン

特徴	・非定型抗精神病薬。セロトニン・ドパミン遮断薬（SDA）に分類される。 ・鎮静作用が強い。 ・幻覚に対して効果が強い。

服薬指導の ポイント	・D₂受容体の遮断作用が強く，遮断時間が長い。用量依存的に錐体外路症状の発現リスクが上昇する。 ・高プロラクチン血症に注意が必要である。 ・糖尿病に禁忌ではないが，血糖上昇作用がある。 ・内用液は，茶葉抽出飲料(紅茶，ウーロン茶・日本茶など)・コーラなどと混合すると色調変化や含量低下が認められるため一緒に服用しない。日本での試験でコーラとの配合変化は認められなかったが，海外試験では含量低下が確認されている。

クエチアピン

特徴	・非定型抗精神病薬。多元受容体作用抗精神病薬(MARTA)に分類される。 ・鎮静作用が強い。 ・幻覚に対して効果が弱い。 ・他の抗精神病薬と比較し，半減期が短い。
服薬指導の ポイント	・D₂受容体の遮断作用は弱く，錐体外路症状や高プロラクチン血症を生じにくい。 ・α₁受容体遮断作用やH₁受容体遮断作用があり，起立性低血圧や傾眠，食欲増進などに注意する必要がある。 ・血糖値上昇作用があるため，糖尿病既往のある患者に禁忌である。また，定期的に体重を測定するなど体重増加に注意が必要である。

アリピプラゾール

特徴	・ドパミン受容体部分作動薬(DSS)に分類される。 ・鎮静作用はやや弱い。 ・注射剤(4週間に1回投与)も発売されており，内服でコントロール困難な症例について注射剤へ切り替えるケースがある(適応：統合失調症と双極I型障害における気分エピソードの再発・再燃抑制のみ)。 ・投与量の設定幅が広い。 ・OD錠24mgにうつ病・うつ状態，小児期の自閉スペクトラム症に伴う易刺激性の適応がない。規格によって適応と承認用量が変わるため注意すること。また，後発品の場合，メーカーにより適応と薬価に差があるため，後発品導入の際は注意すること(2024年8月現在)。

服薬指導の ポイント	・D_2受容体の部分作動薬であることから，錐体外路症状や高プロラクチン血症を生じる可能性が低い。 ・H_1受容体やM_1受容体への親和性が低く，傾眠，食欲増進，抗コリン作用などの副作用が少ない。 ・内用液は，茶葉抽出飲料（紅茶，ウーロン茶・日本茶など）・味噌汁や硬水と混合すると混濁，沈殿や含量低下が認められるため一緒に服用しない。

ブレクスピプラゾール

特徴	・セロトニン・ドパミン・アクティビティ・モジュレーター（SDAM）に分類される。 ・幻覚，妄想，抗うつ作用が示唆されている。
服薬指導の ポイント	・アリピプラゾールを改良した薬剤で，アリピプラゾールと比較し，アカシジアや不眠の発現リスクが低い。 ・アリピプラゾールと同様，D_2受容体の部分作動薬であることから，錐体外路症状や高プロラクチン血症を生じる可能性が低い。 ・H_1受容体やM_1受容体への親和性が低く，傾眠，食欲増進，抗コリン作用などの副作用が少ない。

引用文献

1) 日本癌治療学会・編：制吐薬適正使用ガイドライン 2023年10月改訂 第3版．金原出版，2023 日本癌治療学会「制吐薬適正使用ガイドライン」2015年10月【第2版】一部改訂版 ver.2.2

（奥村 俊一，信安 恵見，川下 晃代，石川 洋一）

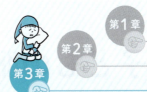

第 3 章

これ以上どうしたら？
お薬を嫌がる子どもへの対応

▶服薬テクニック ……………………………… 256
▶服薬テクニック以外の方法 ……………………………… 284

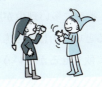

第3章 これ以上どうしたら？ お薬を嫌がる子どもへの対応

服薬テクニック

子どもの服薬

> **服薬指導のポイント**
>
> □ 飲めなければ，どんなに良い薬でも効果を発揮できない。子どもの服薬指導の一番重要なのは「飲ませる」こと。
> □ 年齢と子どもの性格を加味して行う。
> □ 服薬指導する散剤はすべて，自分の舌で味見する必要がある。
> □ 服薬指導は保護者に寄り添いながら，時には励ますことも大事である。

 完ぺきに飲めている子どもは半分くらいである

　薬剤師は毎日，保護者にきちんと飲んでもらえるように説明をしているが，実際にはどのくらいの割合で飲めているのだろうか？　小児科を受診した子どもの保護者に調査した結果では45％が医師の指示通り飲んでいなかった[1]。飲めなかった理由として一番多かったのは，単に忘れたという理由であるが（35％），2番目に多い理由が服薬を嫌がった（34％）ということであった。服薬を嫌がるというのは子どもに特有の理由であり，薬剤師にはこの嫌がる薬をどのように飲ませるかというのが一番の課題である。

 きちんと飲めないと，薬は本当に効かない？

　きちんと飲めないと，薬は効かないのだろうか？　飯山らは急性上気道炎ま

たは喘息様の気管支炎で受診した子どもの服薬状況とその治療効果を検討した[2]。その結果，あまり服薬できなかった子どもと服薬できた子どもを比較すると，前者のほうが後者より症状が悪化したり，改善しなかったりする割合が約3倍と有意に多いことを報告した（図）。このことは，どんなに優れた薬剤でもきちんと飲めなくては期待した効果が得られないことを示している。

年齢によって対応が変わる

子どもの場合，服薬の方法や薬に対する理解力などが年齢とともに変化していくので，服薬指導も年齢にあわせて変える必要がある。

● 1歳未満：飲ませる方法をアドバイス

薬が飲めるようになった服薬指導の内容を分析すると，1歳未満では薬の服用方法の提案が一番多かった。この年齢ではまだ好き嫌いがはっきりしておら

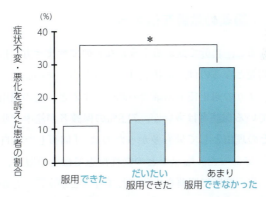

・急性上気道炎および喘息様気管支炎で受診した7歳未満の523例（平均年齢2歳3カ月）に服薬状況を調査
*：P<0.05

図　服薬アドヒアランスによる症状不変または悪化した割合の差

（飯山道郎，他：小児科，43：72-78，2002より）

ず，スポイトや練って飲ませる（お薬団子）方法など飲ませ方の作法を指導すれば，うまく飲ませることが可能である。初めて薬を飲ませる保護者に対しては，薬剤師が実際に薬局内で飲ませて見せることを勧める。

1〜3歳：飲みあわせを教える

1歳以上になると，飲めない子の服薬指導で成功するパターンは，服用方法の提案から飲食物との混合に関する情報提供などに変わっていく。薬は水で服用することが基本だが，飲めない場合には，ジュースやアイスなどの飲食物と混ぜることを考慮して，飲食物との相性を説明する。

4〜6歳：ほめて飲ませる

4歳以降で飲めない場合は，飲食物と混ぜるのではなく，なぜ薬を飲むのかを理解させることで解決できる場合がある。この年齢になると，保護者だけではなく，子どもに直接服薬指導することも可能となる。その場合，大事なことはうまく飲めたときにほめることである。また，この年齢になると体重も増え，散剤では服用量が多くなり嫌がることがある。錠剤に変えると，アドヒアランスが上がる場合もある。

小中学生：服薬の意義を伝える

小中学生になると，自分で飲めるようになるので飲ませ方を指導する必要はない。むしろ問題となるのは，症状が良くなったので薬の服用を止めるということである。くすりの適正使用協議会の調査によると，薬の服用方法を子どもに注意喚起している保護者は多いが，71.8％の保護者が途中で薬の服用を中断していた[3]。その理由として最も多かったのは，「回復したと自己判断し，止めた」（83.5％）であった。喘息などの慢性疾患では薬の服用によって状態が改善するので，自己判断で服薬を止めてしまうことがある。しかし，慢性疾患では寛解した状態を継続することが重要なので，継続して服用すること，または処方された薬を飲み切ることの意義を子どもにも説明する必要がある。

まずは自分で確かめること

　小児科領域の服薬指導で大事なことは，薬剤師が薬の味を自分で味見して確かめることである。本やインターネットで調べるより，まずは自分の口で味見することで服薬指導に「味」が出てくる。

意外とおいしいドライシロップ

　自分で飲んでみると，意外とドライシロップ（DS）はおいしい。DSは製剤工夫がされているのでよほど原薬が苦くなければ飲みやすい。しかし，口腔内に留めておくとDS中の原薬が漏出してきて，徐々に苦くなる。そのため，食前に薬を服用することが重要である。食前だと空腹なので甘みをよく感じ，口の中で味わう時間も減る。食後ではお腹いっぱいでなかなか飲み込むことができず，徐々に苦くなり飲めなくなることが多い。

製薬企業の資料の鵜呑みはダメ

　小児用のDSには，飲み合わせのリーフレットがついている。服薬指導の際にこのリーフレットは便利である。しかし，問題はこの結果が個々の試飲者の平均値であることである。実際に飲み合わせをしてみると，結構ばらつきがある。リーフレットで問題ないといわれる飲食物でも，実際に勧めると「飲めない」と言われるとが多々ある。製薬企業の作成したリーフレットは参考にはなるが，絶対ではないということを肝に銘じておく必要がある。

まずは薬局のみんなで飲んでみよう

　そこで，重要なのが実際に自分で飲んでみることである。自分の五感で確かめると，服薬指導も重みを増す。また，試飲は一人ではなく，薬局全員でするほうがよい。個々人で好みが違うので，他の職員の感想も参考になる。人によっては，意外な感想を示すので面白い。

励ます服薬指導

　服薬指導では保護者につい命令口調で，指摘事項が多くなるが，時には「頑張りすぎないで」，とアドバイスすることも大事である。

真面目なお母さんほど悩む

　子どもの服薬は，大変なことが多い。真面目に育児を取り組んでいる保護者は，子どもが薬を飲めないことを悩んでいることがある。そのような保護者に，「しっかり飲まないと治らないので，頑張ってください」というのは酷である。むしろ，思いつめないよう励ましてあげる服薬指導のほうが効果的なことが多い。

薬は8割飲めればよい

　前述のように，薬が服用できない子どもはしっかり薬を飲んだ子どもに比べると症状が改善されない。しかし，図をよくみると，服用できた子どもとあまり服用できなかった子どもの間には有意差があったが，だいたい服用できた子どもは服用できた子どもと比べると大差がなく，有意差はなかった。すなわち，薬はだいたい飲めればよいのである。「だいたい」というのは一般的には8割くらいを指すため，筆者は服薬困難な子どもをもつ保護者には，「8割くらい飲めればいいですよ」と説明している。保護者も8割という目標が設定されると，「これくらいは飲ませることはできる」と思えるようになる。

あきらめないことが重要

　私が行っている，励ます指導法を表に挙げる。保護者によっては服薬を失敗すると，飲ませることをあきらめてしまうことがある。大事なことはあきらめないことであり，これは子育ての基本と同じである。そのため，服薬指導では，「8割飲めればよい」「失敗してもよい」ことを必ず伝えている。またうまく飲めないときや，困ったときは直接電話するよう伝えることもある。薬剤師は，常に保護者と子どもに寄り添うことが大事である。

表　筆者が服薬指導で保護者に伝えること

1. 薬は8割飲めれば大丈夫！	飲ませることが目的ではなく，子どもの病気を治すことが目的なので，完璧を目指す必要はない
2. 失敗しても次回頑張ればよい	たとえ失敗しても，次回頑張って飲めればよい。忘れても気づいたときにすぐ飲ませ，間隔を開けて次を服用させれば問題ない
3. 吐き出したら，新しい薬を飲ませる	吐き出したら，新しい薬を出す。散剤で半分だけ飲めたら，新しいものを開けてもう半分飲ませる
4. 保護者が負けちゃダメ	飲めないままにすると患児は，「吐き出せばいいんだ」と考える。保護者は子どもに根負けしないように！

引用文献

1) 佐野君芳，他：さらなるコンプライアンス向上を目指して－小児患者の最近の状況－．日本薬学会125年年会，29-1063，2005
2) 飯山道郎，他：小児の服薬コンプライアンス．小児科，43：72-78，2002
3) くすりの適正使用協議会：小・中学生の保護者600名を対象，くすりの服用に関する実態調査を実施（プレスリリース）．2009（https://rad-ar.or.jp/blog/2009/10/110/）

（松本　康弘）

第3章 これ以上どうしたら？ お薬を嫌がる子どもへの対応

服薬テクニック

飲みやすい味のものに混ぜる・混ぜない・混ぜてはいけない

 基本は，水で飲む

　大人が薬を水で服用するように，子どもも水で服用することが基本である。乳児が初めて薬を服用するときには，筆者は行政（山口県下関市）の協力を得て作成したリーフレット（図1）を用いて説明を行っている。
　水での飲ませ方にもいくつかの手法があり，子どもの成長にあわせて選択できれば理想である。

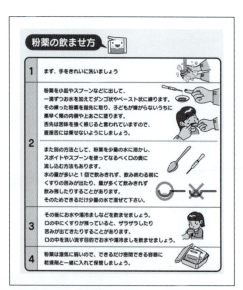

図1　下関市内の薬局に配布した筆者作成の「粉薬の飲ませ方」のリーフレット

🔵 お薬団子を作る

　ここでのポイントは，粉薬に水を加えてペースト状にする，いわゆる「お薬団子」の作り方である。実際に作ってみると意外と難しく，個々の薬剤で必要な水の量が異なる。1滴でペースト状になる薬もあれば，数滴必要な薬もある。なかには1滴の違いで突如水溶液になる薬もある。そのため説明のコツは，「水を加えるときは，1滴加えては混ぜることを繰り返してください」と付け加える。

🔵 ストローで飲む

　リーフレットには記載していないが，小さじ半分程度の水を加えて水溶液とし，ストローで飲む方法もお勧めである。ストローを用いる利点としては，スプーンやスポイトと違い，子ども自身のタイミングで飲めるという点である。その他にも，一気に吸い上げるため口の中に薬が広がらず，苦みを感じにくいという利点もある。「ストローの使用経験はないから」と不安に感じる保護者もいるが，マグマグ®などの乳児用ストローマグを使用できる生後数カ月から用いることができる。

🔵 おとな飲み

　3～4歳を目安に，いながき薬局（東京都立川市）が考案した「おとな飲み」を勧める。まず保護者に最近の薬は味が改良されており，子どもが飲みやすくなっていることを説明する。次に，子どもに指導用ツール（図2）を見せながら，「おとな飲み，やってみる？」と声がけをする。この方法のポイントは，口にたっぷり水を含んでもらうために，「お口に大きなお池を作ってね」と伝える。そして，粉薬を口に投入するときには，喉の奥に入れるとむせてしまうため，下顎の前歯の裏側に入れるように伝える。そして，薬を飲み込んだ後にもう一度，口の中に粉薬が残らないように水を飲むことである。

第3章　これ以上どうしたら？　お薬を嫌がる子どもへの対応

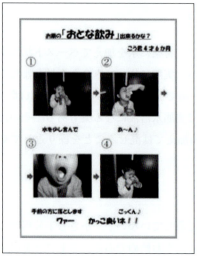

図2　いながき薬局が発案した「おとな飲み」リーフレット

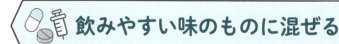
飲みやすい味のものに混ぜる

子どもは実際どのようにして薬を飲んでいるのか

　前述のように薬は水で飲むことが基本であるが，保護者から「この薬は何に混ぜれば飲みやすい？」と毎日のように質問される。実際に，子どもたちはどのように服用しているのであろうか。筆者は，飲みにくい薬の一つであるジスロマック®細粒を対象に，投薬時に過去3カ月以内に服用歴のある小児50名を対象とし後方視的に検討した[1]。その結果，薬を直接口の中に入れて服用したが58％，水に溶いて服用したが12％，水以外の飲食物に混ぜて服用したが30％であった。また，飲食物に混ぜて服用する年齢は低年齢ほど高い傾向にあり，6歳以上は飲食物を使用していなかった。飲みにくい薬を対象にしてるとはいえ，1/3の子どもが薬を飲食物に混ぜて服用しているという現状がある。

💊 薬が飲みやすくなる飲食物とは

では，どのような飲食物を勧めればよいのであろうか。多くの報告があるが，薬ごとに飲みやすくするために混ぜる飲食物は異なる。複数の薬が処方されていることも多いため，筆者はどの薬とも比較的相性のいいアイスクリームや練乳，牛乳などの乳製品を勧めている。

1 アイスクリーム

乳製品の特徴としては，乳脂肪分の高い食品ほど苦みをマスキングしやすい傾向にある。例えば，アイスクリームにもいくつか種類があり，アイスクリームとは乳固形分15.0％以上（うち乳脂肪が8.0％以上），アイスミルクとは乳固形分10.0％以上（うち乳脂肪が3.0％以上），ラクトアイスとは乳固形分3.0％以上入っているものと厚生労働省が定めている。そのため，アイスクリームと表記された乳脂肪分の高い商品が，苦みをマスキングするには長けている。

2 練乳

また，甘味が好きな子どもには練乳がより適している。加糖練乳（コンデンスミルク）は，牛乳にショ糖を加え約1/3に濃縮したもので，乳固形分28.0％以上（うち乳脂肪分8.0％以上）と規定されている。つまりアイスクリームと同等の乳脂肪分に，さらにショ糖が加えられているためより甘味が強くなる。

3 乳児には単シロップ

ただし乳児の場合は，ミルクとの混合は避けたほうがよい。主食であるミルクに混ぜることでミルクが嫌いになることを避けるため，離乳食の進行具合を確認しながら混ぜる飲食物を検討することになる。なお，乳児に苦みのある薬が処方された場合は，飲食物ではなく単シロップを勧める。薬をスプーンにのせ，単シロップを少量添加したものを口に含ませる。お口直しに，その後すぐに湯冷ましやミルクを飲ませるとよい。

4 服薬ゼリー

その他にも，テレビコマーシャルの影響もあり，服薬ゼリーを買い求める保護者も多い。販売する際には，ゼリーの水分をしっかりときって，ゼリーで薬を挟み込むようにするとよいと，アドバイスすると成功しやすい。

混ぜない

　飲食物に混ぜると嫌がって薬を飲まないが，水に溶かすと何事もなかったように飲む子どももいる。頻度は高くないが，甘い薬だけが飲めない（嫌い）という子どももいる。おいしい薬の代表であるセフゾン®細粒だけが苦手という場合もある。そのため安易に飲食物との混合を勧めるのではなく，まずは水で飲ませてみて，どうしても飲めない場合に「特別に」飲食物を勧めたほうがよい。

混ぜてはいけない

　クラリスロマイシンの添付文書では，ドライシロップについて表1のように記載がある。また，カルボシステインドライシロップとの混合でも，同様の苦みが発生する。ただし，カルボシステインシロップに混ぜても苦みは増強しない。これはカルボシステインシロップは，酸性のカルボシステインにpH調整剤を加えてpHを5.5～7.5にして製剤化しているためである。その他にも，抗菌薬を中心に配合変化に注意が必要な薬剤を表2にまとめた[2]。

　前述したジスロマック®細粒の調査において，ヨーグルトに混ぜて服用したら飲めたという症例が含まれていた。たとえ混ぜることで苦みが強くなったとしても薬効に影響がないのであれば，必ずしもその飲食物を避ける必要はない。ただし，乳製品と配合変化を起こす抗菌薬（表3）もあるため，注意が必要で

表1　クラリスロマイシンドライシロップの適用上の注意

酸性飲料（オレンジジュース，スポーツ飲料等）で服用することは避けることが望ましい。有効成分の苦みを防ぐための製剤設計が施してあるが，酸性飲料で服用した場合には，苦みが発現することがある

〔大正製薬株式会社：クラリスドライシロップ10％小児用，添付文書（2023年4月改訂，第4版）より〕

表2　酸性飲料や食品との混合に注意する薬剤

薬剤名		注意事項
マクロライド系抗菌薬	クラリスロマイシン	酸性飲料と混ぜると，苦みが出現する
	アジスロマイシン	
	エリスロマイシン	
セフェム系抗菌薬	セフカペン ピボキシル	本剤は主薬の苦みを防ぐ製剤となっているので，細粒をつぶしたり，溶かしたりすることなく水で速やかに服用する
ペニシリン系抗菌薬	スルタミシリン	酸性飲料と混ぜると，苦みが出現する
	アンピシリン	酸性下で不安定なため，力価低下
抗アレルギー薬	ペミロラスト	pHの低い飲料では主成分が析出（白濁）する可能性あり

表3　粉ミルクや牛乳，乳製品との混合に注意する抗菌薬

薬剤名		注意事項
テトラサイクリン系	ミノサイクリン	カルシウムイオンとキレートを形成し，吸収率低下
ニューキノロン系	トスフロキサシン	カルシウムイオンとキレートを形成し，吸収率低下
セフェム系	セフジニル	粉ミルク，鉄配合牛乳などと混合すると鉄イオンと錯体を形成する。また，併用で便が赤色調を呈することがあるが，臨床上問題ないと考えられている
	セファクロル	時間の経過とともに力価が低下するため，牛乳やジュースなどに懸濁したまま放置しないように注意する
	セフカペン ピボキシル	
ペニシリン系	クラブラン酸・アモキシシリン	牛乳との同時摂取によりAUCの低下がみられたとの報告があるが，臨床上問題ないと考えられている（牛乳により胃内の脂肪分が増加し，溶解性が低下すると考えられている）

ある。

 薬局で飲ませてみる

　薬の飲ませ方について時間をかけて説明しても，次回受診時に「飲めませんでした」という話を聞くことがある。初めて吸入剤が処方されたときには，デモ機を用いて操作をしながら手技を伝えるのに，内服薬の場合は口頭の説明だけで伝わるからであろうか。そのような疑問をもち，保護者の同意を得て，服薬指導の際に薬局で子どもに与薬し，口頭だけでなく実践的に服薬方法を指導することにした。2013年から開始し，累計1,000名以上の子どもたちに薬を飲ませてきた。

やってみせる[3]

　乳児に初めて薬（散剤）が処方されたときに行うことが多い。自宅ではペースト状にする方法を勧めるが，薬剤師が子どもの頬の内側にこすりつけることは難しいため，水溶液にしてスポイトを用いて行う。方法としては，①小さじ半分程度の水に溶かす，②乳児の頭を左腕で支えるように横抱きにする，③乳児の右手は投薬者の左脇に挟み，乳児の左手を投薬者の左手で掴んで固定する，④嚥下を確認しながら，ゆっくりとスポイトから薬を押し出す—である。

　乳児に泣かれることもあるが，嚥下を確認しながら行えば問題ない。ハードルの高い服薬指導かと思うかもしれないが，それ以上に保護者は不安であることを理解してほしい。

薬局で飲ませてみる

　自宅では薬を嫌がって飲まないが，保育園だと上手に飲むという話を聞いたことがないだろうか。保育園と同じように，薬局も薬を服用させる環境として提供してみてほしい。薬を飲まないという保護者の訴えに対し，「薬局で1回分飲ませましょうか？」と声をかけるだけである。保護者は自宅で失敗してい

る経緯があるため，断られることはほとんどない．たとえ1回だけでも，薬局で飲ませてくれれば助かると思う保護者も少なくない．

実際に薬局で飲ませてみると，まるで保護者が嘘をついていたかのように，大きなお口をアーンと開けて飲める子どもはたくさんいる．時には，周りにいる子どもたちも集まってきて，「ガンバレー！」と応援してくれる．そして飲めると，「飲めた！ ヤッター！」と待合室の雰囲気が様変わりする．子どもの成長過程において，成功体験はとても大切である．その手伝いを，薬局で担ってほしい．

薬局で飲めなくても

「薬局で飲ませて，失敗したらどうしよう」と思うかもしれないが，自宅で飲めないという相談に対しての介入ということもあり，一度も怒られたことはない．もし失敗したとしても，「ほらね，やっぱり飲めないでしょ」とむしろ保護者は安心するようである．例えば，薬を飲むと嘔吐するという子どもに飲ませると，数分後に嘔吐し素手で受け止めるはめになったり，薬を見ると逃げ回るという子どもに飲ませようとして，薬局から飛び出されて1kmも追いかけることになったりしたこともある．逆に成功すると，薬を飲ませてほしいと朝昼夕と1日3回来局する親子もいたが，そこまで信頼されていると思っていた親子にかかりつけ薬剤師を提案したら断られたこともある．語りつくせないほどのエピソードに感謝しつつ，これからもたくさんの親子と関わっていきたい．

引用文献

1) 三浦哲也：第18回日本外来小児科学会年次集会，ワークショップ
2) 国立成育医療センター薬剤部・編：小児科領域の薬剤業務ハンドブック第2版．じほう，p347，2016
3) 松本康弘：極める！ 小児の服薬指導．日経BP，pp63-65，2018

（三浦 哲也）

第3章　これ以上どうしたら？　お薬を嫌がる子どもへの対応

服薬テクニック

3　隠す・見せる・言い聞かせる

はじめに

　薬を飲まないで保護者を困らせている子どもの年齢は，2〜7歳ぐらいが多い。原因はいろいろあり，一番多いのは，薬はいつも食べている食品と違う味がするためというものである。以下多い理由は順に，①なぜ飲まないといけないかが，幼いためわからない，②病気がつらくてどうしてよいかわからないで混乱している，③痛みや不快感が強く機嫌が悪い——などとなる。

薬を飲食物に隠す

　薬を服用しないと，通常の生活が送れない慢性疾患を抱えた子どもたちは，小児用製剤がない場合，錠剤やカプセルを粉砕または脱カプセルした薬剤の服用を余儀なくされる。この場合は，病状の安定や悪化をさせないことが優先されるため，味が苦くても，散剤がザラザラして飲みづらくても，なんとか服用させる必要がある。

　特別苦くてザラザラしている薬を服用する際，飲みやすくするために混ぜる飲食物を選ぶポイントは，飲食物より先に薬がのどを通過することである。混ぜ込んだ飲食物が先に口からなくなると，薬だけが口に残り嫌な味が広がる。砂糖を例に挙げると，すぐに溶けるパウダー状の粉砂糖より，ザラメのように大きい粒の砂糖のほうが口の中に残るので，長く甘いと感じる。このような視点で混ぜ合わせる飲食物を検討するとよい。しかし，それでも薬を嫌がって飲

まない子どもには，薬を食品に隠して服用させる場合もある。

● 甘いものが好きな子ども

　マシュマロやミニシュークリームには，穴を開けて中に薬を入れることができる。果肉入りのマーマレードジャムは，薬と混ぜて小さなビスケットに乗せて食べさせることができる。舌に直接薬がつかないため，飲み込みやすい。

● 甘いものがあまり好きではない子ども

　甘味が好きではない子どもには，海苔の佃煮や練り梅，胡麻みそなどに混ぜて，ごはんのときにそっと食べさせる方法もある。

あえて薬を見せて飲ませる

　学童期などに入ると，薬の必要性を理解して飲むようになる。例えば，インフルエンザ治療薬のオセルタミビルや溶連菌感染症に対する抗菌薬などはきちんと服用することで，疾患が治癒することが実感できる薬剤である。このような薬剤の場合は，子どもにあえて薬を見せて，自分がどのような薬を飲むのかを知ってもらうことも大切である。薬を飲食物に混ぜる際も，混ぜるところを見せると，服薬と症状の改善が結びつき，より明確に実感できてよい。

● オセルタミビルドライシロップ

　薬剤師から，「インフルエンザウイルスをやっつける薬で，5日間服用する必要がある」などの説明をする。オセルタミビルの場合は，服用開始から2～3日経つと，高熱が下がり薬の効果が実感できる。
　ココアやチョコレートを使って服用する場合は，小さいチョコレートのかけらをなめてもらい，アイスココア2～3mLに薬を混ぜてさっとかき回したらストローで飲んでもらう。飲めたらご褒美にもう一回，小さいチョコレートを口に入れてあげると吐き戻しはない。混ぜるところを子どもに見せるときも，笑顔で行う。熱が下がってきたら，薬のおかげであることを教えてあげるとよ

い。

溶連菌感染症に対する抗菌薬

　抗菌薬を医師からの指示日数（5〜10日間）を服用する必要がある。薬剤師が必ず最後まで服用するよう説明する必要がある。保護者だけでなく，子どもにも一緒に説明する。抗菌薬の散剤は量が多く，驚いてしまう子どももいる。水や飲み物に溶かしてよいということを説明しないと，初めて服用する場合には，子どもも保護者も戸惑ってしまうので注意する。当薬局では，3〜5mLの水で溶かす様子の図を見せながら，水の量を指導している。細いストローで飲むと，舌に薬がつかないため飲みやすい。水に溶かした後は，すぐに飲んだほうがよいので子どもの目の前で薬を溶かしてすぐにストローを使って飲ませる。

　また筆者の薬局では，ゲームが好きな子どもにラクタム環をモチーフにしたキャラクターのポスター(図)を見せて，「溶連菌の細胞膜を作らせないようやっつけるんだよ」と説明している。のどの痛みが和らぎ，熱が下がってきたときは，薬（ラクタム環）がやっつけてくれていることを説明すると，子どもも理

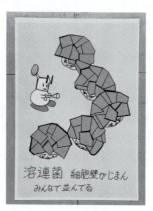

溶連菌感染症の啓発ポスター

図　子どもが薬や病気について理解しやすいように作成したイラスト

解しやすく最後まで薬を飲み切ってくれる。

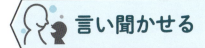
言い聞かせる

　長期にわたり服薬が必要な薬剤，例えば，喘息やアレルギー，アトピーの治療薬が該当する。このような薬では，子どもや保護者に薬の必要性を正しく理解してもらい，コンプライアンスが良ければ集団生活を快適に過ごすことが可能であることを説明する。大人でも毎日欠かさず服薬することは難しいが，慢性疾患では発作や症状悪化の回避には服薬が重要であることを根気強く説明し，子どもに納得してもらうことが大切である。

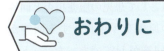
おわりに

　薬を半ば強制的に飲まされては，服薬が嫌な時間になってしまう。一番大事なのは，保護者などが怖い顔や不安な顔をせずに，いつもの優しい笑顔で接することである。子どもが症状のせいで機嫌が悪いと，保護者に対し甘えや不満が向くことがあり，さらに服薬を拒むことがある。薬剤師も子どもの来局時に，きちんと飲めているかを確認して，服用できているときはよくほめてあげ，飲めていないときは，なぜ飲めないのかを一緒に考えてあげる必要がある。また，多くの保護者が子どもの拒薬について悩んでおり，服薬ができていないことを指摘するのではなく，解決方法を一緒に考えて提案してあげてほしい。

（鳥巣　啓子）

第3章 これ以上どうしたら？ お薬を嫌がる子どもへの対応

服薬テクニック

4 剤形を変える

服薬の選択肢を増やす剤形変更

　一般に子どもの服薬では，水剤や散剤を想定することが多いが，服用性は患児の好みや状況によって異なる。ドライシロップの服用性について，104名の保護者を対象とした調査結果では，服薬時の難点として患児の服薬拒否と回答した41名（約40％）の保護者において，その原因を「味」とする回答が61％，次いで「粉っぽさや飲みづらさ」とする回答が11％であった[1]。ドライシロップは水への溶解性がよく甘味もあるため，医療者は飲みやすい薬と理解しがちであるが，子どもの感覚とは異なる場合も多々ある。

　また，5歳前後になると小さめのカプセルや錠剤を飲める子どもも増えてくるが，同じ成分の薬剤でも製薬企業によって大きさが異なる場合もあり，処方頻度の高い薬剤については各製剤の大きさをある程度把握しておくことも有用である。年齢による大きさの目安は，直径6mm以下の場合は3歳以上，6mmよりも大きい場合は6歳以上である。服薬可能な剤形を確認し，服薬の選択肢を一つでも多く確保したい。以下に，剤形変更による対応例について示す（表）。

錠剤やカプセルを飲めない場合

散剤やドライシロップが苦手→水剤へ変更

　苦手な理由を聴取し，それがカバーされるのであれば，同一成分の水剤へ変

表　剤形を変更可能な主な薬剤の例

一般名	小児によく使用される剤形	変更を検討可能な剤形例
プレドニゾロン	散剤（苦味あり）	錠剤：苦味あり
アジスロマイシン	細粒（苦味あり）	カプセル（100mg 小児用）：15kg以上，3号カプセル
クラリスロマイシン	ドライシロップ（苦味あり）	錠剤
カルボシステイン	ドライシロップ	錠剤
フェキソフェナジン	ドライシロップ	錠剤・OD 錠：30mg は 7 歳以上，60mg は 12 歳以上
オロパタジン	顆粒	錠剤・OD・OD フィルム：いずれも 7 歳以上
プランルカスト	ドライシロップ	1. 錠剤 2. カプセル
バルプロ酸	1. 細粒（甘味はあるが苦味が残る） 2. 徐放顆粒（徐放性コーティング顆粒で水に不溶）	1. シロップ剤：甘味が強い 2. 錠剤 3. 徐放錠：徐放性皮膜のコーティング錠
フェノバルビタール	散剤（薬包内へ付着しやすい）	1. エリキシル剤（エタノール含有あるが小児への使用例あり）* 2. 錠剤

＊：散剤・エリキシル剤の剤形変更による血中濃度変化の報告があるため注意する（常盤智穂子, 他：フェノバルビタールを散剤からエリキシル剤に変更後，血中濃度が高値となった 1 例. 日本小児臨床薬理学会雑誌，31：50-53, 2018）

（2024 年 8 月現在）

更する．例えば，バルプロ酸細粒は甘味があるが，服薬後にやや苦味が残ると訴える患児も多い．この場合，散剤よりも苦味がカバーされているシロップ剤への変更を検討する．

販売される剤形が錠剤やカプセルのみ→粉砕や脱カプセルで対応

カルベジロール錠，ダントロレンカプセルなど，錠剤やカプセルしか剤形がない場合には，薬剤の粉砕や脱カプセル後の，①安定性や薬物動態の変化，②周囲への付着性，③細胞毒性，④服用性（味，においなど）──を確認

したうえで対応する。

錠剤やカプセルを飲める場合

● 苦い薬が苦手

　同一成分で錠剤やカプセルが販売されていれば，それらへの変更も選択肢となる。特に苦味が強く服薬に難渋する場合，錠剤やカプセルに変更すると上手くいくことが多い。例えば，プレドニゾロン散は錠剤へ，アジスロマイシン細粒はカプセル（体重15kg以上）へ変更するとよい。ただし，プレドニゾロン錠はやや苦味を感じるため，錠剤に変更したうえで服薬補助製品を使用したほうが，より服薬を拒否されにくい。錠剤の大きさも一般的な錠剤に比べて小さく，小さいサイズの錠剤を飲めるようであれば，散剤よりも服薬に成功することが多い。

● 甘い薬が苦手

　ドライシロップの甘さが苦手な場合もあり，その場合も錠剤やカプセルへの変更が考慮される。

　例えば，オロパタジン顆粒は錠剤，口腔内崩壊（OD）錠，ODフィルム製剤（いずれも7歳以上）へ変更できる。OD錠は，錠剤の服用が難しい場合にも利用しやすく，マルホ株式会社からは，ODフィルム製剤も販売されている。

　バルプロ酸細粒やシロップは，錠剤や徐放錠へ変更可能である。長期にわたり服薬する薬のため，アドヒアランスを確認して適切な剤形を提案したい。

小児の剤形変更では適応に注意

　有効成分が同一であっても，剤形により適応年齢が異なる場合には注意を要する。モンテルカストの場合は，細粒剤で1歳以上6歳未満，チュアブル錠で

6歳以上に適応がある。そのため，細粒剤を飲みにくい場合でも，6歳未満の患児にチュアブル錠は使用することはできない。

服用性のよい剤形の開発

　小児用剤形が期待されていた薬剤の一つに，バクタ®配合錠がある。ようやく2021年12月に本剤を小型化した直径約6mm・厚さ約4.4mmのバクタミニ®配合錠が発売された。それまで販売されていたバクタ®配合錠は，直径約11mm・厚さ約5mmと大きいうえに主薬の苦みを感じることがあり，顆粒剤も嵩高でざらつきがあり苦みも感じることから，両剤形ともに服用性が悪いとされていた[2]。しかし，免疫抑制薬や抗がん薬で治療中の患児では，ニューモシスチス肺炎の発症抑制目的で本剤の服薬が必須である。そのため，待ち望んだ剤形であるバクタミニ®配合錠の発売は，患児にとっても，われわれ医療従事者にとっても嬉しいニュースとなった。

　市場規模が小さいと評価される小児医薬品開発の現場において，国立成育医療研究センターと製薬企業との共同開発により[3]，臨床で求められる声に応える形で開発された当薬剤が継続販売されることを期待したい。

おわりに

　剤形変更の提案は，患児それぞれの服薬できない背景や服薬介助の中心となる保護者の希望を理解し，より適した剤形を選択することが重要である。薬剤師は，日頃から同一成分でどのような剤形が販売されているかを把握し，新薬の情報なども適宜収集することを心がけたい。

引用文献

1) 藤原沙絵，他：「小児が服用しやすい医薬品」とは？；保護者の視点，医療従事者の視点からの理解．PHARM TECH JAPAN，33：2723-2728，2017

第3章 これ以上どうしたら？ お薬を嫌がる子どもへの対応

2) 高藤由紀子, 他：スルファメトキサゾール・トリメトプリム合剤の服用性に関するアンケート調査. 日本小児臨床薬理学会雑誌, 32：114-119, 2019
3) 国立成育医療研究センター：合成抗菌剤「バクタミニ®配合錠」製造販売承認取得について. 2021（https://www.ncchd.go.jp/press/2021/210817.html）

（遠藤 美緒）

服薬テクニック

5 後発医薬品に変える

 はじめに

　後発医薬品の使用促進により，小児科領域においても各社から多数の後発医薬品が販売されている．小児用の後発医薬品においては，特に飲みやすさに主眼が置かれ，味や食感が工夫された製剤が開発されている．そこで本稿では，後発医薬品への変更に伴う味や食感の変化が患児の服薬行動に及ぼす影響について，いくつかの薬剤を取り上げて考える．

 好きな味にあわせて柔軟に対応

　まず小児気管支喘息に汎用されるロイコトリエン受容体拮抗薬のモンテルカストを取り上げる．本剤は6歳未満に適応の細粒と6歳以上に適応のチュアブル錠がある．
　細粒については，先発医薬品2社に対して13社から後発医薬品が発売されている．先発医薬品はわずかに甘味を感じる程度であるのに対して，後発医薬品は添加剤により甘味を感じられるように工夫されている製剤が多い．特に「タカタ」および「明治」にはバナナ味が，「YD」にはイチゴ味が添加されており，口に入れた瞬間にバナナやイチゴの風味が感じられる．バナナやイチゴは乳児期から用いる食材で馴染みのある味であるため，これらの味がついた製剤に変更することで患児の服薬動機を高めることができる．
　一方，チュアブル錠では先発医薬品2社の甘酸っぱいチェリー味に対して，

第3章 これ以上どうしたら? お薬を嫌がる子どもへの対応

表 モンテルカストチュアブル錠の味の違い

味または風味	販売名（50音順）
チェリー味または風味	キプレス（杏林） シングレア（オルガノン） 科研, ケミファ, 三和, サンド, 明治
イチゴ味または風味	オーハラ, サワイ, タカタ 日医工, ニプロ DSEP, JG, TCK, YD
ピーチヨーグルト味	トーワ

・後発医薬品では，販売名の「モンテルカストチュアブル錠」以下のみ記す

（2024年8月時点）

後発医薬品各社から複数の味が出されている（表）。先発医薬品類似の味以外ではイチゴ味が多く，他にはヨーグルト味やピーチヨーグルト味など，菓子のような風味の製剤もある。

しかし，これらの味が必ずしも患児に好意的に受け止められるとは限らない。バナナ味やイチゴ味を嫌う患児もおり，よかれと思ってより甘い後発医薬品へ変更したことにより服薬が困難になった例も複数経験している。その際は，保護者と相談のうえ先発医薬品に戻したところ服薬状況も改善した。他の後発医薬品を味見させ，味の違う製剤に変更することも一策ではあるが，保護者から「馴染んでいた味を子どもが希望している」との申し出があれば先発医薬品に戻している。過度に後発医薬品への変更にこだわると保護者の不信を招くこともあるので，注意を要する。後発医薬品に変更した際には，味の変化によって患児の服薬行動に変化がないか，必ず確認しておくことが必要である。

 基本，水で飲みやすい薬剤を推奨

すずらん調剤薬局（以下，当薬局）において後発医薬品に変更したことで服薬率が向上した薬に，セフカペン ピボキシルがある。先発のフロモックス®小児用細粒100mgは，粒子が大きいため水への溶解性が悪く，ざらつきのあ

る口当たりで，苦味の溶出により服薬を拒む事例が多かった。そのため，「苦味が出やすいこと」「水に溶けにくいこと」を保護者に説明し，飲みにくさを改善するためにヨーグルトやイチゴジャム，練乳など薬が溶けにくい食品に混和して飲ませるように指導していた。苦味を訴えていったん薬を拒み始めると，その後は食品を用いても頑なに拒むことが多いため，苦味を感じさせにくくする方法を初回処方時から指導していた。しかし，保護者がその手間を省いて飲ませようとし，結果的に飲めなくなった患児が複数例いたことは否めない。

　そこで服薬を容易にすることを目的に，後発医薬品であるセフカペン ピボキシル塩酸塩小児用細粒10％「サワイ」に変更した。本剤は粒子が細かいためざらつき感が解消し，そのまま口に入れても甘味が感じられる。また水への溶解性もよく，水に溶かせて飲ませることも可能となった。その結果，服薬を拒む患児が激減し，食品に混ぜる必要もなくなり保護者の手間も解消された。

患児の飲みやすさを考慮して採用

　小児用解熱薬として汎用されるアセトアミノフェン製剤は，アセトアミノフェン自体の苦味が強く，発熱によって機嫌の悪い患児への投与が困難となることがある。また，細粒やドライシロップなどの剤形，さらには成分濃度の違いにより，味の感じ方が異なる。

　旧知の製剤にカロナール® 細粒20％があり，成分濃度を高めた同50％製剤がある。50％製剤は，1回服用量が20％製剤の2/5ですむが，逆に苦味が強く感じられる。また，20％製剤も口に入れた際に，薬の溶解とともに苦味を感じるため，飲みづらさを訴える患児は少なくない。

　そこで，当薬局では複数のアセトアミノフェン製剤の味見をした結果，アセトアミノフェンドライシロップ40％「三和」を採用している。ドライシロップ製剤であるため，口に入れた際には甘味が感じられ，さらに40％製剤のため1回量が多くならずにすむ点を考慮して採用している。すなわち，前述の2製剤の欠点を補った製剤といえる。

安易な後発医薬品への変更は推奨されない

　後発医薬品の使用促進のため，どの薬局でも積極的に後発医薬品が選択されているだろう。後発医薬品にも複数の製剤があり，すべてを取り揃えることは困難である。しかし，小児科領域においては飲みやすい味の製剤を薬剤師が選択して保護者や患児に勧めることが大切である。普段から患児の服薬について，例えば「どのようにして飲んでいるか」「味の嗜好はどうか」「喜んで飲んでいるのか，それともいやいや飲まされているのか」「飲ませるに際して親の負担感はどうか」などの状況をこまめに確認しておき，後発医薬品への変更で患児の服薬支援に繋がることが望まれる。安易な後発医薬品への変更に伴って服薬動機が下がるようであれば，その変更は意味がないといわざるをえない。

薬への味付けで，好みの味に変更する

　当薬局で薬の味を変えるために，20年以上前より実施している「味付け」について紹介する。製剤の味を変更することはできないが，苦味を訴えて薬を拒む患児や，患児の服薬動機を高めるために，患児が好む味を添加する方法を用いている。用いるのは大島食品工業のミルメーク®で，牛乳に溶くことでイチゴなどの味を添加して飲みやすくする食品である。イチゴやバナナ，メロン，キャラメルなどの味がある。
　顆粒状で溶けやすくはなっているが，そのまま混和しても薬の溶解のほうが早く味を感じにくいため，ミルメーク®を粉砕して混和する。すると，口に入れた瞬間にミルメーク®の味が感じられるので，患児が好きな味で服薬できる。ここで大切なことは，味を患児に決めさせることである。本人に選択させることで「飲まされる薬」から「自ら味を決めて飲む薬」となり，服薬動機を高めることができる。さらに，森永製菓のミルクココア®も味付けの選択肢に加えており，苦味の強い薬剤やチョコレート好きの患児への選択肢となっている。

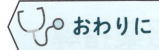 おわりに

　患児が薬を嫌がる理由は決して「味」だけではなく，種々の要因があると考えるが，「苦味」を主とした味が誘因となって，拒むことが多いのも事実である。
　小児科領域においても多くの後発医薬品が上市されており，味や食感もさまざまである。薬を拒んでも後発医薬品に変更することで服薬が可能になる事例もあれば，逆に後発医薬品に変更することで服薬が困難になる事例もある。後発医薬品への変更については患児の服薬状況を常に配慮しながら，小児科領域に関わる薬剤師として親と患児に寄り添った支援をしていただきたい。

〔上荷　裕広〕

第3章 これ以上どうしたら？ お薬を嫌がる子どもへの対応

6 子どもへの服薬指導

 子どもへの服薬指導のポイント

☐ 子どもにも話しかけ「治療の主役は自分」という自覚をもたせる。
☐ 患児にも薬に関わる意識をもたせる。年齢に合ったツールの活用も有効。
☐ 飲みたくないのには理由がある。子どもなりの理由を聞いて，解決法を一緒に考える。

 子どもに直接説明する

薬局では病名や治療意図を正確に把握することは難しい。子どもへの服薬指導の際は，保護者から聞き取った話が重要な情報源となるため，保護者への聞き取りの流れから，説明も保護者に偏ってしまいがちとなる。しかし，治療の主役は子ども自身である。

対象となる子ども本人にも積極的に薬剤師から声をかけ，「治療の主役は自分」であることを自覚させるよう働きかけるとよい。

もし，対象者が言葉のわからない乳児であっても，声をかけることが大切である。薬剤師が和やかに母親に語りかけ，乳児にも笑顔で声をかければ，乳児にも自分のことを話題にしている，心配しているという気持ちは伝わる[1]。

医療従事者と保護者が相談しているところをみせる，または参加させる

ある程度言葉がわかる年齢であれば，子どもの意見も聞きながら話をするとよい。子どもを話題から置いてきぼりにしないように，意識して薬剤師から声

をかける。たとえ細かい意味はわからなかったとしても「自分のことを話している」「薬は自分にとって大切なものである」ことは理解できるものである。

3歳を過ぎる頃になると,「病気と薬の関係」についてもわかってくる[2]ため,より具体的な説明も可能である。

例えば,普段はどうやって薬を飲んでいるのか子ども本人に教えてもらう,もし問題があれば問題点を子どもと一緒に考える,「どうしたらよいかな？」と意見を求める,などの協働する姿勢を心がける。

継続した服用のためには「薬を飲む」ことの動機づけが有効

薬を服用する子ども本人に,「なぜ薬を飲まなければならないのか」ということを納得できるように説明し,子ども自身が目的意識をもって服用できるようにサポートすることが大切である。このような「内発的動機」(薬を飲むこと自体に満足感を得るなど)[3] をもたせることは,薬を継続して飲まなければならない場合には特に必要であるが,大人であっても動機をもって薬を服用し,それを維持していくことは,なかなか難しい。薬理学的な説明は服用の根拠として重要だが,子どもには難しすぎる説明は通じない。簡単な言葉への置き換えやイラストを用いた説明,病気と闘う子どもの気持ちに共感するなど,大人とは違った工夫が求められる。

動機づけに有用なアプローチ法

ほめる

前述の内発的動機を支える目的で,「外発的な動機」(報酬をもらえるなど)を活用してもよい。つまり「薬を飲むとご褒美がもらえる」,「ほめてもらえる」といったアプローチである[4]。

服用に際しては笑顔で接し,飲めたら大いにほめるだけでも,子どもに達成感を与える効果がある。幼児に限らず,乳児であっても「ほめる」ことは基本的な接し方となる。薬を飲めなかったときも,叱りつけたり,無理やり飲ませ

第3章 これ以上どうしたら？ お薬を嫌がる子どもへの対応

たりすることは避けるよう保護者に指導する。薬を飲むことに嫌な印象が紐づいてしまうと，その後の服薬に影響が出る場合がある[5]ので注意する。

◉ 年齢ごとにツールなどを使って工夫する

1 1歳以降

1歳以降は，遊びを取り入れるとうまくいくことが多い。新つるみ薬局（以下，当薬局）で，実際に作成した「子ども用お薬ボックス」を紹介する。当薬局では，服薬がうまくいかないと保護者から相談された際に，解決策の一つとしてこの「子ども用お薬ボックス」を提案しており，空き箱などを用いて簡単に作成することができる。曜日ごとに動物のイラストを貼ったお薬ボックスを作成し（図1），子どもが「くまさんに自分で薬をセットする」，あるいは「くまさんを見つけて取り出すとお薬が出てくる」仕掛けにし，薬を手に取ることが楽しいことになるよう工夫した。薬を取り出すと「おくすりのんだよ」と文字が見え，薬を飲んだ日がわかるようになっている。動物のキャラクターをつけることで，遊び感覚で保護者と子どもが一緒にお薬をセットすることもできる。

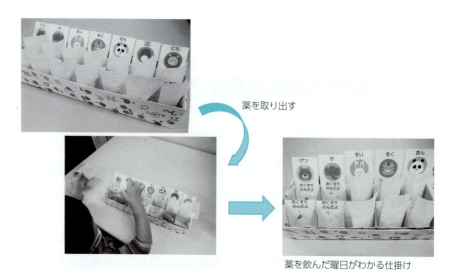

図1　**動物のキャラクターをつけたお薬ボックス**

こういったツールは乳児の場合にも応用できる。乳児を抱えた新米の母親の負担を軽減するため，ストレスなく服用できる「乳児用お薬ボックス」を作成した（図2）。

空き箱をA4判用紙で包装し，薬局で服用時点ごとに薬剤を仕分けた。開始当初は投与1回分をホチキスで留めていたが，そこから破れて落薬の原因となったことから，封筒を半分に切った袋に入れる方式に変更。結果，投与時間ごとに分けてあるので，取り出し間違いがなくなった，出かける際は必要な分の封筒を取り出せばよく，手軽に管理できるようになったと母親からも好評を得た。

2 3歳以降

3歳以降の患児には，自分で服用する意識をサポートするとよい。例えば，「薬局に行くとぬりえをもらえる」「薬を上手に飲めるとご褒美シールを貼れる」など，達成した目標に対してご褒美があるとやる気が出る。また，積極性が育まれる時期でもあるので[6]，薬を飲むことに関わらせるようなツールが効果的である。

当薬局で，ツールを活用して患児が自発的に薬を飲むようになった事例を紹介する。母親から「夕食後の薬だけ時々飲まないことがある」との相談で，詳細を聞くと母親以外の家族が服用を担当するときに飲まないことがあるとのことだった。

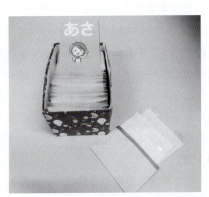

図2 乳児用お薬ボックス（例：朝食後服用分）

第3章 これ以上どうしたら？ お薬を嫌がる子どもへの対応

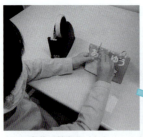
自分で薬をセット

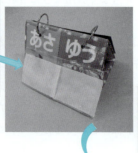

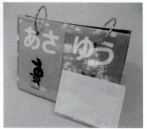
薬を飲むとキャラクターが見える

図3　お薬カレンダー

　母親が飲ませるときは普通に飲むことから，味が原因ではないと思われた。母親によると，夕方の服用は父，母，祖母のいずれかが関わっていて，祖母は「毎日薬を飲ませてかわいそう」と，服薬に対して消極的であり，父は「うっかり」忘れたと言い，あまり服薬について真剣に考えていない様子であるとのことであった。このように，薬剤師が直接関わっていない保護者の理解の差が服薬アドヒアランスに影響することがあるので注意が必要である[8]。このケースでは，子どもが自分で薬を取る方式のカレンダーを作成した（図3）。子どもが「自分のもの」と認識しやすいようにかわいらしいデザインにした。また，転倒防止のため底辺を大きくすることで薬を取りやすいように工夫した。カレンダーを食卓に設置してもらったところ，子どもが自分から「薬飲んでないよ」と教えてくれるようになった。また，食卓で目につくため，母親以外の家族にも飲んでいないことが伝わりやすくなり，徐々にではあるが飲み忘れは改善されていった。服用の習慣化と見える化が有効であった事例である。

3 学童期（6〜11歳）

　学童期に入ると，根拠のある説明が有効な時期となる。服薬指導の中心が子ども本人に移っていく時期でもある。子どもの自己管理を促し，主導権をもた

せるよう働きかける。

　当薬局でも，学童期に入り自分で薬を管理するようになった患児本人から「塾や習い事が忙しくて薬を飲むのを忘れちゃう」と言われることが少なくない。ある患児では，塾や習い事の終了時間が毎日異なる時間であったため，学校から帰ったらすぐに薬を服用するというルールをまず決めた。加えて本人によるスケジュール管理を提案。気に入ったカレンダーを用いて，スケジュールを書き込んでもらい，その日薬を飲めたらスタンプを押していくことにした。大人のようにスケジュールを書くことに「格好良さ」を感じたことと，薬だけのカレンダーではなく，自分の放課後の予定の確認のために常に目にすることも本人の服用への意識づけに繋がり，自然と自己管理に繋がった。

お薬手帳の活用

　口頭で受けた説明をすべて理解し記憶して，さらに実行までできる人はそうはいない。しかし，外来診療の場合，多くは薬局窓口で説明を聞いただけで家に帰り，治療の本番は自宅で始まる。帰宅後の振り返りのために，お薬手帳は有用なアイテムである。

　当薬局では，お薬手帳への書き込みと，それを補助する目的で，服薬指導シールを貼っている。薬剤師の説明を後から確認できるような内容にしており，一言アドバイスで安心感をもってもらえるよう工夫している（図4-A）。

1 乳幼児

　初めて処方される散剤には，薬の味や相性の良い食品の情報も記載するが，その際複数の食品の情報を載せておき，子どもが選択できるようにしている（図4-B）。製薬企業から相性の良い食品の提案もあるが，実際に当薬局で味を確認した情報を載せている。味の相性は大人の味覚であり，当薬局独自の判断となるが，実体験に基づいているので服薬指導時に自信をもって紹介しやすい。

2 学童期以降

　吸入指導の際に使用した吸入器の使用方法の説明書を小さくコピーしてお薬手帳に貼り，反対側のページに上手にできたかどうかを書き込むチェックシー

第3章 これ以上どうしたら？ お薬を嫌がる子どもへの対応

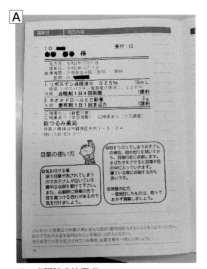

A：点眼時の注意点

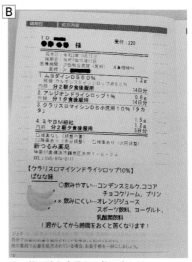

B：薬の味と食品との飲み合わせ

図4　お薬手帳用シール例

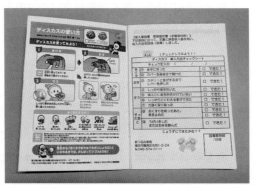

図5　吸入指導シール（チェックシート付）

トを貼っている（図5）。帰宅してから保護者と一緒に本人にチェックしてもらうためである。操作方法を定着させる目的もあるが，チェックをすることにより，「きちんとできた」という達成感を得てもらう狙いがある。

❸ その他のお薬手帳の活用方法

この他，保護者にお薬手帳にその後の様子や体温などを記録してもらい，健康記録手帳代わりに活用してもらうこともある。体温や服用後の経過などを記録してもらえれば，次回来局時に自宅療養中の様子を知ることができる。副作用のチェックにも有用である。

 飲みたくない理由を子ども自身に聞く

● 味や剤形のせいで飲めない

子どもが薬を拒否する理由で最も多いと考えられるのは「味」である[6]。甘い粉なら飲める，シロップなら飲めるなど，剤形の変更で解決できることもあるので，これまでの服用経験の聞き取りは参考になる。

一方で，保護者が「この子は飲めない」と決めてかかっている場合もある。例えば，8歳くらいになっていても「シロップ」を希望する，苦いリンデロン錠をわざわざ「粉砕してほしい」と保護者が依頼してくるようなケースである。年齢にあわせて調製した大量のシロップがかえって飲めない原因となっていることや，錠剤のまま飲んだほうが飲みやすいこともあるので，こういった場合は子ども本人を中心に「飲める剤形」について話しあうとよい。錠剤であればどの程度の大きさか，飲み方のコツなどを子ども本人に説明し，「飲める」かどうかを，本人に判断してもらう。実際に，子ども自身が納得して選んだ錠剤に変更すると，スムーズに飲めるようになるケースが多い。

このような「薬自体」以外の理由で拒薬となっている場合，解決するためにはその原因を見極めることが大切である。

● 飲む理由が納得できない

自我が確立する1～2歳以降[8]は，服薬方法のごまかし（おやつにこっそり混ぜるなど）を嫌がるケースや，薬を飲むことに納得ができないと服用を拒むことがある。また，3歳を過ぎる頃になると，何でも嫌がる「イヤイヤ期」

表 子どもの服薬時に避けるべき保護者の態度

注意点	良くない態度の例
叱らない	「なんで薬を飲まないの！」と怒って無理やり飲ませる
脅さない	「薬飲めなかったら病院に入院だよ！」と脅かす
辱めない	「お姉ちゃんはちゃんとできたのに，なんであなたは飲めないの！」と恥をかかせる

の影響が出てくる．まずは「なぜ薬を飲むのか」を説明し，嫌がる場合はその理由を保護者だけでなく，直接本人にも聞いてみるようにする．薬を飲んでも効果がない，と感じている場合もあるので，同じ薬の継続であっても，今の症状はどうか，薬を飲んでから気になる点はないか，薬剤師から声かけをしていく．薬局では毎日子どもの状態を把握することはできないので，電話などでフォローアップ[7]を行うのもよい．また，頑張って薬が飲めたとき，症状が良くなったときには，一緒に喜び，気持ちを共有することで前向きな気持ちや信頼感が生まれる．

失敗した経験

失敗経験（吐いた，こぼした，怒られたなど）が原因（表）のこともあるので，「叱らない」「脅さない」「辱めない」態度を保護者にもお願いしたい．

保護者の緊張

乳幼児に薬を飲ませようとする際によくみられる嫌がり方に，「嫌がってそっぽを向く」「口を開けない」などがある．この場合，飲ませようとしている親が緊張していないか，飲ませ方に不安を抱いていないかを確認する．乳児にとって親は安心の象徴であり[9]，親の不安が強いとそれを敏感に感じ取り，服用に影響が出ることがある．

保護者にはいざ飲ませる段になって慌てないよう，服用の準備をすませてから子どもと向き合うよう説明する．また，毎食後の指示にこだわり，薬を飲ませるタイミングがつかめない保護者もいる．授乳や離乳食の状況を聞き取り，薬剤師が服用スケジュールを具体的に提案するとよい．また，飲めなかったと

きの対応方法を先に説明しておくなど，子どものライフスタイルを考慮し，保護者の目線に立った服薬指導を行うよう心掛けたい．特に第一子の場合などは，育児自体に母親が不慣れなこともあるので慌てずに乳児に服用させられるよう，薬剤師がサポートすることが大切である．

学校が生活の中心になってくる

学童期になると，生活や興味の中心が学校や友だちとの関係に移っていく[10]．学校で困っていることなどを保護者に話さないことがあるので[6]，薬剤師から声をかけ，子どもと一緒に解決策を考えることが重要になる．

1 子どもなりのプライド

薬を飲みたくない気持ちを子どもが保護者に話していないこともある．小学校低学年〜中学年くらいの年齢になると，他者，たとえば親を悲しませないよう，直接的な感情を出さずに気を遣う場合や，自分が恥をかかないよう感情を表に出さないようにする場合がある[11]．このような子どもは，得てして薬局では「良い顔」をしようとする傾向がある．

筆者がよく出会うのは，「本当は薬を飲みたくないけれど，親を悲しませたくないから我慢する」といった感情や，子どもなりのプライドが芽生え「苦くて嫌だけど，このくらいは出来ないと格好悪い」などの気持ちを隠そうとする子どもである．

「良い顔」をしている子どもではなく，「本当の気持ち」はどうなのか，特に継続して服用するような薬の場合は，本人が服薬に関して問題を抱えていないか，常に注意を払う必要がある．

とはいえ，たまに会う薬剤師に「本当の気持ち」を打ち明けるのは，子どもにとってはハードルが高い．そのため，可能であれば，かかりつけとして同じ薬剤師が対応するなど，子どもにとって「味方」であること，気持ちを聞いてくれる存在であると感じてもらえる関わりをもてるような工夫が求められる．

2 友だちに持病について話していない

学年が上がってくると，友だちとの関係，学校で持病について「カミングアウト」できているか，部活動をしているかなどが，拒薬などに影響してくる．I型糖尿病の15歳男児の例では，母親から，持続グルコースモニタリング

（continuous glucose monitoring：CGM）を使いたいが，本人が嫌がるとの相談があった．CGMについての情報不足が原因かと思い，さまざまな情報提供を試みたが，患児は一向に良い顔をしなかった．その後，患児本人だけが薬をとりに来た際に，改めて尋ねてみると，友だちに病気のことを話せておらず，「部活で着替えるときに他人に見られるのがイヤ」と教えてくれた．このように保護者の希望と本人の気持ちが相違していることがあるので注意が必要である．

引用文献

1) 相吉恵：小児の心理・行動特性を活かしたコミュニケーション．小児薬物療法認定薬剤師養成カリキュラムテキスト，2014
2) 国立成育医療研究センター薬剤部・編：小児科領域の薬剤業務ハンドブック第2版．じほう，2016
3) 原田和弘：身体活動の促進に関する心理学研究の動向；行動変容のメカニズム，動機づけによる差異，環境要因の役割．運動疫学研究，15(1):8-16, 2013
4) 上荷裕広：子どもと親への服薬指導・服薬支援．小児看護，35(6):752-759, 2012
5) 三浦哲也：服薬アドヒアランスを上げるコツ．小児科外来 薬の処方プラクティス（田原卓浩，他・編），中山書店，pp284-288, 2017
6) 日本小児臨床薬理学会教育委員会・編：小児薬物療法テキストブック（板橋家頭夫，他・監）．じほう，2018
7) 日本薬剤師会：薬剤使用期間中の患者フォローアップの手引き 第1.1版．pp6-10, 2020
8) 亀井美和子・編：調剤と情報 2019年10月臨時増刊号 デキる薬剤師をつくる現場の教科書．じほう，pp161-162, 2019
9) 別府武彦，他：精神医科学基礎．教育ナビゲーション株式会社，2015
10) 文部科学省：子どもの発達段階ごとの特徴と重視すべき課題（https://www.mext.go.jp/b_menu/shingi/chousa/shotou/053/shiryo/attach/1282789.htm）
11) 池田慎之介：幼児期から児童期における感情表出の調整の発達．心理学評論，61 (2): 169-190, 2018

（大山 かがり）

服薬テクニック以外の方法

7 服薬時間の工夫

生活スタイルに合った適切な服薬時間

　子どもの場合は，処方箋に1日3回食前や食後と用法が記載されていても，年齢と発達段階によって食事の時間や生活スタイルが異なる。例えば，乳児期では授乳と離乳食の両方であったり，一方で小学校高学年や中学生では部活動や習い事が忙しかったりする。こういった背景を考えずに，処方箋の記載通りに「1日3回食後に飲んでくださいね」と服薬指導した結果，飲み忘れなどが起きている可能性もある。

　服薬タイミングをアドバイスすることによって，アドヒアランスが向上し，よりよい薬物治療が期待できる。個々の患児の生活スタイルについて情報収集するには，日頃からコミュニケーションをとっておく必要がある。さらに，来局時に患児の様子に変化がないか気がつく観察力も求められる。

小さい頃から，積極的に話しかける

　3歳頃は，何でも自分でやってみたくなる年頃である。普段は大人がやってくれることを自分でやって，大人にほめられると，何とも言えない得意顔をする。それを利用し，うさぎ薬局（以下，当薬局）では来局時に患児から処方箋を渡してもらっている。そのとき，「こんにちは」と患児に挨拶をするとともに，保護者に体重や年齢，後発医薬品希望かどうかなどを聞く。後発医薬品を決める際，味や剤形の選択肢があるときは，本人に決めてもらう。このように，小

さいうちから薬剤師と話をしていると，小学校高学年や中学生になっても話を聞いてくれるようになる。

 ## 患児の興味のありそうなことを話題にする

　10歳近くになると，症状や体重を他人の前で言われたくない年頃になる。「体調どうかしら？」と聞いても，「まあね〜」ぐらいしか話してくれない患児もいる。そんなときは，患児の服装や持ち物，態度などをよく観察する。サッカーや野球を習い始めた子は，服装や持ち物にも変化がみられやすい。気がついた場合は，処方箋を受け取るときに「何かスポーツを始めたの？」「学校でやってるの？」などと声かけをすると，意外と話をしてくれることがある。筆者はそういった話を聞いたときには，「頑張って！　また教えてね」「○○できるようになったら教えてね」と，次回の会話の種を蒔いておく。その後の後発医薬品の話では，実物を持ってきて，大きさが違うことやOD錠なら噛んで飲み込んでもいいことなどを説明して，自分で選んでもらっている。このように薬局で話をしてもらう習慣をつけておくと，生活スタイルの把握ができ，服薬時間のアドバイスにもつながる。

 ## 一定の服用間隔をあける

　授乳と離乳食の両方を行う乳児には，起きる時間や授乳時間，離乳食や昼寝の時間，寝る時間を聞いて，薬の服薬時間のタイミングをアドバイスする。保護者の勤務時間や保育園にいる時間も必要に応じて確認し，服薬時間の提案に活かす。
　保育園や幼稚園に通っている子どもでよくある例は，1日3回食前の用法の場合，昼食前には飲ませられないという相談である。このような場合は，帰宅時間と就寝時間を踏まえたアドバイスが必要となる。朝食前や帰宅後すぐ（15時など），寝る前に服用するなど服用間隔を5時間程度あけるようにして服薬

するよう伝える。長期に服用する薬の服薬タイミングを変更しなければならない場合は，保護者に許可をとってトレーシングレポートにて医師と共有する。また，服用時間はお薬手帳にもメモしておく。

飲み忘れを怒っても，解決にはなりにくい

　小学校高学年以上になると，あわただしい学校生活を送るなかで部活動や習い事などの時間に追われ，昼食後や夕食前の薬を飲み忘れる可能性がある。特に体調が悪くない場合は，友人とのコミュニケーションを優先してしまう傾向にある。

　筆者は保護者から，「毎日上着のポケットに，塾での夕食前に飲む薬を入れて渡していたが，帰ってきたらポケットに薬が残っていた」との相談を経験している。アレルギーや喘息治療薬の場合は，治療状況が不良だと成人になっても喘息をもち越してしまうことがあるため，症状がないなら飲み忘れても問題ないと考えてはならない。保護者はよくなってほしいという思いが強く，飲み忘れを見つけると患児を怒ってしまいがちだが，怒ったからといって解決できないことも多い。患児の状況をよく考えて，「塾での食事時間は短いの？」「部活動から塾に向かうと時間がないのよね？」などと質問し，生活スタイルを把握したうえで，「いつなら飲めそうか」を患児と一緒に考える必要がある。

思春期では，患児の自主性を尊重した指導を

　中学生の例では，薬の服用により体調が良くなっていることを忘れてしまい，薬を飲まなくても大丈夫ではないかと思い，飲まなかったという相談があった。判断力が未熟なうえに，思春期で周囲を過剰に意識し，友人の前で薬を服用するのは格好悪いと考えてしまうような場合は，なぜ，薬を飲む必要があるのか，今一度患児に理解してもらう必要がある。筆者は，患児が小さい頃にも使った薬の説明のイラスト（図）を見せて，以前に話をしたことを思い出してもらう。

第3章　これ以上どうしたら？　お薬を嫌がる子どもへの対応

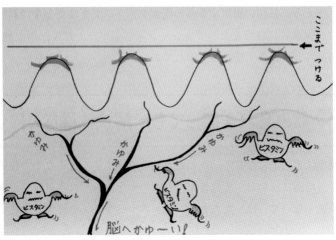

図　筆者が作成した薬の説明の図

そうすると，「前に聞いたよ〜」「まだ同じ絵，使ってるの！」などの反応があるが，そこで，「大事だから，何回でも説明するからね」と話す。そのうえで，患児も納得して実践できる服薬のタイミングを一緒に考える。成長にあわせて，患児の自主性を尊重することが重要である。夕食後に薬が飲めないときは，帰宅時に変更して服用するようにしてもよい。飲めなかった期間や服薬状況は必ず医師に情報提供し，きちんと服用できた場合には中学生であっても，ほめてあげることを忘れないことが大切だ。

（鳥巣　啓子）

8 保護者への服薬指導

服薬テクニック以外の方法

 指導のポイント

☐ 子どもが安心して薬を飲むために，一番大切なのは保護者の笑顔である。
☐ 患児や保護者に最も近い地域の薬局薬剤師だからこそできるコミュニケーションで，保護者の本音に寄り添い，不安を解消してあげよう！
☐ 家庭での様子を想像しながら服薬支援をして，家族まるごと面倒をみる！

保護者の笑顔が一番の効果

　子どもにとって一番の安心は，保護者が元気で笑顔でいること，温かく優しい言葉をもらうことである。早く治ってほしいと願う保護者の気持ちはよくわかるが，怖い顔で薬を飲ませようと必死になっていては，子どもも警戒して薬を飲んでくれない。内服が子どもにとって恐怖の時間になり，また保護者にとってもストレスになってしまう[1]。

　保護者が，「おはよう」「ただいま」などの何気ない子どもとの会話や態度から，今日の子どもの気分やモチベーションを感じられるのと同様，子どもも保護者の言葉や態度から，イライラやストレスを敏感に読み取るものである。

　服薬を嫌がって子どもが不機嫌なときは，膝に乗せ体温を感じさせながら優しく語りかけるように手遊び歌や絵本を読む時間をもってみてはどうだろう。保護者の心にも余裕が生まれ，子どもも笑顔を取り戻し安心して服薬できることにつながる。

第3章 これ以上どうしたら？ お薬を嫌がる子どもへの対応

保護者の本音に寄り添う

　保護者の忙しさやイライラは，子どもに伝わってしまう。例えば，母親が仕事復帰し，保育園の通園が始まったばかりで生活リズムが掴めていない場合がある。そこに子どもへの与薬も加わり，時間的に余裕がない，朝の支度を急がなければと焦る気持ち。そして，復帰したばかりの仕事を休まずにすむよう，何とか服薬させ早く治したいという気持ちもあるかもしれない。こんなときは，もし服薬がうまくいっていなくても，保護者を責めないでほしい。逆に，母親の置かれた立場や状況，その思いを傾聴し「お仕事を始めたばかりで大変ですね，お母さんはとってもよく頑張っていますよ。1人で頑張らずに周りの家族に協力を求めてもいいのよ。不安なときは何でも相談してね」と言葉で伝えてみるとよい。母親は話を聞いてもらえたことで安心し，笑顔で薬局をあとにする。母親が心穏やかになるお手伝いができれば，子どももきっと嬉しいに違いない。

保護者の不安を解消する

　病気のことがよくわからないと，治療方針や先が見えないことから不安になり，保護者が服薬について納得できず，子どもの服薬を中断してしまうことがある。このような場合は，病気の説明や治療方針，服薬継続の意義や目途を丁寧に説明し，保護者が納得し，安心して子どもに与薬できるようサポートすることが大切である。

RSウイルスやアデノウイルス，ヘルパンギーナって何？

　第一子の子育てに奮闘する保護者は，高熱や強い咳こみ，不機嫌で哺乳量が減るだけで落ち込み，悲しくなってしまう。さらに，これまで聞いたことのないウイルス名や疾患名に戸惑い，服薬させることが不安になることもある。このようなときは，保護者が納得できるまで丁寧に説明するのが大切である。

妊婦なのに，ステロイド吸入剤を吸い込んでしまった

乳幼児がネブライザー吸入する場合，母親が膝に抱え吸入させると漏れ出た蒸気を母親も吸い込んでしまうことがある。胎児に悪い影響がないかと不安を抱いていた妊娠中の母親に，『妊娠と薬』[2]などの書籍を見せ，問題がないことを説明すると納得し，子どもも吸入を継続することができた。

保護者の置かれた環境を知る

家庭のなかで子どもの薬物治療のキーパーソンである母親が孤軍奮闘していないか，家族の理解が得られているかどうかは服薬継続の重要なポイントである。

例えば，子どもの便秘治療は家族の理解が得られていない場合が少なくない。以前，祖母から，「子どもの便秘に薬なんていらない。あなた（母親）の食事が悪いのよ」と責められ，与薬が続けられないと訴える母親に出会ったことがある。こんなときは，便の形態や腸内の便の様子を図で示しながら，硬便や巨大便により肛門に裂傷ができたときの痛みが子どものトラウマとなり，さらに排便を我慢するという悪循環になるなど，便秘治療の重要性を具体的に説明する。例えば，排便日誌をつけてもらい，来局時に毎回確認するなど保護者が自信をもって治療を続けられるようなサポートをするとよい。

一緒に解決策を考える

初めての子育てで子育て経験に乏しい保護者は，インターネットで調べた情報ばかりを鵜呑みにしやすい。また，思い込みが強く目の前の子どもが見えていない場合がある。

筆者は1人の母親から，「下痢が続くと胃腸炎を疑われ保育園に登園できない。処方薬の整腸薬を服用させているのに治らない。ご飯も気を使って消化の

良いものを食べさせているのに。全部私のせい？」と今にも泣き出しそうな声で相談を受けたことがある。子どもの長引く下痢に悩み，それがきっかけで不眠や精神的なつらさを抱えているとのことだった。詳しく話を聞くと，消化が良いだろうと，くたくたに煮たうどんばかりを食べさせていたことが判明した。「水分の多いうどんばかりでは便はゆるいままです。嘔吐もなく，元気があるなら普通に食べさせてもいいのよ」とアドバイスすると，「なるほど！」とパッと目からウロコが落ちたような笑顔で帰宅していった。次に来局したときには，下痢はすっかり治まっており，問題解決に薬剤師が貢献できた事例だった。

📖 引用文献

1) 日本小児臨床薬理学会教育委員会・編：小児薬物療法テキストブック．じほう，p180，2017
2) 伊藤真也，他・編：薬物治療コンサルテーション 妊娠と授乳 改訂3版．南山堂，p389，2020

（大黒 幸恵）

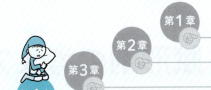
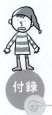

第4章

大人とはここが違う！
子どもの薬の調剤

▶調剤 ……………………………………… 304

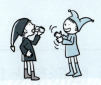

第4章 大人とはここが違う！子どもの薬の調剤

調剤

1 賦形剤の考え方

調剤のポイント

- □ 賦形の量は分包機の性能も考慮し，分包誤差が問題とならない範囲で可能な限り1回量を減らすことで服薬の負担が減る。
- □ 乳糖不耐症は大半が二次性であり，乳糖摂取を避けるべき症例は少ない。アレルギー情報を正確に聴取し医療者間で共有すること，患者や家族へは調剤方法(乳糖使用の有無など)を説明することが大切。牛乳アレルギーについても同様。
- □ ケトン食療法を行っている施設は限られるが，特殊な治療法であり，院内と院外での調剤方法のすり合わせや，調剤方法の工夫が非常に大切な場合もある。各施設・症例ごとに対応は異なるため，病院薬剤師は保護者へしっかり説明を行うこと，可能であれば薬局（かかりつけ薬剤師など）に情報提供を行うこと，薬局薬剤師はケトン食療法の理解とともに調剤方法に不明点がある場合は病院へ問い合わせする。

 賦形剤とは

散剤の調剤では，1包あたりの分包重量が少量の場合，調製上および服用上の取り扱いをしやすくするために，それ自身薬理作用を有しない散剤を加えて調剤することがあり，この薬理作用のない散剤を賦形剤と呼ぶ[1]。ただし，表1に示す種類の薬剤では賦形を行わない。

表1 賦形を行わない例

顆粒剤	粒子径が異なり，均一に混合できないため
ドライシロップ	用時，水に溶解または懸濁する薬剤のため（溶解性が低下する）
抗菌薬	コーティングの破壊により不安定となるため

注：いずれも単独の場合

賦形剤のメリット
- 秤量誤差や分包誤差が少なくなる。
- 薬剤濃度が薄くなることにより，服用時に分包紙に残る薬剤の影響や，調剤時に生じる誤差の影響が少なくなる。

賦形剤のデメリット
- 1回量が増えるため，特に小児では全量を服用することが困難になることがある。
- 多剤を同時に経管投与する際にチューブの閉塞を引き起こす可能性がある。

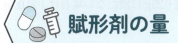

賦形剤の量

一律化が難しい賦形剤の量

　散剤自動分包機の性能や，賦形剤の種類によって条件は異なるため，賦形剤の量を一律に定めることはできないが，日本薬剤師会の『調剤指針』では，「6歳未満の乳幼児の場合は，1回量がおおむね0.2g～0.5gになるようにすることが多い。賦形剤の量は調製の正確さを失わない限りできるだけ少量とする」[2]と記載されている。

施設や診療科によって異なる賦形量

　国立成育医療研究センター（以下，当院）の内規では，「賦形可能な薬剤については，1包0.25gに満たない場合は1包0.3gまで賦形する」としているが，

NICU（新生児集中治療室）・GCU（回復治療室）では，低出生体重児や水分制限の必要な児が多くいるため，分包誤差が生じる可能性を踏まえたうえで，1包0.1gに満たない場合は1包0.1gまで賦形することとしている。医師の判断によっては賦形を行わない場合もある。

日本小児総合医療施設協議会（JACHRI）の行った「NICU患者の粉砕調剤における賦形剤について」の調査では，賦形剤は1包あたり0.1g未満の場合に0.1g加える，または1包当たり0.2g未満の場合には0.2g加えると回答した施設が多く，NICUや未熟児では賦形していない施設もあるという結果となっている[3]。

複数薬剤（散剤）時の賦形について

複数薬剤を処方されている児では，後述の例の通り，あらかじめ散剤を混合して調剤することで賦形の回避または賦形量を減らすことが可能となる場合もあるため，処方内容と服薬状況に応じて工夫できるとよい。見た目の嵩が異なることで不安に感じる保護者もいるため，各施設や薬局によって調剤方法・賦形量が異なることを説明することが望ましい。

当院での賦形の例を紹介する。当院では1包0.25gに満たない場合は1包0.3gまで賦形すると調剤内規で決めている。

処方例

① フロセミド細粒4%　　　【製剤量】1回0.1g（1日0.3g）
　　　　　　　　　　　　　　　　　　1日3回　朝昼夕食後　1日分
② アルダクトン®A細粒10%　【製剤量】1回0.12g（1日0.36g）
　　　　　　　　　　　　　　　　　　1日3回　朝昼夕食後　1日分

1 混合せずに調剤

例えば上記処方例の①と②を混合せずに散剤を調剤する場合は，①フロセミド細粒の1回服用量は0.1gで，0.25g未満となる。そのため，調剤内規に準じて1回量が0.3gとなるように，1包あたり0.2gの賦形剤を加える。また，アルダクトン®A細粒の1回服用量は0.12gのため，賦形剤は1包あたり0.18g加えることになり，①と②をあわせると，1回服用量は0.6gとなる。

2 混合してから調剤

　一方で，上記処方例の①と②を混合せずに調剤すると，フロセミド細粒の1回量0.1g，アルダクトン®A細粒の1回量0.12gをあわせると，1回服用量は0.22gである。これを調剤内規に準じて，1回量0.3gとなるように1包あたり賦形剤0.08gを加えると，上記の1と比べ，1回服用量を半分に抑えることができる。

　混合にあたっては，配合変化に注意する必要がある。調剤内規に準じた賦形により嵩高になり，患児が薬を飲みきれなくならないよう注意が必要である。

賦形剤の種類

　通常，散剤調剤における賦形剤としては，乳糖（乳糖水和物）とデンプンが用いられる。

● 乳糖

　乳糖には①粉末乳糖と②EFC乳糖，③結晶乳糖——がある。それぞれ粒子径が異なり（表2），粒子が粗いほど流動性をもたらし，粒子が細かくなると主薬との混合性が増す。粉末乳糖は流動性が悪く付着性も強いため，自動分包機への適性が悪い。また，結晶乳糖は主薬との混合性が悪い。

　処方される散剤の粒子径は，75μm以下から149〜350μmを中心に分布するものまでさまざまである。混合する薬と粒子径が近いほうが混ざりやすいた

表2　各種乳糖の粒度分布

種類	各粒度分布
粉末乳糖	粒子径≒74μm以下
EFC乳糖	中心粒子径≒150〜250μmと≒75μm以下のダブルピーク
結晶乳糖	中心粒子径≒149〜177μm

〔金井秀樹：散剤調剤のコツと工夫・後編．調剤と情報，18(5):98-99，2012を参考に作成〕

め，広い粒度分布を持つEFC乳糖は，他の賦形剤に比べて多くの主薬となじみやすく混和しやすい賦形剤といえる。

一方で，ロートエキス散のように飛散性と滑沢性のある散剤はEFC乳糖より粉末乳糖のほうが混和しやすいというケースもある。

また，表3に示すように，イソニアジドやアミノフィリンは乳糖との配合により含量低下を起こすため，デンプンによる賦形を行う。

デンプン

デンプンには，トウモロコシデンプンとバレイショデンプンがある。

トウモロコシデンプンは吸湿性が少ないため賦形剤として用いられることが多いデンプンであるが，蛋白質の含有が多めのため，アレルギー患者への注意が必要な場合もある。

トウモロコシデンプンにアレルギーのある場合は，バレイショデンプンを用いる。

デメリット

- 味が悪くなる（苦み，ぱさつき）
- 粒子径の問題から主薬との混合性が悪くなる
- 散剤自動分包機への付着性が強い
- 小児では温湯に溶いて飲ませることが多く，温湯の温度が高めだと糊状になりシリンジやチューブを通過しなくなる

表3 乳糖での賦形を行わない薬剤

一般名（主な商品名）	理由
アミノフィリン（ネオフィリン®など）	乳糖との混合で黄色に変色する
イソニアジド（イスコチンなど®など）	乳糖との混合で力価が低下する
βガラクトシダーゼ（ミルラクト®など）	乳糖不耐症患児が服用する

賦形剤の種類を考慮すべき疾患など

🔵 乳糖不耐症

　乳糖不耐症とは，ミルクに含まれる糖質である乳糖をグルコースとガラクトースに分解する乳糖分解酵素（ラクターゼ）の活性が低下しているために，乳糖を消化吸収できず，著しい下痢や体重増加不良を来す疾患である。

　乳児期のラクターゼ活性低下の原因には，先天性の①酵素（ラクターゼ）欠損と②二次性の酵素活性低下──がある。先天性ラクタマーゼ欠損症など重度の患者でない限りは，基本的には乳糖賦形を禁止とする必要はない。

　しかし，診断がついていない児でも乳糖賦形を行った薬剤の摂取で，下痢が繰り返される場合や，主治医や保護者からの希望がある場合は，乳糖による賦形を禁止しデンプンによる賦形で調剤を行う。

❶ 先天性乳糖不耐症

　先天的な乳糖分解酵素欠損により，哺乳直後から難治性下痢と，長期的には体重増加不良，発育障害を認める。

❷ 二次性乳糖不耐症

　乳幼児期のウイルス性腸炎などへの感染を契機に生じることが多く，乳児期の乳糖不耐症の原因の大半を占める。症状は一過性で，乳糖摂取を中止することにより数日で改善し，その後は以前のように乳糖摂取が可能となる。特に検査を要さず，臨床経過や便の性状のみで診断されることが多い。

🔵 牛乳アレルギー

　『食物アレルギーの診療の手引き2023』には「乳糖は，非常に感受性の高い牛乳アレルギー患者に対してまれに症状を誘発することがある」と記載されている[5]。

　乳糖中に含まれる微量な蛋白がアレルゲンとなる可能性はあるが，一般の即時型牛乳アレルギーでは，賦形剤としての乳糖を経口摂取して症状が出現することはないため，乳糖賦形は問題ないと考えられている。ただし，注射剤の安

定剤に含まれている乳糖は，経静脈的に体内に投与されるため，慎重な判断が必要となる。

過去に乳糖による誘発症状がみられた場合や，極めて微量の摂取でも症状が出現する牛乳アレルギー患者では，乳糖を避けたほうが安全である。

新生児－乳児消化管アレルギー

新生児－乳児消化管アレルギーとは，新生児期・乳児期に食物抗原が原因で，嘔吐や血便，下痢などの消化器症状を認める疾患の総称[6]。

蛋白による症状増悪を回避するため，残留蛋白を含む乳糖ではなく，（トウモロコシ）デンプンでの賦形を行う。

ケトン食療法中の小児

難治性てんかんなどで行われる治療法の一つで，高脂肪・低炭水化物の食事により体内に抗てんかん作用を持つケトン体を作り出す食事療法である。

治療は食事療法から開始するが，コントロール不良な場合（主治医によっては，ケトン食導入児では全員）はドライシロップやシロップ剤の使用を避けたり，調剤における乳糖・デンプン賦形を禁止したりすることがある。

一般的に錠剤のほうが散剤より含有する添加物の量は少ないため，医師の希望があれば散剤のある薬でも錠剤粉砕にて対応する。また，散剤のなかでも規格が複数存在する場合は，高濃度の製剤を使用するなどの対応を行うこともある。

食事で糖質量の制限を行っていることを理解している保護者は多いが，賦形剤や添加物について理解できているケースは多くないため，調剤方法や賦形剤についてはしっかりと説明する必要がある。

当院では，院外薬局にも調剤上の工夫が必要となる旨が伝わるよう，処方箋へ「乳糖・デンプン賦形禁」や「錠剤粉砕で」などのコメント（図1）の入力に加え，退院時にはケトン食シール（図2）をお薬手帳に貼付してお渡ししている。

調剤方法に困った場合や，他院からドライシロップやシロップなどが処方された場合は，問い合わせしていただきたい。

> ▶ Rx --
> 1) フェノバール原末　100mg　1日1回　夕食後　3日間
> 備考　ケトン食療法中のため，乳糖・でんぷんなどの賦形禁

図1　当院での処方例

> ★★★★★★★ケトン食療法中です★★★★★★★
> 糖・炭水化物の摂取を減らしています。
> 【調剤上の注意点】
> ・乳糖・でんぷん等での賦形・倍散を使用せずに
> 　調剤してください。
> ・「原末」処方は原末での調剤をお願いします。
> ・錠剤粉砕の処方は乳糖を防ぐために
> 　あえて行っていることがあります。
> ・成育以外から処方されたドライシロップ・シロップ剤
> 　などについては成育にお問い合わせお願いします。
> ・お困りの際はご連絡ください。
> 国立成育医療研究センター　TEL 03-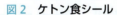

図2　ケトン食シール

引用文献

1) 国立成育医療センター薬剤部・編：小児科領域の薬剤業務ハンドブック第2版．じほう，2016
2) 日本薬剤師会・編：第十四改訂 調剤指針 増補版．薬事日報社，pp51-52，2022
3) 小児薬物療法研究会・編：こどもと薬のQ＆A（石川洋一・監）．じほう，2017
4) 金井秀樹：散剤調剤のコツと工夫・後編．調剤と情報，18(5):98-99，2012
5) 「食物アレルギーの診療の手引き 2023」検討委員会：食物アレルギーの診療の手引き 2023．2024
6) 厚生労働省難治性疾患研究班，他：新生児－乳児消化管アレルギー（新生児－乳児食物蛋白誘発胃腸炎）診断治療指針．2016

（佐々木 なぎ，山谷 明正）

2 散剤・錠剤粉砕，脱カプセル

調剤

調剤のポイント

- □ 粉砕や脱カプセル後の薬剤データは限られており，できる限り元の剤形を保てる薬剤の選択，調剤方法を検討する。
- □ 粉砕や脱カプセルする際は各薬剤の製剤的特性に注意しながら，患児の疾患，年齢，発達状況，経管投与の有無も考慮する。

小児に多い粉砕調剤，脱カプセル調剤

　小児は嚥下能力が未発達であり，一般的に5～6歳ごろから錠剤を服用できるようになるといわれているが，個人差も大きく，カプセル剤ではさらに年齢が高くなければ服用できないことも多い。また，小児患者は主に体重を基準とした投与量の調節が必要であり，錠剤やカプセル剤の剤形単位では投与できないことも少なくない。

　以上のことから小児患者の内服薬は散剤が中心となり，散剤が規格としてない場合はやむをえず粉砕や脱カプセルをして調剤をすることも多い。実際に国立成育医療研究センター（以下，当院）では，錠剤粉砕や脱カプセルによる調剤ごとの不均一性や損失を最小限にするために，粉砕調剤を行う一部の医薬品について，あらかじめ院内製剤として倍散を調製している[1]（表1，表2）。

　しかしながら，錠剤粉砕や脱カプセルにより散剤として調剤することは承認時に認められた剤形を加工していることに留意する必要がある。なお，剤形を加工し投与経路を変更した場合には適応外使用となる。

表1 当院で繁用される散剤の院内製剤品・予製品
　　（錠剤粉砕・倍散製造）

散剤の院内製剤品・予製品	材料	院内で2規格以上ある品目
アスピリン散　10%	原末	○
アムロジピン散　1%	錠剤	
アルダクトンA散　1%	散剤	○
イムラン散　1%	錠剤	
インデラル散　1%	錠剤	
エナラプリルマレイン散塩酸　1%	錠剤	○
オキシブチニン散　1%	錠剤	
カルベジロール散　1%	錠剤	
カンデサルタン散　0.4%	錠剤	
ギャバロン散　1%	錠剤	
グリチロン散　2錠（＝1g）	錠剤	
コートリル散　2%	錠剤	
サラゾスルファピリジン散　50%	錠剤	
ジアゾキシド散　10%	カプセル剤	
ジゴシン散　0.01%	散剤	
ダイアモックス散　10%	原末	○
ダントリウム散　1%	カプセル剤	
デカドロン散　1.5mg/包	錠剤	
トラゾドン散　5%	錠剤	
ヒドロクロロチアジド散　5%	錠剤	
ファモチジン散　1%	散剤	○
フェブリク散　2%	錠剤	
フラジール散　10%	錠剤	
フルスルチアミン散　10%	錠剤	
プログラフ散　0.1mg/包	カプセル剤	
フロセミド　0.4%	散剤	○
ミニプレス散　0.2%	錠剤	
モルヒネ散　10%	原末	○
ラメルテオン　1%	錠剤	
リスパダール散　0.1%	散剤	

表2 混合・粉砕・脱カプセル時に注意が必要な薬剤の例

薬品名	注意点
アスピリン	すりつぶすと分解が進む恐れあり。賦形剤との混合時は注意
漢方薬	粉砕すると吸湿性が高まる恐れあり
臭化カリウム	粒子径やばらつきが大きい
腸溶性顆粒含有カプセル剤	分包誤差がでやすい
プレドニゾロン散	嵩高い。錠剤粉砕が望ましい場合がある
スルファメトキサゾール・トリメトプリム配合顆粒	嵩高い。錠剤粉砕が望ましい場合がある
バラシクロビル	経管投与時は錠剤粉砕が望ましい
酸化マグネシウム原末	経管投与時は錠剤粉砕または原末以外の製品を用いる

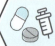

錠剤粉砕・脱カプセルの判断

錠剤粉砕・脱カプセルの前に

　粉砕や脱カプセルといった本来の剤形の破壊は，もともと設計された製剤学的特性（有効成分の安定性，服用性など）や薬剤のバイオアベラビリティなどを消失しうる。また個々の薬剤に関する粉砕条件や保存条件などのエビデンスはほとんどないのが現状であり，できる限り，元の剤形を保った状態での調剤が望まれる。そのため，まず患児の疾患，年齢，発達状況，経管投与の有無などから服薬方法を確認する。

　錠剤の服用が可能であり，細かな投与量が要求されなければ，なるべく錠剤の粉砕を避けるほうがよい。元の剤形を維持すれば，味やにおい，刺激性などをマスクでき，さらに安定性の面でも有利な点が多い。

　例えばサラゾピリン®錠などのように大きな錠剤（直径17.7 × 7.5mm）が服用できない児に，本剤が1回1錠処方された場合，錠剤を粉砕するのではなく，1錠を半割し，半錠を2個内服することは，検討すべきである。

一方で，錠剤を粉砕することが望ましい薬剤もあるため患児の特性に合わせた調剤方法を検討し，それを踏まえたうえで，同効の他散剤や液剤への変更，規格単位の用量調節などを医師に確認することが重要である．確認後，粉砕や脱カプセルの可否を検討していく．

錠剤粉砕・脱カプセルの可否

1 錠剤粉砕・脱カプセルの前に製剤的工夫などを確認する

　日本薬剤師会編集の『調剤指針』[2]に基づき，薬剤の特徴を確認したうえで判断する．

　製剤的工夫の有無，光や湿度，温度などの影響，調剤工程における医薬品の損失や混和・混合による配合変化，医薬品の飛散（曝露）による医療従事者の健康の問題，経管投与時における閉塞のリスクなどを考慮する．ただし，徐放性製剤や腸溶性製剤は，体内動態が変化し薬効や副作用の発現に変化を与える可能性があるため，原則錠剤粉砕・脱カプセルは行わない．

2 製剤の安定性の確認はインタビューフォームや成書などで確認する

　製剤の安定性の評価は，インタビューフォームや『錠剤・カプセル剤粉砕ハンドブック』[3]などの成書や文献を参考にする．

　インタビューフォームについては薬剤原末に関する情報が大半であるが，2018年以降，日本病院薬剤師会からの要望で，「備考」の中項目に「調剤・服薬支援に際して臨床判断を行うにあたっての参考情報」が設けられ，粉砕後の情報が記載されていることもある．

　製薬企業によっては独自に試験した薬剤情報を所持している場合もあり，個別に問い合わせることも有用である．

3 細胞毒性を有する薬剤の錠剤粉砕・脱カプセルの注意点

　細胞毒性を有する薬剤（免疫抑制薬や抗がん薬など）は被曝の点から原則として行わないが，小児の場合は微量な用量調節を要することも多く粉砕調剤が求められる場合も多い（表3）．その場合は，マスクや帽子，プラスチック手袋などを着用したうえで秤量や分包，清掃などを行うことが必要である．また，異物混入防止のために，秤量紙は使用の都度廃棄し，薬匙，乳鉢，乳棒などは，使用の都度十分な洗浄を行う．秤量した散剤はパイルパッカーを用いて分包す

表3　小児で繁用される剤形加工時に被曝に注意すべき薬剤

薬剤名	分類	備考
メルカプトプリン水和物	抗がん薬	散剤
アザチオプリン	免疫抑制薬	錠剤
バルガンシクロビル	抗ウィルス薬	錠剤
		簡易懸濁法も考慮。ドライシロップもある
ミコフェノール酸モフェチル	免疫抑制薬	カプセル剤
シクロスポリン	免疫抑制薬	カプセル剤，液剤，散剤
タクロリムス	免疫抑制薬	カプセル剤，散剤
メソトレキセート	葉酸代謝拮抗薬	錠剤
テモゾロミド	抗がん薬	錠剤
		簡易懸濁法も考慮。酸性で安定

ることが望ましいが，通常の分包機を用いる場合には，使用後，入念な清掃を行う必要がある。投薬時にも同様の対応が必要となるため，患者家族への説明も忘れずに行う。

4 経管投与における錠剤粉砕・脱カプセル

　経管投与に関しては経管チューブ径も考慮しながら『内服薬 経管投与ハンドブック』[4]を参考にされたい。

市販の散剤はあるが，あえて錠剤を粉砕することが望ましい薬剤

　剤形変更せずに調剤することが最適であるが，コンプライアンスの観点からあえて錠剤を粉砕する薬剤もある。

　プレドニゾロン散はその代表例で，市販製品の散剤のほうが錠剤粉砕時よりも嵩高く，また口腔内への苦味の広がりやすさから，患児が拒薬しやすいため，錠剤粉砕すべき薬剤である（図）。

　この他，コーティング加工により苦味が軽減されているスルファメトキサ

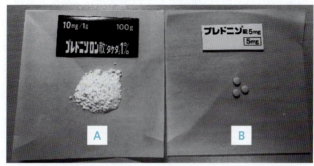

図　プレドニゾロン散とプレドニゾロン錠粉砕時の製剤量

ゾール・トリメトプリム配合顆粒も，口腔内のざらつきや嵩高さから患児によっては錠剤粉砕のほうが適することもある。また経管チューブに詰まりやすいバラシクロビル顆粒や酸化マグネシウム原末も錠剤粉砕が好ましい場合があるが，当院ではできる限り錠剤の状態で病棟に払い出し，投与直前に粉砕を行っている。

錠剤粉砕・脱カプセルの具体的な手技と注意点

錠剤

　錠剤を粉砕する場合，乳棒・乳鉢，または粉砕器を用いる。いずれの器具を用いても粉砕後の薬剤は必ず篩過する。
　粉砕器は粉砕錠数が多い，または粉砕する錠剤が非常に硬い場合に用いることが多い。しかし，粉砕容器への付着による医薬品の損失や，ビタミンなど熱に弱い薬剤には注意する必要がある。一般的に粉砕時間が長く，回転数が多いほど容器への付着性はあがり，また加熱変性を起こすことから，粉砕時間と回

転数は必要最低限にする[4]。

またすりつぶしてはいけない薬剤としてはアスピリンや漢方薬などが挙げられる。アスピリンは賦形剤と混合することは問題ないとされているが，強く混合すると加水分解を促進し，酢酸とサリチル酸に分解する恐れがある。また酢酸は，内服コンプライアンスの低下の原因にもなりうる。漢方薬については粉砕により吸湿性が高まることがあるので注意する。

カプセル剤

脱カプセルによりカプセル内の粉体のみを取り出す。必要に応じて篩過する。

調剤するカプセル数が多いときはカプセルごと粉砕する方法が簡便である。しかし粉体と比重の異なるカプセル片が混入することによる分包後の製剤均一性への影響や，経口投与した際の口腔内のざらつき，経管投与した時の閉塞の問題が生じる恐れがあることに注意する。

当院では，ダントロレンは齋藤順平らの検討結果[5]に基づきカプセルごと粉砕し，その後目開き $100\mu m$ にて篩過して作成している。

分包

2剤以上の散剤を混合する場合において，粒の大きさ，流動性や付着性などの物性の違いから乳鉢で均一に混合できないときは分包機の重ねまきで対応する。例えば，顆粒と細粒や，ブフェニール®顆粒や安息香酸ナトリウムなど嵩高い医薬品との組み合わせの場合である。また臭化カリウムなど粒子経が大きくかつ，ばらつきのある薬剤は，分包前に乳鉢ですりつぶす。ただし，原末以外の薬剤は粒子径に差があっても製剤的特徴を壊す恐れがあるため，手を加えないことが望ましい。

エブランチルカプセル，ランソプラゾールカプセル，イトリゾールカプセルなど脱カプセル後の顆粒が大きく転逃性のある薬剤は，分包誤差が大きくなりやすい。Ｖマス分包機の使用や，全自動散剤分包機の場合は薬を落とすスピードを低速にするなどして対応する。

引用文献

1) 国立成育医療研究センター薬剤部・編：小児科領域の薬剤業務ハンドブック 第2版. じほう，2016
2) 日本薬剤師会・編：第十四改訂 調剤指針. 薬事日報社，2018
3) 佐川賢一，他・編：錠剤・カプセル剤粉砕ハンドブック 第8版（佐川賢一，他・監），2019
4) 倉田なおみ・編：内服薬 経管投与ハンドブック 第4版（藤島一郎・監）. じほう，2020
5) 齊藤順平，他：院内製剤ダントロレンナトリウム希釈散の調製方法に関する検討；脱カプセルとカプセル粉砕の比較. 医療薬学，44(1):1-7，2018

（長谷川 彩薫，山谷 明正）

第4章 大人とはここが違う！子どもの薬の調剤

調剤

配合変化

 調剤のポイント

□ 配合変化とは2種以上の医薬品を混合・調製した際に起こる物理的・化学的変化のことである。
□ 配合変化の情報は各製品の添付文書およびインタビューフォームを基本とし，有効成分・製剤の性質も考慮する。必要に合わせてメーカー情報や研究報告も参考とし，配合変化が不明な場合は別々に調整することが望ましい。
□ 配合変化の程度に合わせて，調剤上の工夫を行い，必要な情報を服薬指導時に伝える。
□ 服薬補助食品でも配合変化が起こることに注意する。

薬の併用と配合変化

　小児の薬物療法では用量の微細な調節や服薬のしやすさを考慮して散剤やドライシロップ，水剤が多く使用される。いくつかの薬剤を併用する場合，服用タイミングが同一であれば服薬の利便性を考慮して調剤時に混合することも多くある。その際には配合変化に注意し必要に応じて調剤や服薬指導に工夫を施す必要がある。また，錠剤や散剤をシロップ剤や白湯に溶解させて服用する際も同様である。

配合変化とは

　配合変化（理化学的相互作用）は2種類以上の医薬品を混合・調製した場合に起こる薬剤の物理学的，あるいは化学的変化のことをいう[1]。一方で2種類以上の医薬品を同時に服用した場合に起こる薬効や副作用の変化は薬物相互作用（薬物動態的・薬力学的相互作用）という。

　配合変化の種類を後述するが，実際の処方では厳密に区別することは困難であり，混合型の配合変化も多く存在する[2]。また配合変化はその程度により3段階に分けて取り扱う。

配合変化の種類[2]

物理的配合変化

1 固形薬品の湿潤・液化
　粉末医薬品を混合すると，融点と凝固点は元の物質より低下する。2つの医薬品の一定割合の混合物が，各医薬品よりも融点が低い場合，これを共融混合物という。共融混合物の融点が室温以下ならば，湿潤や液化がみられる。この場合は防湿包装をしても変化を防ぐことはできない。

　固体が空気中の水分を吸収してそのなかに溶ける現象を潮解といい，潮解性物質の配合によっても湿潤や液化がみられる。また，水溶性物質の混合物では臨界相対湿度（吸湿が始まる点）が低下する場合があり，臨界相対湿度の低いものは吸湿しやすい。

2 液剤における固相，液相の分離
　溶解能の低下による分離である。溶媒の混合による低下や，塩類による低下（塩析，共通イオン効果）が要因となる。

　溶媒混合による溶解能の低下は，有機溶媒に溶解した注射薬の希釈などでみられる。

3 吸着

活性医薬品が吸着性の配合薬や容器に吸着され，放出されにくくなる変化であり，インスリンや硝酸イソソルビド，ニトログリセリンなどの注射剤とポリ塩化ビニルバッグや輸液セットへの吸着がこれに該当する。

4 製剤加工の破壊

錠剤や顆粒剤，ドライシロップには，味のマスキングや腸溶性の付加などの目的でコーティングが施されている場合があるため，コーティングの破壊に注意する必要がある。

製剤加工の破壊例

- クラリスロマイシンドライシロップ＋酸性の食品や医薬品 ➡ 著しい苦味が生じる

クラリスロマイシンドライシロップには，口腔内での溶解抑制および苦みの軽減の目的で，塩基性のコーティングが施されている。

酸性食品（スポーツドリンクや乳酸菌飲料，果汁など）や酸性の医薬品と併用するとコーティングが剥がれ，クラリスロマイシンドライシロップの溶解性が上昇し，著しい苦味を生じる。

ムコダインドライシロップなどの，溶解すると酸性を呈する医薬品の併用にも注意が必要である。

化学的配合変化

1 沈殿

遊離酸・遊離塩基の析出や，難溶性塩の生成によって沈殿が生じる。特に以下のとき，交換反応により沈殿を生じることがある。

① 無機塩同士の混合

② 有機化合物と無機塩の混合
　　有機化合物塩はアルカリ金属を除く他の金属イオンの存在で，水に難溶性の沈殿を生じることがある。

③ 有機化合物水溶液同士の混合
　　陰イオン性と陽イオン性化合物の間では沈殿を生じる可能性が高い。

沈殿生成に影響する因子には，分子量の大きさ，疎水性，酸性・塩基性の強さ，溶液の濃度，結合物の溶解度，水以外の溶媒・界面活性剤の存在，結晶生成を阻害する糖の存在などがある．

2 色調変化

酸化・還元，キレート形成や錯塩の形成，pH変化によって製剤の着色，変色，退色などを生じることがある．

3 外観変化を伴わない化学的変化

外観変化がなくても，加水分解や酸化，開環などが起こり，主薬の分解が生じている場合がある．固形剤では水分の存在，溶液剤ではpHが影響していることが多い．また金属イオンや亜硫酸塩類などの還元性物質（酸化防止剤），光，酸性物質，塩基性物質などが分解を促進させることもある[3]．表1にpHに注意が必要な医薬品を示す．

配合変化の程度

配合不可

配合により有害物や作用の増強を生じるなどの危険性がある場合，または薬効を著しく減退させるものであり，調剤上工夫の余地がないものが該当する[2]．いわゆる配合禁忌にあたる．

配合不可の組み合わせ例

- テオフィリンシロップ＋他のシロップや水・単シロップ ➡ テオフィリンシロップの徐放性の損失[1),5)]
- ジアスターゼ＋強酸・強アルカリ ➡ 酵素活性の失活[2),5)]
- チアミン塩化物塩酸塩＋強アルカリ（炭酸水素ナトリウムなど），亜硫酸塩，メタンスルホン酸化合物（スルピリンなど）➡ チアミン塩化物塩酸塩の分解[2),5)]

配合不適

配合により薬剤が湿潤して服用に支障を来す，あるいは不溶性の沈殿を生じ

第4章 大人とはここが違う！子どもの薬の調剤

表1　pHに注意を要する医薬品

一般名	条件	条件下での安定性
アカルボース	アルカリ性	不安定
アスコルビン酸	アルカリ性	不安定
アゼラスチン塩酸塩	強酸性・強アルカリ性	不安定
アラニジピン	アルカリ性	不安定
インドメタシン　ファルネシル	強酸性・アルカリ性	分解
ウベニメクス	酸性・アルカリ性	不安定
エトポシド	酸性・アルカリ性	不安定
エペリゾン塩酸塩	アルカリ性	不安定
オロパタジン	アルカリ性	不安定
カプトプリル	中性〜アルカリ性	不安定
カモスタットメシル酸塩	アルカリ性	分解
クラリスロマイシン	酸性・アルカリ性	不安定
グルタチオン	アルカリ性	極めて不安定
サルブタモール硫酸塩	pH3〜5	安定限界
ジスチグミン臭化物	アルカリ性	分解
シタラビン　オクホスファート水和物	酸性・アルカリ性	不安定
シンバスタチン	pH1.2	速やかに分解
セフジニル	酸性・アルカリ性	力価低下
テラゾシン塩酸塩水和物	pH1	不安定
ナブメトン	酸性・アルカリ性	含量低下
パンクレアチン	酸性・強アルカリ性	失活
フィトナジオン	アルカリ性	分解物
フェニトイン・フェノバルビタール	アルカリ性	加水分解
プロナーゼ	酸性	不安定
ベネキサート塩酸塩　ベータデクス	アルカリ性	分解
メチルメチオニンスルホニウムクロリド	アルカリ性	不安定
メナテトレノン	アルカリ性	分解
ユビデカレノン	アルカリ性	分解物が生成
リオチロニンナトリウム	アルカリ性	不安定
レボドパ・カルビドパ水和物	酸性・アルカリ性	不安定
レボドパ・ベンセラジド塩酸塩	酸性・アルカリ性	不安定
ロキシスロマイシン	酸性	不安定，分解
ロキソプロフェンナトリウム水和物	アルカリ性	分解物が生成

〔倉田なおみ・編：内服薬 経管投与ハンドブック 第4版（藤島一郎・監）．じほう，2020を参考に作成〕

ることが予測されるものが該当する。この場合別包にして調整する[1]。

配合不適の組み合わせ例

- アスピリン＋安息香酸ナトリウムカフェイン，炭酸水素ナトリウム ➡ 1週間以内に湿潤[5]
- レボドパ＋酸化マグネシウム，安息香酸ナトリウムカフェイン，パンクレアチン，ジアスターゼ，アスコルビン酸含有製剤 ➡ 湿潤，着色[5]
- トリメタジオン＋エトスクシミド，エトトイン，アミノ安息香酸エチル ➡ 湿潤液化[2]
- ペランパネル水和物＋レベチラセタム，バルプロ酸ナトリウム，耐性乳酸菌，エトスクシミド，アマンタジン塩酸塩 ➡ 吸湿による固着[5]
- L-アスパラギン酸カリウム＋すべての散剤 ➡ 吸湿による物性変化[1]
- バルプロ酸ナトリウム＋すべての散剤 ➡ 吸湿による物性変化[1]

　L-アスパラギン酸カリウムやバルプロ酸ナトリウムは極めて吸湿性が高く配合変化が多いため，便宜上，すべての散剤との配合が不適となっているが，実際には重量増加はあるが外観変化や含量の低下を来さない場合もあるため，製品情報を参考にされたい。

配合注意

　配合により変色などの物理化学的変化を生じるが，薬効の発現には影響を及ぼさないもの[1]，懸濁や沈殿を生じるが再分散性が良好なものがこれに該当する[3]。

配合注意の組み合わせ例

- センナ＋酸化マグネシウム ➡ 吸収帯の移動による赤変[1]
- 大黄＋酸化マグネシウム ➡ 吸収帯の移動による赤変[1]

水剤の配合変化

配合変化の要因

　水剤（内用液剤）の溶剤には水以外にアルコールやグリセリン，多価アルコールなどが使用されることがある。また添加物として甘味剤や着色剤，懸濁化剤，乳化剤，保存剤，pH調整剤などを含む。そのため主成分だけでなく，それ以外の成分も配合変化の要因となることに注意する[2]。

　水剤の配合変化はpHの影響を受けやすく，色調の変化や沈殿の生成といった外観変化が見られる。一方で外観変化はないが，主成分の分解などにより力価が低下している場合もある[3]。あらかじめ製剤のpHや配合剤，添加物を確認しておき，pHの大きく異なる製剤は「組み合わせ水剤」で調剤する。表2に代表的な水剤の組み合わせとpHを記載する。

酸性物質・アルカリ性物質の水剤

　希塩酸などの酸性を呈する物質や，炭酸水素ナトリウムなどのアルカリ性を呈する物質は他剤との配合に十分注意する。一般にアルカロイドや塩基の塩類はアルカリ性物質の配合により遊離塩基を析出し，配合不適となることが多い[2]。

アルコール含有製剤を配合の液剤[2]

　フェノバルビタールエリキシル，ジゴキシンエリキシルは，他の水剤との配合で沈殿の生成，成分の分解を生じるため配合不適であり，「組み合わせ水剤」として調剤する。

　アンモニアウイキョウ精はキョウニン水，セネガシロップの配合で液が黄変混濁，ウイキョウ油が析出するが，薬効に変化はないため，用時振とうして使用する。

表2 配合不適または配合注意となる水剤の組み合わせ例とpH

商品名	pH	商品名	pH	配合変化の程度	理由（配合後の状態）
アスベリン®シロップ0.5%	4.3〜5.5	アタラックス®-Pシロップ0.5%	4.4	配合不適	再分散性不良
		フェノバール®エリキシル0.4%	5.2		再分散性不良，ゲル状化
		イノリン®シロップ0.1%	3.0〜5.0	配合注意	分離，沈殿，色調変化
		ペリアクチンシロップ0.04%	3.5〜4.5		沈殿
		ポララミン®シロップ0.04%	5.5〜6.8		沈殿
		ポンタール®シロップ3.25%	3.3〜5.5		沈殿
アタラックス®-Pシロップ0.5%	4.4	イノリン®シロップ0.1%	3.0〜5.0	配合不適	沈殿
		タベジール®シロップ0.01%	6.4		3時間後再分散性不良
		ムコダイン®シロップ5%	5.5〜7.5		再分散性不良
ゼスラン®小児用シロップ0.03%	5.6〜6.1	アタラックス®-Pシロップ0.5%	4.4	配合不適	再分散性不良
		ポンタール®シロップ3.25%	3.3〜5.5		10日目以降再分散性不良
デパケン®シロップ5%	7.0〜7.8	アタラックス®-Pシロップ0.5%	4.4	配合不適	pH6.8以下でバルプロ酸の遊離（油状物分離）
		ザジテン®シロップ0.02%	4.5〜5.5		
		ペリアクチンシロップ0.04%	3.5〜4.5		
		メジコン配合シロップ	3.3〜4.5		
		メプチン®シロップ5μg/mL	3.5〜4.5		
		リンデロン®シロップ0.01%	2.5〜3.5		
トランサミン®シロップ5%	5.7〜6.5	アストミン®シロップ0.25%	3.0〜4.5	配合不適	再分散性不良，淡赤色沈殿
ブロムヘキシン塩酸塩シロップ0.08%「トーワ」	2.0〜3.0	アスベリン®シロップ0.5%	4.3〜5.5	配合不適	再分散性不良
		メジコン®配合シロップ	3.3〜4.5	配合注意	沈殿，色調変化
ポンタール®シロップ3.25%	3.3〜5.5	ペリアクチンシロップ0.04%	3.5〜4.5	配合不適	再分散性不良
		ポララミン®シロップ0.04%	5.5〜6.8		
リンデロン®シロップ0.01%	2.5〜3.5	プリンペラン®シロップ0.1%	2.0〜3.0	配合不適	力価低下
		ムコダイン®シロップ5%	5.5〜7.5		再分散性不良，3日後より結晶性の沈殿
		アタラックス®-Pシロップ0.5%	4.4	配合注意	沈殿，再分散性はあり
		セレネース®内服液0.2%	3.5		沈殿
		ポンタール®シロップ3.25%	3.5〜5.5		分離，白色沈殿，再分散性はあり

（日本薬剤師会・編：第十四改訂 調剤指針 増補版．薬事日報社，2022／各医薬品インタビューフォームを参考に作成）

配合変化の情報を収集する

　配合変化に関する情報は各製品の添付文書，およびインタビューフォームが基本であり，これらに記載されている有効成分に関する情報や製剤に関する情報，薬剤取り扱いの注意点などを参照する。情報量として不十分な場合は，日本薬局方や製薬企業が作成した配合変化表，研究報告，それらをまとめた書籍なども参考にする。

　実際の配合変化に関するデータは，製薬企業および製品ごとに異なる試験方法で実施されているものも多い。成分含量は一方の成分量だけを測定し観察しているので，配合の可否を判断する際には，試験方法およびデータについて，配合された薬剤で相互に確認する必要がある[3]。

　配合変化が報告されている薬剤の組み合わせについては，実際にそれらを混合し，色調や性質がどのように変化するのかを確認しておくことも大切である[1]。調査の結果，配合変化が不明な場合は，配合せずに別々に調製することが望ましい。

調剤時・服薬指導時の留意点

　配合不可の場合，調剤上工夫の余地がないため，処方医へ疑義照会を行い処方変更の依頼をする。

　配合不適で，投与期間中に不都合が生じる場合は，「組み合わせ散剤／水剤」や「散剤つき液剤」とし，用時混合するように説明する。

　配合注意の場合，そのまま調剤しても差支えがないが，色調変化や沈殿は患者や保護者に不安を与えるため，交付する際にその旨をきちんと説明する。再分散性良好な水剤の混合水剤は，服用時によく振とうするよう説明する。

　固形剤を溶解して使用する場合や，服薬補助食品を使用する場合は，服薬直前に溶解・混合する。服薬補助食品は製品によって適している物と適さない物があるため，情報をよく確認しておく必要がある。他にも，防湿や遮光といっ

た保管方法，処方日数が過ぎた薬品は使用しないこと，使用期間中でも外観変化などがあれば医療機関や薬局へ連絡することなどを伝えておく．

引用文献

1) 日本薬剤師会・編：第十四改訂 調剤指針 増補版．薬事日報社，2022
2) 堀岡正義・原著：調剤学総論 改訂13版．南山堂，2019
3) 細谷順：配合変化の基本的な考え方；まぜるな危険？　知って得するシロップ・ドライシロップの配合変化．調剤と情報，26(5):110-113，2020
4) 倉田なおみ・編：内服薬 経管投与ハンドブック 第4版（藤島一郎・監）．じほう，2020
5) 各医薬品インタビューフォーム

（柳下　祥子，山谷　明正）

第4章 大人とはここが違う！子どもの薬の調剤

調剤

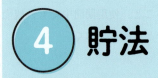

4 貯法

 調剤のポイント

- □ 子どもの薬の調剤を行う際は，薬効成分の品質を担保する貯法について事前に情報収集を行う。
- □ 薬の品質に影響を与える因子は温度，湿度，光。
- □ 乾燥剤や遮光袋を用いた薬剤の交付。
- □ 適切な貯法について情報提供を行う。

 調剤前に貯法（薬の安定性）を確認

　子どもの薬の調剤においては，前述（第4章1, 2）のように賦形，錠剤粉砕，脱カプセルのほか，分包品の開封を行うことがある。これらの調剤は，調剤時の安全性とともに，調剤後の薬効成分の品質を担保する貯法について検討したうえで実施する必要がある。

　医薬品の品質に影響を与える因子として，温度，湿度，光の3つが挙げられる。添付文書の「貯法・使用期限等」の項を参照すると，医薬品の化学的特性に応じて「2〜8℃で保存」「開封後は湿気を避けて保存」「気密容器」「遮光保存」などの指示が記載されている。ここでの記載は，製造販売時の剤形における安定性試験の結果に基づく情報である。前述のような調剤は販売時の剤形を加工しているため，添付文書の他にインタビューフォームや，書籍『錠剤・カプセル剤粉砕ハンドブック』[1]，必要に応じて当該医薬品の製薬会社へ問い合わせるなどして，調剤後のしかるべき貯法に関して参考となる情報を得てから

実施することが望ましい。さらに，患者（小児の場合はその家族や薬の管理を行う者）に対して服薬指導を行う際は，薬効や副作用に関してのみならず，貯法についても情報提供していくことが肝要である。

本稿では国立成育医療研究センター（以下，当院）でよく処方される子どもの薬の貯法について，例を交えて概説する。

乾燥剤を用いた調剤と貯法

吸湿性の高い薬剤の例としては表1の薬剤が挙げられる。これらの薬剤は，分包後にチャック付きビニール袋に乾燥剤（シリカゲル）とともに封入し，薬袋に「湿気を避けて保管してください」と注意書きを記載し交付する。

ホスリボン®配合顆粒は薬効成分のリン酸二水素ナトリウム一水和物に潮解性，無水リン酸水素二ナトリウムに吸湿性があることから，添付文書の「取扱い上の注意」に「アルミ包装開封後は，防湿に留意すること。[本剤は吸湿性があるため。]」と記載がある[2]。エサンブトール®錠は錠剤粉砕後14日間以降に含量低下が認められる[1]ため，当院ではエサンブトール®錠を粉砕する処方の場合，処方日数を14日分までと制限している。

ただし，上記のような取り扱いはあくまでも承認の範囲外であり，臨床適用上

表1 乾燥剤をつけて交付する薬剤の例

一般名	主な商品名	乾燥剤が必要となる調剤
エタンブトール塩酸塩	エサンブトール®錠	粉砕時
フルシトシン	アンコチル®錠	
リン酸二水素ナトリウム一水和物・無水リン酸水素二ナトリウム	ホスリボン®配合顆粒	ヒート開封時
ポラプレジンク	プロマック®顆粒	
L-イソロイシン・L-ロイシン・L-バリン	リーバクト®顆粒	

の参考情報であることに留意したい。吸湿性の高い薬剤が長期処方され参考情報も得られない場合は，医師の指示と臨床的判断に基づき分割調剤を検討する。

吸湿性の高い薬剤の保存容器としては，気密容器を推奨する。気密容器とは「固形又は液状の異物が侵入せず，内容医薬品の損失，風解，潮解又は蒸発を防ぐことができる容器」と日本薬局方に定義されている。服薬指導の際には，気密性のあるチャック袋やパッキンつきのガラス瓶など，液体を通さない構造の容器で保管するよう指導する。

遮光袋 / 遮光瓶を用いた調剤と貯法

遮光保存が必要な薬剤の例としては表2の薬剤が挙げられる。これらの薬剤は遮光瓶や遮光袋に入れ，薬袋には光を避けて保存する旨を記載して交付する。

アルファカルシドール（アルファロール® 内用液／散）は，薬効成分が光により分解される。アルファロール® 内用液についてインタビューフォームには窓際散光下で無色瓶に保存した場合，30日で86.6%まで残存率が低下すると記載があるため[3]，製薬企業提供のガラス製褐色遮光瓶に必要量を分取して調剤している。また，アルファロール® 散の分包品はアルミ袋，瓶包装品はガラス製褐色遮光瓶で販売され，光分解が起きないよう配慮されている。インタビューフォームには総照射量60万 lx・hr にて47.5%，120万 lx・hr にて30.2%まで残存率が低下すると記載があるため[3]，瓶包装品から必要量を秤量して分包した薬剤は，遮光性のある茶色のチャック付きビニール袋に入れてから薬袋

表2 遮光袋に入れて交付する薬剤の例

一般名	主な商品名
アルファカルシドール	アルファロール® 散
ユビデカレノン	ユビデカレノン顆粒
複合ビタミン剤	パンビタン® 末
ニフェジピン	セパミット®-R 細粒

に入れて交付する。

　遮光とは「内容医薬品に規定された性状及び品質に対して影響を与える光の透過を防ぎ，内容医薬品を光の影響から保護することができること」と日本薬局方に定義されている。服薬指導の際には，調剤時に提供する遮光袋や，光を通さない缶などの容器に保管するよう指導する。

特殊調剤（および貯法）に関して当院で検討した事例

　当院では臓器移植患者のタクロリムス血中濃度をより正確かつ安全に管理するため，タクロリムス 0.1mg 希釈散を院内製剤として調製している。タクロリムスは小児用としてプログラフ® 顆粒（0.2mg/包，1.0mg/包）が販売されているが，製剤学的観点から分包品を開封して調剤することは推奨されない。また，タクロリムスは水に難溶性であることから，固体分散体として製造されている。そのため，分包を開封して，混和や再分包をすると，温度，湿度および物理的衝撃により非晶質が破壊され溶出速度が変化し，光分解により類縁物質の増加，含量が低下する。そこで，当院ではタクロリムス 0.1mg 希釈散を調製するにあたり，調製方法をはじめ調製後の溶出性，安定性などについて各種試験を実施した[5]。その結果を根拠に，当院ではタクロリムス 0.1mg 希釈散の貯法として，遮光袋に乾燥剤を入れて交付し，15 日以上の処方の場合は冷所に保管することを指導することとしている。

　上記の例に限らず，子どもの薬の調剤に際しては調剤後の安定性や貯法に関して，根拠となる情報を可能な限り収集していく姿勢が，臨床現場の薬剤師には求められている。

📖 引用文献

1) 佐川賢一，他・編：錠剤・カプセル剤粉砕ハンドブック 第8版（佐川賢一，他・監），2019
2) ゼリア新薬工業株式会社：ホスリボン配合顆粒，添付文書（2023年7月改訂，第1版）
3) 中外製薬株式会社：アルファロール，インタビューフォーム（2024年2月改訂，第11版）
4) アステラス製薬株式会社：プログラフ，インタビューフォーム（2023年12月改訂，第43版）
5) 齊藤順平，他：タクロリムス固体分散体製剤の効率的な0.1mg希釈散調製方法の確立．薬剤学，76(1):63-74，2016

（吉川 望美，山谷 明正）

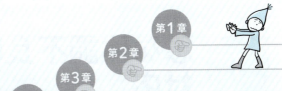

第5章

ママ・パパがよろこぶ
ホームケアのお悩み相談

▶ 子どもの具合が悪くなったら ……………… 336
▶ 薬の管理 ……………………………………… 362
▶ あらかじめ知っておきたいこと …………… 377

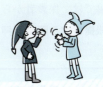

第5章 ママ・パパがよろこぶ ホームケアのお悩み相談

① 急な体調不良時の対応

 急変時の対応のポイント

□ 軽症の場合は無理に救急を受診しない。
□ 診察時間外の対応を薬局でも把握しておく。
□ 特に小児では医薬品の誤飲に気をつける。

 診療時間外に子どもの具合が悪くなったら

　昼間元気に遊んでいた子どもが夜になって急に元気がなくなり体が熱い，熱が39℃もあるという経験をした保護者は多いと思う。「かかりつけ医が閉まっている夜間・休日に子どもの具合が悪くなってしまった。どうしたらよいのだろう」と困ったことも，子どもを抱える親であれば一度はあるのではないだろうか。また，薬局でも相談を受ける機会は多いと思われる。
　本稿では，保護者からの急な相談だけではなく，服薬指導の場などで保護者へ情報提供する際に，押さえておきたい急病時の対応のポイントを解説する。

 相談窓口を活用する

　夜間急病センターは医師の数も少なく，特にインフルエンザシーズンには数時間待ちになることもある。そのため「とりあえず受診」ではなく，急を要さない軽症者は家庭でケアをし，日中の診療時間内に受診するほうが体調の悪い

子どもにとっても優しい対応である。新型コロナウイルス感染症が危惧される場合も基本的には同様の対応である。

では，子どもの状態が「すぐに救急車を呼ぶ」べきものか，「夜間急病センターを受診する」でも間に合うのか，あるいは「家で様子をみて翌日受診する」とすればよいのか，判断に迷う保護者も多い。そのような場合は，厚生労働省や自治体などが運用している相談窓口を活用するのがよい。

急病時の電話相談

子どもの急病の相談窓口として厚生労働省が実施している「こども医療電話相談事業（♯8000）」[1]がある。短縮番号「♯8000」をプッシュすると居住区の相談窓口に転送され，小児科医や看護師に相談ができる。小児に関わる医療従事者であれば誰でも一度は聞いたことがあると思われる。ただし，相談時間帯や休日日中の対応は各自治体により異なり，つながりにくいなどの声も聞かれる。そのため，保護者には「♯8000」がつながりにくい場合は，表1に示すようにその他の相談窓口の情報も提供するとよい。

この他，市町村の夜間急病センターで電話相談を受け付けているところもある。ただし，電話相談の対応をしているか否かは施設によるため事前の確認が必要である。

アプリ・Webなどの救急ガイド

Webやアプリにも救急ガイドがあり（表2），スマートフォンに入れておくと便利である。

「教えて！ドクター」[2]は救急時対応だけではなく，小児の病気や予防接種，子育てと情報が多く便利。他の3つは症状などを選択していくと，推奨される対応が示される[3-5]。

日本小児救急医学会作成の「急病時の子どもの見方と受診の目安」[5]では，「全身の状態」「顔つき」など9項目について，それぞれ4～5段階で評価する「問診票」に従って子どもの状態をチェックし，受診の目安を知るようになっている。「一つひとつの症状にとらわれず全身状態をみることが大事」と記されている。保護者の目から見た子どもの状態から評価できるので，保護者にはわか

第5章 ママ・パパがよろこぶ ホームケアのお悩み相談

表1 子どもの急病時の相談窓口

相談窓口	事業者	連絡先	対象	相談員	時間帯	備考
#8000 子ども医療電話相談事業	厚生労働省	電話で#8000にかける	全都道府県	居住区の相談窓口へ転送 対応：看護師, 保健師, 小児科医	基本的に19時〜翌朝8時[*1]	・相談料は無料 ・通話料はかかる ・携帯電話可 ・一般ダイヤル回線あり
#7119 救急安心センター事業[*2]	総務省消防庁	電話で#7119にかける	限定された地域のみ 注：15歳以上のみを対象とする地域あり	対応：医師, 看護師, 訓練を受けた相談員	全日24時間 注：全日24時間対応ではない地域あり	・小児に限らない ・総務省消防庁のHP掲載以外でも対応している地域あり
健康相談ダイヤルサービス	生命保険会社・健康保険組合の加入者向けサービス	各生命保険会社・健康保険組合の指定連絡先	加入者	対応：看護師, 保健師, 医師など	365日24時間対応	・契約している保険の種類などにより制約あり

[*1]：実施時間帯は都道府県，平日・休日で異なるため，厚生労働省HP「子ども医療電話相談事業実施状況」(https://www.mhlw.go.jp/topics/2006/10/tp1010-3.html) を確認のこと
[*2]：詳細は総務省消防庁HP「救急車の適時・適切な利用（適正利用）」(https://www.fdma.go.jp/mission/enrichment/appropriate/appropriate007.html) を参照

表2 Webやアプリの救急ガイド

名称	事業者	形態	備考
教えて！ドクター (https://oshiete-dr.net/)	長野県佐久医師会	Webサイト／アプリ	無料アプリも配信中
全国版救急受診アプリ（愛称：Q助）(https://www.fdma.go.jp/mission/enrichment/appropriate/appropriate003.html)	総務省消防庁	アプリ（Web版／スマートフォン版）	スマートフォン版はApple StoreまたはGoogle Playからダウンロード
こどもの救急（ONLINE-QQ）(https://kodomo-qq.jp/)	日本小児科学会	Webサイト	対象：1カ月〜6歳
急病時の子どもの見方と受診の目安 (https://www.convention-axcess.com/jsep/ext/pdfjs-dist/jsep2020v9.pdf)	日本小児救急医学会	Webサイト，冊子	ダウンロードして印刷可

りやすいと思われる。ダウンロードして印刷できる。

薬局で相談を受けた場合

薬局でも保護者から相談を受けることがあると思われる。その場合の受診勧奨の目安を症状ごとに別表1～8にまとめ，本稿末に掲載しているので，保護者への対応時に参考にしていただきたい[2-10]。なお，別表で「できるだけ早く，診療時間外でも医療機関を受診」の項目であっても，場合によっては救急車の要請を考慮する。

この他，学会や自治体などで，救急時の対応を冊子としてまとめているので，こちらも参照していただきたい[11]。

#8000 薬剤師への相談で最も多い事例は医薬品の誤投与，誤飲関連

実際の相談事例

筆者ら長野県女性薬剤師会では，長野県「#8000」で2011年10月～2019年3月までの7年半の間，薬に関する相談を受けていた。「#8000」は急病時の対応窓口として設置されているが，そこで，薬剤師が受けた相談のなかで最も多かったのが医薬品の誤投与や誤飲についてであった。実際に受けた相談事例をいくつか紹介する。

相談事例① インフルエンザで，オセルタミビルと去痰薬が処方された。両方を一緒に1日3回ずつ飲ませていたら，オセルタミビルがなくなってしまい，確認したらオセルタミビルは1日2回飲ませるのだと気づいた。

対応 すでに3日間飲んでいるので，今夜は受診せず，明日主治医に相談すること。

相談事例② 兄弟で風邪。兄の薬を間違えて弟に飲ませてしまった。

対応 兄弟では体重に大きな差がない場合が多く，抗菌薬，オセルタミビル，カルボシステインなどは2倍にも満たない程度の過量摂取ではほぼ心配

ないと思われるので，体重差を確認し，子どもに変わった様子がなければ家で様子をみてよい。

　相談事例①，②のように，家事・育児の忙しさのなかで，丁寧に用法・用量を確認せずに薬を飲ませているように見受けられる相談が多い。薬局では用法の違う複数の薬が処方された場合や，兄弟の薬を同時に調剤・投与する場合には，服薬指導がとても重要になる。保護者がうっかりしやすいポイントはしっかり記憶に残るように指導する。また簡単に見分けられるような工夫や説明をすることが重要である。

相談事例③ アドエアディスカスを使用しているが，子どもが勝手に操作してメモリが6つほど動いている。このままの状態で吸入させると6回分たまった薬を一気に吸入することになるか？

対応 何回カチカチと操作しても1回に出てくる薬は1回分なので心配いらない。

相談事例④ 自閉症でピモジド[a]を服用しているが，他院から風邪との診断でクラリスロマイシンが処方された。一緒に飲んでもよいか？

対応 併用禁忌である。風邪ということなので，今夜はクラリスロマイシンを飲ませず，明日主治医にピモジド[a]服用中であることを伝えて相談すること。

　前述で紹介した電話相談窓口は複数あるものの，薬剤師が対応しているものはほぼない。しかし，相談事例①～④にもあるように，電話相談窓口にかかってくる相談には，医薬品関係のものも多く，これらに対応するには薬学的な専門知識が必要である。薬局でもぜひ，保護者からの相談に，平易な表現での回答や説明をしてほしい。

---

[a] 2019年発売中止

薬局で医薬品誤飲についての相談を受けた場合

　前述のように，長野県「＃8000」で薬剤師が受けた相談では医薬品の誤飲についての問い合わせが一番多かった。小児の医薬品誤飲事故はとても多いが，一番の問題点は，若い保護者は子どもが誤飲をするという認識をもっていないことである。ここでは参考資料があまりない医薬品の誤飲時の対応について紹介する。

1 誤飲の相談を受けたら十分な聞き取りを

　「子どもが間違って薬を飲んでしまった！」という相談でも，保護者に落ち着いて室内をよく見てもらうと床に落ちていた，よだれで濡れているが錠剤の形はほぼ残っている，噛んで吐き出してありピースを並べたら1錠分になったなどということがある。まずは保護者を落ち着かせ，状況を把握させる必要がある。

2 幼児は誤飲しないという思い込み

　幼児は錠剤のシートから薬を押し出すことができないと思い，持って遊んでいても放置していたという事例もあった。しかし，実際には1歳児でもシートをくちゃくちゃ噛んでいるうちに錠剤は出てしまう。2歳児になると大人と同じ方法で出すことができるようになる。そのため，誤飲を起こさせないための保管方法が重要であることを説明する。誤飲事故を防ぐ保管方法については，第5章4で詳述しているので，参考にされたい。

3 いつ誤飲をしたかも重要

　相談のなかには「2日前に飲みました」などという問い合わせもあったが，薬剤名を確認し「すでに排泄されているので心配ありませんよ」と伝えた。誤飲をしてからの時間経過により，誤飲した薬剤がわかれば血中濃度のピークがこれから来るのか，すでに過ぎたのか，何時間先まで注意深く子どもの様子をみる必要があるのか，などがおおよそわかる。

　また，胃洗浄が必要な薬剤の場合，基本的には1時間以内の実施が有効といわれている。

4 薬剤によっては誤飲しても心配はいらない

　保護者たちは，まさかこんなことが起きるとは思っていないため，ひどく動

揺している。そのため，アリナミン1錠，ビオフェルミン1錠の誤飲でも，薬学的な知識がないこともあり，「今後の成長に影響が出るのでは？」といったことまで心配してしまう場合もある。

まずはどのような薬剤かを説明し，そのような影響はないことを伝えて安心させる。

5 少量の薬剤が命取りに

"One pill can kill a child"という言葉がある。前述のように多少の誤飲では問題がない薬剤もあるが，反対に1錠の誤飲でも命に関わる薬剤もある。

多数の海外文献に「1錠（スプーン1杯）でも6歳以下の子どもを殺す薬」として表3のような薬剤が記載されている[12]。日本の1錠とは含有量が違う場合もあるので，必ずしも1錠というわけではないが少量の誤飲でも危険な薬剤だということに留意し，相談があった際は該当する薬剤かを確認しておく。表3に示すような薬剤を服薬している患者の家族に乳幼児がいる場合は服薬指導時に，誤飲させないための保管方法を指導しておくとよい。

また1錠で命に関わることはなくても，例えばエチゾラムのようにふらつく，ぐったりする，眠るなど目に見える症状の出る薬は親も驚くので要注意である。誤飲で受診する際には飲んだ薬の実物や空のシートを持って行くことと，ス

表3 小児が誤飲すると危険な薬剤・化学成分

- カルシウム拮抗薬（アムロジピン，ジルチアゼム，ベラパミル）
- 三環系抗うつ薬（アミトリプチリン，イミプラミン）
- 抗マラリア薬（ヒドロキシクロロキン，クロロキン）
- オピオイド（メサドン，オキシコドン，フェンタニル）
- スルホニル尿素（SU）薬
- 中枢性α_2作動薬（クロニジン）
- *dl*-カンフル入り外用剤（ヴィックス ヴェポラップ，タイガーバーム®）
- アスピリン
- ウインターグリーン（アロマオイル：サリチル酸メチル）

など

筆者注：新薬の開発により，他にも危険な医薬品は増えている。この他にも，βブロッカー，テオフィリン，AChE阻害薬なども危険とされている。

(Eldridge DL, et al: Pediatric Emergency Medicine Practice. Vol.7, No.3, March 2010を参考に作成)

マートフォンで室内の状況を写真撮影しておくことを伝える．いつ，何を，どれくらい飲んだかという情報が中毒症状を起こしている際の治療では重要となるため，まずは保護者に必要なものを説明する．

誤飲への対応

1 救急車で受診

もし，誤飲後に子どもの意識がない，脈拍や呼吸に異常がある，痙攣しているなど重篤な症状があれば直ちに救急車を呼ぶ．カンフル入りの外用剤や，サリチル酸メチルを含むオイルなどを誤飲した際に子どもの息からそれらの匂いがしたら，迷わず救急車を呼ぶべきだと言う医師もいる．

2 できるだけ早く受診

前述のような異常がない場合は，口の中に残っているものがあれば取り除き，うがいをさせるか，濡れたガーゼでふき取る．家庭で吐かせることは吐物が気管に入ってしまう危険があるので勧められない[12]．

例えば徐放性の降圧薬などを誤飲した場合には，直後には症状がなくても一定の時間が経過した後，急速に血圧低下が起きることもあるので迷わず早急に受診するよう指導する．表3のような危険な薬の誤飲の場合には，夜間急病センターではなく処置のできる二次救急病院に連絡をするように伝える．

医薬品の危険性を確認したい場合には日本中毒情報センターによる「中毒110番」[13]または，「＃8000」へ問い合わせるのがよい．

参考図書

個々の医薬品について，誤飲した場合の危険度を記した本は多くない．新薬は載っていないが『医薬品急性中毒ガイド－毒性ランク・症例・処置法―』[14]が参考になる．

また日本中毒情報センターが啓発のためのリーフレットを作成している[15]．

引用文献

1) 厚生労働省：子ども医療電話相談事業（＃8000）について（https://www.mhlw.go.jp/topics/2006/10/tp1010-3.html）

2) 佐久医師会・編：教えて！ドクター こどもの病気とおうちケア（https://oshiete-dr.net/）
3) 総務省消防庁：全国版救急受診アプリ（愛称：Q助）（https://www.fdma.go.jp/mission/enrichment/appropriate/appropriate003.html）
4) 日本小児科学会：こどもの救急（ONLINE-QQ）（https://kodomo-qq.jp/）
5) 日本小児救急医学会：急病時の子どもの見方と受診の目安（https://www.convention-axcess.com/jsep/ext/pdfjs-dist/jsep2024.pdf）
6) 長野県＃8000対応マニュアル（2013年6月版）
7) 福井聖子，他：これからの小児救急電話相談ガイドブック（日本小児保健協会　小児救急の社会的サポートに関する検討委員会・編）．へるす出版，2017
8) 長野市小児科医会・編：子どもの救急・急変ガイドブック（長野市医師会，他・監）．2020
9) 松本市医師会，編・監：お子さんが急病になったとき2013年版．2013
10) 沖縄県小児保健協会・編：子ども救急ハンドブック 第4.2版．2020
11) 日本小児科医会：小児救急医療情報ツール（https://www.jpa-web.org/sharp8000/sharp8000_2.html）
12) Eldridge DL, et al: An evidence-based review of single pills and swallows that can kill a child. Pediatric Emergency Medicine Practice. Vol.7, No.3, March 2010
13) 日本中毒情報センター：中毒110番・電話サービス（https://www.j-poison-ic.jp/110serviece/）
14) 山崎太，他・編著：医薬品急性中毒ガイド；毒性ランク・症例・処置法．ヴァン メディカル，2000
15) 日本中毒情報センター：STOP！こどもの誤飲事故（https://www.j-poison-ic.jp/general-public/stopgoin/）

（小口　暁子）

別表1　発熱時の対応

幼児では39℃以上の発熱は珍しいことではなく，熱の高さと病気の重さは必ずしも一致しない．熱があっても元気であれば慌てて夜間に受診する必要はない．下記の「できるだけ早く受診」に当てはまる症状がないかを1つずつ確認し，該当するものが1つもなければ家で様子をみてよい．

救急車を呼んですぐに受診

- 意識がない
- 痙攣している

できるだけ早く，診療時間外でも医療機関を受診

- 3カ月未満で38℃以上ある（必ず受診）
- ぐったりして顔色が悪い
- 呼びかけてもぼんやりしている，目が合わない
- 眠ってばかりいる
- 不機嫌で，眠ってもすぐ起きる
- 異常行動
- おっぱいやミルク，水を飲みたがらない
- 半日以上おしっこが出ていない
- 繰り返す嘔吐，強い咳き込み
- 初めてけいれんした
- 関節の腫れや強い痛みがある
- 息をするのが苦しそう，息をするとき音がする
- 手足の皮膚の色が悪く冷たい

元気な場合でも，熱が3～4日続いたら診療時間内に受診

発熱時の家庭での対応
- 1回量は少しずつでもよいので，こまめに水分を補給する
- 熱が上がる時は体を温かくし，熱が上がりきって暑がるようになったら薄着にする
- 気持ちがよいようなら額や首などを冷やす

〔文献2）～10）を参考に作成〕

別表2　咳の対応

【呼吸が速い（呼吸数が多い）】 2カ月未満：60回/分以上，2～12カ月：50回/分以上，1～5歳：40回/分以上，6歳～：30回/分以上
救急車を呼んですぐに受診
・顔色や唇の色が紫色をしている（チアノーゼ） 　激しい咳やゼーゼーして呼吸が苦しい ・直前におもちゃをくわえていた，何かを食べたという場合には異物誤飲やアナフィラキシーの可能性も考える
できるだけ早く，診療時間外でも医療機関を受診
・声がかすれている ・息を吸うとき，喉がヒューヒューいう ・犬が吠えるような，またはオットセイが鳴くように咳き込む ・呼吸が速く，苦しそう肩で息をしている感じ ・鼻の穴がぴくぴくしている ・鎖骨の上や肋骨の下がくぼんでいる ・頭を前後にゆするような呼吸 ・咳き込んで嘔吐してしまい食事がとれない ・横になれない，会話ができない，眠れない ・水分がとれない ・高熱を伴い，ぐったりしている ・湿疹が出ている ・以前より喘息と診断されていて発作時の指示を行ったが改善しない
家庭で様子をみる
・咳があっても，機嫌が良く食欲や睡眠，遊びが普段通りならば，家で様子をみる

〔文献2）〜10）を参考に作成〕

別表3　下痢の対応

- 子どもが欲しがれば母乳はそのまま与えてよい
- 水分補給は大切でアクアライトORS，OS-1などがよい．冷たい飲み物，炭酸飲料，柑橘系のジュースは避ける．
- ウイルス性胃腸炎の場合には，吐いたものや便の処理は使い捨てビニル手袋をはめ，次亜塩素酸ナトリウム（ハイターやミルトン）で消毒

できるだけ早く，診療時間外でも医療機関を受診

- 生後4カ月以下の乳児
- 38℃以上の熱がある
- 活気がなく，ぐったりしている
- 意識がもうろうとしている
- イチゴゼリー状の便や血便が出る，白色，黒色の便が出る
- 強い腹痛がある，激しく泣く
- 1日5～6回以上下痢をする
- 頻回の水様下痢
- 目が落ちくぼんでいる，唇や口の中が乾燥する，涙が出ない
- 水分を受け付けない
- 半日程度おしっこが出ない
- 嘔吐を繰り返す
- 呼吸がおかしい

〔文献2）～10）を参考に作成〕

別表4　痙攣時の対応

- 顔を横に向けて静かに寝かせる
- 痙攣の持続時間，左右差があるかなどを観察，できればスマートフォンで動画を記録，体温を測る
- 体をゆすったり，口の中にタオルなどを入れない
- 痙攣の直後に水分や食べ物，飲み薬を与えない

救急車を呼んですぐに受診

- 5分以上続く
- 短時間に何度も繰り返して起こす
- 痙攣が止まっても意識が戻らない
- 呼びかけに答えず，反応がない
  （目が合わない，母親が分からない）
- 痙攣する前に頭を強く打った
- 唇の色が紫色で呼吸が弱い

できるだけ早く，診療時間外でも医療機関を受診

- 生まれて初めての痙攣
- 生後6カ月未満，あるいは6歳以上
- 熱がない（38℃以下）
- 痙攣が左右対称ではない
- 痙攣が止まったあと四肢に麻痺がある
- 嘔吐，おもらしを伴う
- 部分的に痙攣する
- 痙攣の前後に異常な行動がみられる

翌日診療時間内に受診

- 今までにも何度か起こった（すでに診断がついている）
- 痙攣が1回だけで，5分以内に治まる
- 意識状態が良い（目を開けて周囲の呼びかけに反応する）

〔文献2）〜10）を参考に作成〕

別表5　嘔吐時の対応

（水分補給）アクアライト ORS，OS-1 などがよい
・吐いたあとは，1 時間ほど間をあけてから水分を与える 　最初は大きめのスプーン 1 杯分を 5 分ごとに飲ませる ・吐くようなら 30 分あけてから小さめのスプーン 1 杯分を 5 分ごとに飲ませ，吐かなくなれば量を増やしていく
救急車を呼んですぐに受診
・意識がぼんやりしている ・痙攣を伴う
できるだけ早く，診療時間外でも医療機関を受診
・生後 3 カ月未満で発熱し，吐いた ・繰り返し吐いて，元気がなくぐったりしている ・10 〜 30 分おきに激しく泣くのを繰り返す ・頭部・腹部を打った ・嘔吐物に血液（赤色，黒色），胆汁（緑色）が混じる ・ひどい腹痛や強い頭痛がある ・血便がある ・顔色が悪い ・呼吸が苦しそう ・噴水のように吐く ・嘔吐と下痢を繰り返す ・半日くらい排尿がなく，唇が渇いている ・嘔吐以外の症状（不機嫌，発熱，腹部膨満，血便など）がある

〔文献 2）〜 10）を参考に作成〕

別表6　発疹・蕁麻疹

- 感染症に伴うもの（麻疹，風疹，水痘，突発性発疹，川崎病，手足口病，溶連菌感染症）
- 湿疹
- 蕁麻疹（食物，虫さされ），アナフィラキシーに注意
- 紫斑（皮下の出血斑で上から圧迫しても色が消えない）

救急車を呼んですぐに受診

- 呼吸困難がある
- 意識状態が悪い（反応がない，目の焦点があわない），ぐったりしている
- 咳が出てゼーゼーしている
- 声がかすれる，強い咳き込み
- 口腔内の腫れがある
- 顔色や全身の血色が悪い，唇や爪が白い
- 紫斑がある
- 繰り返し嘔吐，強い腹痛

できるだけ早く，診療時間外でも医療機関を受診

- 38℃以上の熱がある
- 皮膚が盛り上がり，急激に全身に広がる
- 冷やしても痒みが強く，がまんできない
- 関節が腫れている
- 圧迫しても消えない赤い出血斑がたくさんある
- 機嫌が悪く，目が赤い，舌にイチゴのようなぶつぶつがある
- 水ぶくれ，浸出液が出ている
- 発疹部分の皮膚がかんたんにめくれる
- 鼻血が出る
- 嘔吐，下痢，腹痛など発疹以外の症状がある
- 新しい薬を飲み始めた

翌日診療時間内に受診

- 翌日になっても発疹や赤みが消えない
- 痒みが強い

〔文献 2) 〜 10) を参考に作成〕

別表7　やけどの対応

【やけどの重症分類】
Ⅰ度：赤くなり，ヒリヒリと痛む
Ⅱ度：赤くなり，水ぶくれができて痛む
Ⅲ度：白くなる，ひどいときには黒く焦げている，あまり痛まない
【やけどの面積の割合の目安】
幼児　片腕／片足：10％，背中／お腹／顔：20％
小児　片腕：10％，顔／片足：15％，背中／お腹：20％

救急車を呼んですぐに受診

- 範囲が広い，深い，危険な部位
    - 全身のやけど，顔面のやけど
    - 範囲が広く全身の約10％以上（大人の手のひら2つ分以上）
    - 手全体，性器，肛門のやけど
    - 口の中や気道にやけどが及んでいる
    - 皮膚の色が白く変化している（深い），黒く焦げている（Ⅲ度）
    - 高温でのやけど

できるだけ早く，診療時間外でも医療機関を受診

- 全身面積の10％未満だが水泡（水ぶくれ）が大きい（Ⅱ度）
- 手足の指（皮膚癒着の危険性），関節部のやけど
- 受診する場合には，アロエや軟膏・馬油などは何も塗らずに受診

家で様子をみる（翌日診療時間内に受診）

- 赤くなっているが水ぶくれがない（Ⅰ度）
- 手のひらより狭い
- 冷やしても痛みが強ければアセトアミノフェン製剤使用可

家庭での対応
- すぐに冷やす（直接やけどの部位に水流を当てない）
- 流水で最低10〜20分，洋服の上からでもよい
- 流水で冷やせない場合にはタオルで包んだ保冷剤や氷で冷やす
- 低体温に注意
- 水泡は破かない

〔文献2）〜10）を参考に作成〕

別表8　頭を打ったときの対応

- 頭を打っても，すぐには症状が出ないことがある
- 1～2日は，意識状態の確認をして安静にする
- 腫れていれば冷やすこと

救急車を呼んですぐに受診

- 打った直後にぐったりして泣かない
- 痙攣を伴う
- 意識状態が悪い，呼びかけてもぼーっとしている，すぐに眠る
- 目や手足の動きが悪い，左右の動きが違う
- 手足がしびれる
- 繰り返し吐く
- 出血が止まらない
- 鼻や耳から血液や透明な液体が漏れ出ている

できるだけ早く，診療時間外でも医療機関を受診

- 前後の記憶が曖昧
- 場所や名前がわからず，つじつまのあわないことを言う
- まっすぐ歩けない，不安定な歩行
- 物が二重に見える，かすむ
- 痛みがだんだん強くなっている
- 打ったところが凹んでいる，大きな傷口がある
- ぶよぶよと腫れてきた
- 不機嫌でぐずり方が激しい
- 元気がない，顔色が悪い

家で様子をみる

- 打ったときすぐに泣いた
- 他に症状がない
- 意識がしっかりしている
- 動きの左右差がなく，いつも通りにしている

〔文献2）～10）を参考に作成〕

2 OTC医薬品を買いに来たら

子どもの具合が悪くなったら

  保護者がOTC医薬品を買いに来たときのポイント

- □ 2歳以下の風邪症状はまず受診するよう伝える。
- □ 総合感冒薬は多成分が含まれているので避ける。
- □ 解熱鎮痛薬はアセトアミノフェン単剤製品を勧める。
- □ NSAIDsは小児には使えない。

 総合感冒薬

2歳以下の風邪はまず受診から

保護者が子どもの風邪症状のために薬を買いに来た場合，もし子どもが2歳以下であればまずは「小児科で診ていただいてください」と伝える。2010年に厚生労働省より2歳以下は受診を優先させるよう通知[1]が出ており，OTC医薬品の使用は勧められない。また，2歳以上の子どもでも，風邪症状への風邪薬，いわゆる総合感冒薬の投与はあまり勧められない。

諸外国でも，英国，カナダ，オーストラリア，ニュージーランドなどでは6歳未満の小児にOTC医薬品の風邪薬を使用しないよう勧告が出ている。

総合感冒薬の成分に気をつける

1 多成分が配合されている

総合感冒薬は風邪のあらゆる症状を緩和する目的でいろいろな成分が配合さ

れている。そのため，場合によっては必要のない成分まで摂取することになってしまう。例えば解熱薬（アセトアミノフェン）は必ず含まれているが，これはあくまで熱による症状がつらいときに使う薬であり，症状によらず1日3回，毎食後定期的に飲む必要はない。

2 抗ヒスタミン薬は熱性けいれんのリスクを上げる可能性

d-クロルフェニラミンマレイン酸塩，ジフェンヒドラミン塩酸塩などの抗ヒスタミン薬も多くの感冒薬に含まれている。これら第一世代の抗ヒスタミン薬は脳内ヒスタミンH_1受容体占有率が高く，特に熱性けいれんの既往のある子どもでは発熱時に使用することで痙攣発作の持続時間が長くなる可能性があるため使用は避けたい。痙攣が5分以上続くと脳に影響を及ぼす場合がある[2-4]。

3 原則禁忌の成分が入っている場合もある

サリチル酸系の医薬品（アスピリン，サリチル酸ナトリウム，サリチルアミド，サザピリン，エテンザミドなど）は15歳未満の水疱瘡やインフルエンザの患者には原則投与しないよう1998年に厚生労働省より注意喚起が発出され[5]，OTC薬の添付文書も改訂された[6]。しかし，子ども（7〜15歳未満）にも使用できる感冒薬や解熱鎮痛薬のなかにもエテンザミドを含む製品がある（新セデス®，セデス®V，サリドン®Aなど）。当該製品の添付文書には「水痘・インフルエンザにかかっている，またはその疑いがある15歳未満の小児は服用前に医師・歯科医師・薬剤師に相談すること」となっている。ちなみに医療用医薬品の幼児用PL配合顆粒（2〜14歳）にもサリチルアミドが含まれている。

保護者への指導

保護者は風邪でつらそうな子どもに「何かしてあげなくては」という思いが強く，総合感冒薬を買い求めるが，総合感冒薬は風邪をもとから治す薬ではなく，また早く治す薬でもない。もちろん早めに飲んでも予防にはならない。子どもが風邪をひいたら，①こまめに水分を与える，②衣服の調節をする，③ゆっくり眠らせる，④必要であればクーリングをする――などが症状を楽にする手当てであることを保護者に説明する。

解熱鎮痛薬

アセトアミノフェン単剤を

　夜間に，受診するほどではないが熱があり，つらいときはアセトアミノフェン単剤を勧め，使うタイミングなどをしっかり説明する。「熱が続くようなら日中受診してくださいね」「体温計の数字だけではなく，お子さんの様子をよく見てください。お母さんのいつもと違う！　という直感もとても大切ですよ」と伝える。

　医療用医薬品ではイブプロフェンも小児に適応があるが，OTC医薬品では15歳未満への適応はないのでアセトアミノフェン製剤となる。

アセトアミノフェン単剤製品

　アセトアミノフェン単剤の製品としては，こどもパブロン坐薬（対象年齢1歳以上：アセトアミノフェン100mg/個），キオフィーバこども解熱坐薬（対象年齢1歳以上：アセトアミノフェン100mg/個），小児用バファリンCⅡ（対象年齢：3〜14歳，アセトアミノフェン33mg/錠），小児用バファリンチュアブル（対象年齢：3〜14歳，アセトアミノフェン50mg/錠），バファリンルナJ（対象年齢：7歳以上，アセトアミノフェン100mg/錠）などがある。タイレノールAは用量が300mg/錠で成人（15歳以上）を対象としている。

　これらの製品は「昼間に歯科医院を受診したが痛みがひどい」「中耳炎といわれたが耳が痛いと泣いて眠れない」といった場合の痛み止めとしても効果がある。

鎮咳去痰薬

　米国小児科学会では，乳幼児に咳止めや鼻水を止めるための抗ヒスタミン薬，去痰薬を使用しないことを推奨している。理由としては「科学的根拠が薄く，

副作用や過量摂取のリスクが高まるため推奨しない」となっている。コデイン類を含む咳止めは，日本でも12歳未満には使用できない。

　小児の風邪による咳に対して，ハチミツ，デキストロメトルファン（メジコン®），プラセボを比較し，ハチミツには鎮咳薬に劣らない効果があったという報告もある[7)-9)]。風邪で咳が気になる場合には，咳止めよりも部屋を暖かくして適度に加湿し，ハチミツや水分をとらせるほうが副作用もなく良さそうだ。咳止めの薬を保護者が希望した際に日本薬局方ハチミツを処方している小児科医師もいて、1つのアイディアだと思われる。ただし1歳未満の児には乳児ボツリヌス症の危険があるので，ハチミツを与えてはいけない。鼻がかめない小さい子どもには，鼻吸い器で優しく鼻水を吸うことを勧める。

　去痰薬については，医療用で使用されているL-カルボシステイン，ブロムヘキシンの2剤のみを配合した製剤がある。いずれも錠剤かカプセル剤で適応は8歳以上となっている（去痰CB錠，クールワン®去たんソフトカプセル，ストナ®去たんカプセル，タイムコール®去たん錠など）。

消炎鎮痛外用剤

　小学生でも，スポーツで打撲をしたときなどに痛み止めの外用剤を使用したいという場面があるだろう。

　医療用薬品の場合，ほとんどの非ステロイド性抗炎症薬（NSAIDs）は子どもへの適用がない。OTC医薬品でも同様に，フェルビナク，ジクロフェナクナトリウム，ロキソプロフェンナトリウムなどの外用剤は子どもには使えないが，インドメタシンは11歳以上で使用できる製品もある。サリチル酸メチル，サリチル酸グリコールには基本的には年齢の制限はない。しかし，いずれも「小児に使用させる場合には，保護者の指導監督のもとで」という注意書きがある。

1 主なサリチル酸系の外用剤

- 貼付剤：サロンパス®，トクホン（対象年齢：7歳以上），のびのび®サロンシップ®，ハリックス55EX冷感Aなど

- 塗布剤：サロンパス® ローション，アンメルツ®，サロメチール®，ゼノールチック®E など

2 主なインドメタシン外用剤（対象年齢：11歳以上）
- 貼付剤：サロンパス EX®，テイカパップ＜ IM ＞など
- 塗布剤：サロメチール ID1％液，バンテリンクリーム α など

📖 引用文献

1) 厚生労働省「一般用医薬品のかぜ薬（内用），鎮咳去痰薬（内用）及び鼻炎用内服薬のうち，小児の用法を有する製剤の販売に係る留意点について（周知依頼）」（平成 22 年 12 月 22 日薬食総発 1222 第 1 号／薬食安発 1222 第 1 号）
2) 日本小児神経学会・監：熱性けいれん診療ガイドライン 2023. 診断と治療社，pp86-91，2023
3) 新島新一：乳幼児への抗ヒスタミン薬使用と熱性痙攣．週刊日本医事新報 4732 号，pp105-106，2015
4) 厚生労働省：小児の急性脳症；重篤副作用疾患別対応マニュアル（医療者向け），2019（https://www.pmda.go.jp/safety/info-services/drugs/adr-info/manuals-for-hc-pro/0001.html）
5) 厚生省「サリチル酸系製剤に関する措置について」（平成 10 年 12 月 24 日医薬発第 1135 号）
6) 厚生労働省「かぜ薬等の添付文書等に記載する使用上の注意について」（平成 23 年 10 月 14 日薬食安発 1014 第 4 号／薬食審査発 1014 第 5 号）
7) Paul IM, et al: Effect of honey, dextromethorphan, and no treatment on nocturnal cough and sleep quality for coughing children and their parents. Arch Pediatr Adolesc Med, 161(12):1140-1146, 2007
8) Oduwole O, et al: Honey for acute cough in children. Cochrane Database Syst Rev, 4(4):CD007094, 2018
9) Kuituen I, et al: Honey for acute cough in children - a systematic review. Eur J Pediatr, 182(9):3949-3956, 2023

📖 参考文献

- 日本 OTC 医薬品情報研究会・編：OTC 医薬品事典 2020-2021 第 17 版．じほう，2020
- 児島悠史，他：OTC 医薬品の比較と使い分け．羊土社，2019

（小口 暁子）

第 5 章 ママ・パパがよろこぶ ホームケアのお悩み相談

3 家にある薬は飲ませていい？

子どもの具合が悪くなったら

 家にある薬について相談を受けた場合のポイント

- □ 問い合わせを受けた薬剤のことだけではなく，子どもの様子も確認する。
- □ 頓用処方の解熱薬（アセトアミノフェン単剤）以外は使用を避けたほうがよい。
- □ 薬剤の使用期限や保管状況を確認する。
- □ 兄弟姉妹の薬剤は使用不可。

 家にある薬を使ってよいか？と聞かれたら

　夜間・休日に子どもの具合が悪くなると，親は家にある薬を使って何とか症状を改善させようと思う。特に発熱の場合はとにかく解熱薬で熱を下げたいので「解熱薬を使いたい」と考える。

　一方で薬剤師は「家にある薬を使ってよいか？」という相談を受けた場合，その薬の用量や適応が適切か，といった薬のことにばかり注目しがちである。

　しかしその前に子どもの状態や経過をよく聞き取ることが大切である。保護者からの質問が限定的になされる場合，実際の患児の様子とかけ離れていることがあるので，注意が必要である。本稿では，第 3 章 1 で紹介した「＃8000」での実例を交えて解説する。

相談事例① 嘔吐している。以前処方されたドンペリドン坐薬を使って今夜は家で様子をみたいが，使用してもよいか？

詳しく話を聞くと「夕方から何度も大量に嘔吐している。15分おきくらいに吐く。水も飲めずにぐったりと元気がない」という。頭を打っていないか尋ねると「頭は打ったが泣かなかったので，たいしたことはないと思う」とのこと。頭部打撲が原因の嘔吐の可能性があり，脱水も心配なので急いで受診するよう伝えた。

相談事例② インフルエンザと診断されて，オセルタミビルを処方されたが解熱薬は処方されなかった。家にあるものを使ってもよいか？ 体温40〜41℃ある。

母親は夜間急病センターや開業医など数箇所に相談の電話をしたが，解熱薬の使用の可否だけを問い合わせたという。子どもの様子を聞くと次々と症状が出てきた。「ぼーっとしていて目があわない。話しかけても反応が薄い。普段はしないおかしな動作をする。けいれんなのかガクガクしていた。吐き気もある」など。すぐに二次救急病院に連絡をとるよう伝えた。

このように，こちらから質問しないと出てこない事実もある。
「使ってよいか？」という質問の背景にある状況を見逃さないようにしたい。

解熱薬の問い合わせへの対応

解熱薬を使用してよいかという相談を受けた場合，前述の相談事例のように他の症状がないかを確認する。発熱が主症状とわかったら，まず
　①「受診」に該当しないか，緊急性を確認
　②今，解熱薬が必要な状態かを確認
　③家にある解熱薬がその子どもの年齢，体重にあっているかを確認
　④保管状況や使用期限を確認 ── する。

②を確認した際，子どもに熱があっても，元気で水分もとれ，眠れるようなら解熱薬を使う必要はない。保護者には「熱を下げること＝治療ではない」ことを説明し，子どもがゆっくり眠れるようであれば回復することを伝える。

「#8000」では，頓用の解熱薬として処方されたアセトアミノフェン製剤のみ「家にある薬を使ってよい」と回答してよいことになっていた。

解熱薬は「発熱時頓用」として処方されている場合がほとんどで，休日・夜間の急病時には親の判断で使用できると考えられる。頓用で解熱薬が処方された場合には，保管方法と使用期限を保護者に伝える。また，頓用での解熱薬の使い方を誤解している保護者も少なくないので，服薬指導時には使用する際の目安を必ず伝える。

相談事例③ 医師の指示に体温が38.5℃以上で解熱薬を使用してよいとあった。解熱薬を使った後，また熱が上がるので，そのたび4〜4時間半おきに使い，手持ちの解熱薬がなくなってしまった。まだ熱があるがどうしたらよいか？

解熱薬は，子どもが高熱で水分がとれない，眠れないといった場合に少し体温を下げて（1℃程度）休める時間を作るために使用するので平熱にまで下げる必要はなく，熱が上がるたびに頻回に使用してはならない。間隔を5〜6時間以上はあけて，再度その時点の様子をみて判断する。

内服薬の問い合わせへの対応

兄弟姉妹がいると風邪や感染症がうつることもある。症状が似ていると，保護者から残っている薬を使ってもよいかと問い合わせてくることがよくある。

相談事例④ 兄が少し前に風邪をひいていたので，弟にうつったと思う。症状がよく似ている。兄の残りの薬を飲ませてもよいか？

解熱薬以外の内服薬は，患児の疾患や症状，重症度にあわせて医師が処方しているので，家に残っている薬剤の使用は避ける。特に抗菌薬は細菌による感染症にだけ使用するものであり，以前罹患したとき，あるいは兄弟が罹患した症状と似ているからといって，本人や兄弟の残薬を飲ませることは避ける。安

易な抗菌薬の使用は耐性菌を作ることにもつながるので，保護者にはよく説明する。また，制吐薬や下痢止めも同様に使用しないよう伝える。

外用剤の問い合わせへの対応

外用剤についての相談も少なくない。外用剤でよく受ける相談について事例とともに対応を紹介する。

1 痒み止め

相談事例⑤ 虫に刺されて痒がっているが，家にあるどの薬なら使ってもよいか？

軽い虫刺され程度であれば家にある抗ヒスタミン薬やステロイド入りOTC外用剤での対応がよい。ただし何年前に買ったのかわからないくらい古い製品の場合もあるので注意が必要である。「刺された部分を，よく洗って冷やすことも効果がある」と説明した。

ただし刺された部位以外に蕁麻疹が広がった，息苦しい，嘔吐，腹痛などの全身症状がある場合にはすぐに受診。マダニの場合は無理に虫を取らずに受診しよう。

2 水疱瘡の予防

相談事例⑥ 兄弟が水疱瘡にかかっていた。この子にも発疹が出たので，兄弟に処方されたカチリ（フェノール亜鉛化リニメント）を早めに塗って，ひどくならないようにしたい。

水疱瘡とは診断されておらず，またカチリには水疱瘡の予防効果もないので使用しないよう伝えた。

3 点眼剤

相談事例⑦ 目やにが出て本人に処方された目薬が効かない。以前姉が同様の症状になったときに出た目薬は効いたので，それを使いたいがよいか？

開封した点眼剤の使用期限は1カ月以内であり，家族との共有は衛生的な観点からも避けるべきなので家に残っている点眼剤は使用しない。また，症状が似ていても同じ疾患とは限らないので勝手な判断での使用は避ける。

（小口 暁子）

家庭での薬の保管と管理

薬の管理

 薬の管理のポイント

- □ 調剤後の薬の管理は大事な患者フォローである。
- □ 保管場所は湿気，直射日光，高温を避ける。
- □ 坐薬の保管場所は基剤に合わせる。
- □ 薬は薬袋のまま管理する。

 子どもの薬の保管法と薬剤師の役割

「医薬品，医療機器等の品質，有効性及び安全性の確保等に関する法律」（医薬品医療機器等法）[1] の改正（2020年9月1日施行）により薬剤師には，薬を説明して渡すだけでなく，その先のフォローが求められている。効果や副作用のチェックはもちろんだが，交付した薬が，十分に効果発現できる状態で保管できているか，衛生面に問題はないか，小さい子どもに危険な状況ではないかなど，保管方法についての注意喚起も私たち薬剤師の責任といえる。

 薬剤を保管する場所

● 湿気や直射日光，高温を避けて涼しい場所に保管する

小児用細粒やドライシロップ剤は子どもが飲みやすいように甘味料が含まれ

ていることが多いために，特に高温や湿気を嫌う．粉薬がサラサラしなくなったら湿気を含んだ証拠であり，水分が入ると雑菌繁殖の原因となる．

また，夏場の車中は50℃以上の高温になるので，車内に放置しないよう保護者に注意する必要がある．この他，保護者から，飲み忘れを防ぐために台所や洗面所の近くに保管するという話をよく耳にするが湿気対策を十分にできないのであれば不適である．実際，洗面所にドライパウダー定量吸入器（DPI）を保管し湿気のために吸入できなくなった事例も経験している．

冷所保管の指示がある場合は冷蔵庫に保管

子どもによく処方される剤形のうち，シロップ剤や液剤，坐剤，未開封のインスリンなどは冷蔵庫での保管指示がある場合が多い．

1 坐剤の保管場所は基剤による

すべての坐剤で冷所保管の指示があるわけではない．油脂性基剤のアセトアミノフェン坐剤では，基剤のハードファットの融点が体温より低く直腸内で溶けて体に吸収させることで作用するため，冷蔵庫での保管となる．一方，水溶性基剤のドンペリドン坐剤では，基剤のマクロゴールが直腸内の水分を吸収して溶解し粘膜表面から吸収されて作用するため，融点は体温では溶けない50～60℃で，室温保管できる．

2 シロップ剤の保管場所

溶性ピロリン酸第二鉄シロップ（インクレミン®シロップ5％）では，0℃を下回る場合，添加剤のD-ソルビトールの結晶が析出することがあるので注意が必要である[2]．また，光により変色することがあるので[2]，保護者には，冷蔵庫ではなく，冷暗所に保管するよう伝える．

子どもの手の届かない場所に保管

子どもの手が届く範囲〔手の届く範囲（長さ）＋台の高さ〕は，1歳児では約90cm，2歳児では約110cm，3歳児では約120cmであり，これを目安にして，より遠い（より高い）場所に保管する[3]．足場の安定性の悪い台が揺れて医薬品が落ち誤飲する場合があることも考慮する．

🔵 薬剤以外のものと区別して保管

　食品や，殺虫剤，防虫剤などと一緒に保管しておくと間違って飲んでしまう危険がある。それを避けるために，薬は単独で保管する。兄弟の薬は一緒に保管せず個人ごとに保管できる空き缶や，プラスチックケースや引き出しを用意する。冷蔵庫にシロップ剤を保管する場合にもジュースなどとは区別して保管することが重要である。

薬剤の管理方法

🔵 シロップ剤の使用と管理方法

　子どもによく処方されるシロップ剤は，服用のため蓋を開け閉めするたびに雑菌が混入しやすく，さらに薬剤の糖分や水分によって増殖しやすくなるので，注意が必要である。

　シロップ剤は必ず，①処方日数内で飲みきる，②計量カップで薬を計量しそのカップから子どもに直接口をつけて飲ませる場合は，そのカップを毎回洗浄し乾燥させる，③多く計りすぎても薬剤を薬瓶に戻さない──ことを保護者に伝え衛生的に管理するよう指導が必要である。

🔵 常備薬や頓服薬と子どもの成長

　処方薬は，その時の症状にあわせて処方されているので，飲みきること，余った分はすべて破棄するのが原則である。ただし，常備薬や頓服薬のように，長期間保管する場合もある。薬局で小児用に分包した薬剤や数種類の薬剤を混合調剤した場合の保管の目安は3～6カ月程度と考えるが，子どもの薬は体重や年齢により用量が異なるので，特に数カ月の間に成長の著しい乳幼児の場合は，保護者に薬の用量と成長の関係を説明し，保管しておいた薬を飲んでよいか迷ったら，薬剤師に相談するよう伝える。

薬は交付時の薬袋に保管し他のものに移し替えない

　日付があると使用期限も含め管理の目安になるため，薬袋のまま保管するよう保護者には伝える。解熱薬など，頓用として保管することの多い薬剤は，特に薬袋のまま保管しておくことが重要である。頓用薬は保護者の判断で使用できる反面，保護者が使用のタイミングを迷ったり，使用量が適切かどうか，使用期限を過ぎていないかと不安に思うこともあり，問い合わせが多い。保護者には，自宅に保管している頓用薬の調剤日がわかるように薬袋のまま保管しておくことで，後の問い合わせにも明確に回答できることを伝える。また，細粒などの頓用薬の場合は，薬袋に1回量の記載がない場合もあり，現在の体重と保管している頓用薬の用量が適切かどうかという判断にはお薬手帳で用量を確認できることが重要であり，お薬手帳の有用性を普段から伝えていく必要がある。

引用文献

1) 厚生労働省「医薬品，医療機器などの品質，有効性および安全性の確保などに関する法律等の一部を改正する法律（令和五年法律第63号）」（2024年4月1日施行）(https://laws.e-gov.go.jp/law/335AC0000000145)
2) アルフレッサファーマ株式会社：インクレミンシロップ5％，添付文書（2023年7月改訂，第1版）
3) 政府広報オンライン：えっ？　そんな小さなもので？　子どもの窒息事故を防ぐ！　2022

（大黒　幸恵）

第5章　ママ・パパがよろこぶ ホームケアのお悩み相談

薬の管理

誤飲させないための管理

 誤飲させないための薬の管理のポイント

☐ 子どもは大人が思うよりできることが多い。
☐ 子どもの誤飲の原因の多くがたばこと医薬品・医薬部外品である。
☐ 誤飲事故事例の情報を保護者と共有し協力して予防策を立てる。

 子どもの誤飲の多くは医薬品・医薬部外品による

　子どもは成長による運動機能の発達とともに、いろいろなことができるようになる。その一方でさまざまな事故に遭う恐れがある[1]。そのなかでも、誤飲は小児救急外来で最も多くみられる事例で、その原因の多くが、たばこと医薬品・医薬部外品によるものである。

　2018年度の厚生労働省のモニター報告[2]によると調査報告件数ではたばこが20.8%、医薬品などが17.4%を占めている[2]（図）。

　子どもによる医薬品の誤飲については、①医薬品の置き忘れや一時保管していた場所から子どもが医薬品を手に取って誤飲する事故、②手が届かない、目に触れないはずの保管場所から子どもが取り出し誤飲する事故——が確認されている[3]。特に医薬品の誤飲により危険な薬理症状の発現、処置事例、入院事例が多く報告されていることは薬剤師にとって悲しい事実であり、普段から細心の注意が必要である。

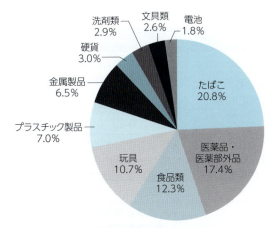

図　2018年度家庭用品などによる小児の誤飲事故のべ報告件数
（厚生労働省医薬・生活衛生局医薬品審査管理課化学物質安全対策室：
2018年度家庭用品等に係る健康被害病院モニター報告．2020より）

 医薬品誤飲で注意すべきこと

　医薬品の誤飲で最も注意すべきことは，子どもの成長である．生後6カ月頃になると，手を出す，つかむ，つかんだら口へ持っていくといった行動ができるようになる．これは，子どもの正常な発達であるが，何でも口に入れるので，結果，誤飲を起こすこととなる．
　1歳半頃までは何でも口に入れてしまうことによる誤飲を起こし，それ以後になると兄弟姉妹や家族が薬を飲むのを模倣したり，興味や意思をもって薬を飲んだりすることによる誤飲を起こすようになる．そのため，医薬品誤飲事故には月齢や年齢による特徴がみられる[2),3)]（表1）．

 小児用医薬品の誤飲

　日本小児科学会は2019年7月にInjury Alert（傷害速報）[4)]で，1歳8カ月

表1 月齢・年齢と事故の特徴

月齢・年齢	行動の特徴	事故の特徴
6カ月から1歳半頃まで	身近にあるものを手に取り何でも口に運ぶ	・口に入れることが想定されていない医薬品（塗り薬など）でも誤飲する ・通常の取り出し方でない方法で誤飲（PTP包装ごと口に入れる，袋をかんで破る，など）
1歳半頃から2歳まで	周囲への興味・関心が高まり人の模倣をする	・足場を使って高い場所にある医薬品を取り出し誤飲 ・包装容器を通常の取り出し方で開けて誤飲
2歳頃から	興味をもって好んで手に取る	・お菓子と間違えて誤飲（ドロップ，ゼリーなどの医薬品） ・子どもが飲みやすいよう甘く味つけされたシロップ剤などを多量に誤飲 ・足場になるものを自ら持ってくるなどして高い場所にある医薬品を取り出し誤飲

〔消費者庁：子どもによる医薬品の誤飲事故に注意！．News Release（平成26年12月19日），2014より〕

の男児が持続性選択 H_1 受容体拮抗・アレルギー性疾患治療薬であるレボセチリジン塩酸塩を誤飲し，急性薬物中毒による意識障害を認めた事例を報告している[4]。患児にレボセチリジンシロップの1回投与量2.5mLを家族が飲ませたあと，家族が目を離した隙に患児本人が瓶の中に残っていたレボセチリジンシロップ20mLを飲んでしまい，ふらつきなどが見られたため，救急搬送された事例である[4]。

シロップ剤など，幼児が飲みやすい味に作られている医薬品は，幼児が美味しいものと認識し，冷蔵庫に入れておいても自ら取り出して飲んでしまう事例もみられる。また最近では，甘味のついた口腔内崩壊錠を大量に誤飲した事例も報告されている。さらに，水遊び中に剥がれた長時間作用型気管支拡張薬のツロブテロール貼付剤を幼児が誤飲した事例の報告もある。前述のように子ども自身による誤飲だけでなく，家族による誤投与での事故（表2）も多いため注意が必要である。

表2 投与間違えによる子どもの医薬品誤飲事故の特徴

事故発生場所	大部分が自宅
事故発生時刻	食事の前後：8時，12時，18時
医薬品の種類	・内服が多い ・小児用が大人用の5倍多い
事故の種類	・薬の取り違え(兄弟・大人) ・飲ませ間違い(用法間違いや大人が複数関わることでの重複投与) ・使用時のアクシデント

〔消費者庁消費者安全調査委員会：消費者安全法第31条第3項に基づく経過報告「子どもによる医薬品誤飲事故」（平成26年12月19日），2004を参考に作成〕

子どもで危険なのは家族が服用している医薬品の誤飲

　子どもによる大人用の医薬品の誤飲も多く発生している。子どもの行動の特徴を踏まえ，特に，子どもが誤飲すると入院措置などが必要となる重い中毒症状を呈するリスクが高い医薬品（向精神薬，気管支拡張薬，血圧降下薬，血糖降下薬など）の家庭における保管については，十分注意する必要がある[3]。また祖父母が孫を自宅で預かって世話をしているときに，間違って自身の散剤を与えた事例もある。成人の1回量が，子どもにとっては過量投与になることを忘れてはならない。

誤飲防止の予防策

誤飲事故の情報を共有し予防策を立てる

　「子どもから目を離さないように」と親の不注意や親を責めるだけでは，20年前も，今も，そして20年後も何も変わらず，誤飲事故は防げない。周囲の大人が，子どもの身の周りの環境に注意を払い，誤飲事故事例の情報を共有し，

皆で協力して予防・解決策を立てていかなければならない[5]。

消費者庁が実施した保護者アンケートから，保護者が誤飲事故について十分に認知していないことも事故発生の背景要因であることがわかっている[3]。

「うちの子は大丈夫」と思っている保護者にも，「子どもは大人のまねをし，何でも興味があれば口にするもの，日々成長し，昨日できなかったことが，今日はできるようになる。昨日まで手の届かなかったところに，今日は手が届くかもしれない。昨日開けられなかった蓋や扉が，今日は開けられるかもしれない。そういう認識をもって部屋の中を見まわしてほしい」[6]と具体的に保護者に注意すべきポイント（表3）[7]を伝える必要がある。

誤飲防止にチャイルドレジスタンス包装を用いる方法

保護者への注意と並行して進めていく必要があるのは，子どもが医薬品を手に取ったとしても開封しにくい包装容器〔チャイルドレジスタンス（child resistant）包装容器：CR包装容器〕の導入である[7,8]。水剤瓶のキャップ，錠剤やカプセルのPTPシートにも現在はCR包装の導入が進んでいる。CR包装は子どもだけでなく，お年寄りも開けられないという問題がある。そのため，最近はCR包装にプラスしてお年寄りには開封しにくくならないように配慮したCRSF包装（child resistant senior friendly packaging）が用いられている[7]。

こまもり袋®を活用する

CR機能を備えた子どもを誤飲から守る袋，「こまもり袋®」[9]を活用する方法

表3 医薬品誤飲防止チェックのポイント

- 薬は子どもの見ていないところで飲む。
- 子どもから見えない手の届かない場所にチャック袋，密閉容器などに入れて保管。
- 薬箱は開けたらすぐに閉める。
- 薬の蓋はしっかり閉める。
- 薬の保管場所近くの踏み台になるようなものは片づける。
- 薬は甘い味であってもジュースやお菓子でないことを子どもに理解させる。
- 薬をお菓子の箱に保管しない。
- おじいちゃん，おばあちゃんの薬にも注意する。

〔石川洋一：チャイルドヘルス，22(8)：614-617，2019より〕

がある。正しい手順に従わないと開封が難しく，①引っ張るだけでは開封できないチャックタイプ，②チャック部のタブをつまんで開けるタブタイプ――がある。すべての医薬品にCR包装を期待するのは難しいため，子ども・大人の薬ともにCR機能の備えた薬箱や袋に保管するのは非常に良い方法である。

　今後も，子どもを取り巻く大人たちが子どもの安心安全・健康を守るために多くの知識と技術を活かしていくことを願う。

引用文献

1) 消費者庁：子どもを事故から守る！！事故防止ハンドブック（田中哲郎・監）．2021 (https://www.caa.go.jp/policies/policy/consumer_safety/child/project_002/assets/Protecting_children_handbook_210121_01.pdf)
2) 厚生労働省医薬・生活衛生局医薬品審査管理課化学物質安全対策室：2018年度家庭用品等に係る健康被害病院モニター報告．2020 (https://www.mhlw.go.jp/stf/houdou/0000193024_00003.html)
3) 消費者庁消費者安全調査委員会：消費者安全法第31条第3項に基づく経過報告「子どもによる医薬品誤飲事故」（平成26年12月19日）．2014 (https://www.caa.go.jp/policies/council/csic/report/report_007/pdf/7_houkoku_honbun.pdf)
4) 日本小児科学会ホームページ：No.67 医薬品の誤飲による中毒の類似事例3．Injury Alert（傷害速報），2019 (https://www.jpeds.or.jp/uploads/files/injuryalert/0067_example3.pdf)
5) 山中龍宏：子どもの事故予防へのアプローチ（サマリー）；第4回学術集会シンポジウム2「赤ちゃんの危険回避：工学と赤ちゃん学の接点」．日本赤ちゃん学会，2004 (https://www2.jsbs.gr.jp/SCIENCE/04_3.HTM#3)
6) 小児薬物療法研究会・編：こどもと薬のＱ＆Ａ続（石川洋一・監），じほう，2018
7) 石川洋一：子どもの医薬品誤飲防止は何に気をつけるの？．チャイルドヘルス，22(8):614-617, 2019
8) 消費者庁消費者安全調査委員会：消費者安全法第23条1項の規定に基づく事故等原因調査報告書「子どもによる医薬品誤飲事故」（平成27年12月18日），2015 (https://www.caa.go.jp/policies/council/csic/report/report_007/)
9) 株式会社タキガワ・コーポレーション・ジャパン：こまもり袋 (https://www.takigawa-corp.com/products/child-resistant/)

（大黒　幸恵）

第5章　ママ・パパがよろこぶ ホームケアのお悩み相談

薬の管理

6 飲み忘れないための管理

 飲み忘れないための薬の管理のポイント

- □ 服薬を日常のルーティンに組み込み，薬剤はルーティンに沿った場所に保管するとよい。
- □ 子どもが服薬を忘れない工夫を子どもと一緒に考える。
- □ 学校で緊急時に備えた医薬品を預かる場合，学校は，保護者，本人，主治医，学校医，学校薬剤師，教育委員会と十分な協議を行い，また管理について教職員全員の共通理解が重要である。
- □ 緊急時のエピペン®の教職員による使用は医行為にはあたらないとされる。

 家で飲み忘れないための管理方法

　朝起きてご飯を食べ一日を過ごし眠るまで，人は何気なく過ごしているように思うが，ある程度ルーティンで行っていることが多い。そのため，患児や家族の生活習慣を取り入れた管理方法を提案するとよい。

1 毎食後服用する薬

　食後に飲む薬は食卓の近くに保管し，「ごちそうさま」をして大人が食後のお茶やコーヒーを飲むタイミングで，子どもにはお皿に薬をのせ，カップに入った水とともに用意する。兄弟姉妹で薬を間違わないように個々の食器はお気に入りの色やキャラクターのものを選ぶとよい。

　兄や姉が毎日服薬しているのを弟妹の乳幼児は羨望のまなざしで見ているか

もしれない。誤飲に繋がらないよう注意しつつ，乳幼児用にも兄や姉の"まねごと"ができるような方法を一緒に考えてあげるとよいだろう。

2 入浴後の塗り薬

入浴後に塗り薬を使用するのであれば，タオルやパジャマの近くに保管するとよい。ただし，薬剤は必ず湿気を避けて保管するよう伝える（第3章4）。

学校での管理方法

学校での児童・生徒の薬剤の保管・管理については，法律上の規制はなく原則として，児童・生徒本人による保管・管理となる。

● 児童・生徒が自分で管理して服薬する場合

在校中に児童・生徒が自分で薬剤を管理する場合は，患児と保護者，薬剤師が相談して，飲み忘れないための保管・管理方法や服薬タイミングを探るのがよいだろう。患児が学校で服薬が難しいと考える理由に，学校生活のなかでタイミングをうまく見つけられないことや，友人に服薬をしているのを見られるのが恥ずかしいなどということもあるので，患児が学校での服薬に難色を示す場合は理由も尋ねて，最良の方法を探る。

在校中の服薬が難しい場合は，服薬時間を帰宅後にずらす，または1日3回から2回に用法を変更するなど，主治医とも相談し，柔軟に対応していく必要がある。

● 管理が難しい場合

児童・生徒での管理が難しい場合，例えば① 緊急時でやむを得ない措置として投与する医療用医薬品，② 坐剤や水剤のように冷所保管などの保管条件がある医療用医薬品，③ 児童・生徒本人による管理が困難 —— である場合は，保護者などの申し出により学校で預かることも考えられる。もし，学校が預かることになった場合は，児童・生徒，保護者，主治医，学校医，学校歯科医，学校薬剤師，教育委員会などが話し合い，共通理解と，担任や副担任など教職

緊急時に備えた処方薬

アレルギー疾患のある児童・生徒は多く，特に食物アレルギーのある児童・生徒では，あらかじめアレルゲンを誤食した場合のために，緊急時に備えて抗アレルギー薬を処方され，携帯している場合がある。

◼1 内服薬（抗ヒスタミン薬，ステロイド内服薬）

誤食時に備えて処方されることが多い薬剤だが，内服してから効果が現れるまでに30分以上かかるため，アナフィラキシーなどの緊急を要する重篤な症状に対して効果を期待することはできない。軽い皮膚症状などに対して使用すると考えられる。

◼2 アドレナリン自己注射薬（エピペン®）

エピペン®は，アナフィラキシーを起こす危険性が高い児童・生徒に対して事前に医師が処方し，緊急時用に携帯しておく自己注射薬である。エピペン®は医療機関以外での一時的な緊急補助治療薬なので，万一，エピペン®が必要な状態となり使用した後は速やかに医療機関を受診しなければならない。

①緊急時のエピペン®の使用

エピペン®は本人もしくは保護者が注射する目的で作られたもので，注射の方法や投与のタイミングは医師から処方される際に十分な指導を受けている。アナフィラキシーの進行は一般的に急速であり，食物アレルギーによるアナフィラキシーの場合，発現から心停止発現まで30分といわれている。そのため，エピペン®が手元にありながら症状によっては児童・生徒が自己注射できない場合も考えられ，アナフィラキシーの現場にいあわせた教職員が，児童・生徒に代わってエピペン®を注射することもある。エピペン®の注射は法的には「医行為」にあたるが，この場合は，緊急時のやむをえない措置として行われるものであり，医師法違反にはならないと考えられる[2]。保護者には，学校側に児童・生徒がエピペン®を携帯することを伝える際，緊急時の対応についてもしっかり協議しておくよう伝える。

エピペン®の処方を受けている児童・生徒がいる場合，エピペン®に関する基礎知識と個々の児童・生徒についての情報を教職員全員が共有しておく必要

があることが『学校のアレルギー疾患取り組みガイドライン 令和元年改訂』[2] (以下，GL) に記載されている。これは，予期せぬ場面で起きたアナフィラキシーに対して，担任だけでなく，その場にいあわせたいずれの教職員でも適切に対応できるようにするため[2]である。また現在，学校はエピペン®を携帯する児童・生徒がいる場合は教育委員会へ連絡し，緊急時の救急搬送に速やかに適切な対応ができるよう，消防機関にも通達して連携を図っている。保護者が不安を覚えている場合には，薬剤師も①教育委員会ごとの毎年の教職員対象の研修会の実施，②救急搬送に関わる消防機関との連携，③学校区，地区での対応協議――などがなされ連携して児童・生徒を守る体制ができていることを確認し，保護者に伝えるとよい。

②エピペン®の管理の重要なポイント

　エピペン®を学校で管理する場合，学校側（学校，教育委員会，学校医，学校薬剤師など）に，①学校が対応可能な事柄，②学校における管理体制，③保護者が行うべき事柄（有効期限，破損の有無などの確認）――など[2]を確認し，十分な協議を行うよう，保護者に伝える。また，学校でのエピペン®の保管のポイントを表に示す。

表　学校でのエピペン®の保管・管理方法

- 保健室や職員室など教職員が確実に管理できる場所に保管し，他の児童生徒の目に触れないようにする。
- 緊急時に対応が可能となる保管方法であること。鍵をかけて保管している場合には教職員に鍵の場所を周知しておく。
- 光で分解しやすいため，携帯用ケースに収められた状態で保管し，使用するまで取り出すべきではない。携帯用ケースおよび本剤を落とさないように注意すること。落としてしまった場合，破損や漏れがないか確認すること。15〜30℃で保存することが望ましく，冷所または日光のあたる高温下などに放置しないこと。
- 学校休校日（冷暖房稼働なし）の校内室温が，冬期に0℃以下，夏期に30℃以上になる場合の保管方法について
  冬期（0℃以下）
  　①保温バッグor断熱バッグに入れる。
  　②保温シートや，断熱シートで包む。
  　③タオルで包む。
  　④携帯カイロや，暖かいペットボトルと一緒に保管する。ただし，直接触れ合わないように注意。
  夏期（30℃以上）
  　①保冷バッグに入れる。
  　②冷蔵庫で冷やした保冷剤（冷凍庫で凍らせた保冷剤は冷やし過ぎるおそれがある）をタオルなどで包み，エピペン®と一緒にバッグを入れる。
  　③保冷剤がない場合は，冷たい飲料水のペットボトルなどとエピペン®を一緒にバッグに入れる。

〔ヴィアトリス製薬株式会社：エピペンガイドブック．2023/ヴィアトリス製薬株式会社：エピペン，添付文書（2023年9月改訂，第3版）より作成〕

引用文献

1) 令和4年度学校における薬品管理マニュアル改訂委員会：学校における薬品管理マニュアル　令和4年度改訂．日本学校保健会，2023
2) 日本学校保健会：学校のアレルギー疾患に対する取り組みガイドライン　令和元年改訂（文部科学省初等中等教育局健康教育食育課・監）．日本学校保健会，2019

〈大黒　幸恵〉

あらかじめ知っておきたいこと

7 予防接種

予防接種のポイント

- □ ワクチンギャップはほぼ解消された。
- □ 接種間隔の規定も改正され，予防接種体制もようやく諸外国と肩を並べるまでになり，対象疾患患者も激減。
- □ 予防接種は，適切な時期に開始しできるだけ早く免疫をつけることが肝要。
- □ ワクチンデビューは生後2カ月！ 接種方法は同時接種が最適！ その後も最適スケジュールに沿って接種を進める。

予防接種を取り巻く環境

接種が定期化されたワクチンと取り残されたワクチン

　予防接種を取り巻く環境はこの10年で激変し，ヒブ（ヘモフィルス・インフルエンザ菌b型，Hib）ワクチン，小児用肺炎球菌ワクチン，水痘（水疱瘡）ワクチン，B型肝炎ワクチン，HPV（ヒトパピローマウイルス）ワクチンの接種が次々と定期化された。そして2020年10月には，ロタウイルスワクチン接種も定期化され，ワクチンギャップと揶揄されていた状態はほぼ解消されたといえる。その結果，定期接種対象の疾患の罹患数は激減している。

　麻疹も若年成人までのワクチン高接種率が達成され，ついに排除国への仲間入りができた。

　それでも先天性風疹症候群の発生リスクを解消するための成人の第五期定期

接種，積極的勧奨が止められていたHPVワクチン接種率の低迷や，一つだけ任意接種に取り残されたおたふくかぜワクチン，百日咳やポリオ対策のための定期予防接種対象者の見直しなどが課題として残っている。本稿を読んで現状と問題を知ってほしい。

予防接種の啓発活動 ― NPO法人VPDを知って、子どもを守ろうの会

私はすべての子どもをVPD（＝ワクチンで防げる病気）から守ることを願って「NPO法人VPDを知って、子どもを守ろうの会」（以下，VPDの会，https://www.know-vpd.jp）の立ち上げから運営に関わっている。

VPDの会は，保護者や医療関係者らにVPDについての情報提供・啓発活動を行っている。正しい予防接種情報を知ってもらってVPDから子どもを守りたいと願っている。会のホームページ（HP）には最新情報を載せており，その完成度も高いと自負している。本稿にもその内容に沿った解説をする。読者も，本稿の内容にHPの情報も加えて，予防接種についての知識の更新をしてほしい。薬局を利用する顧客へも予防接種の最新情報の提供をお願いする。

▶VPDの会

予防接種の大切さ（集団免疫）

私たちの身の周りには，さまざまな感染症がある。これらを防ぐために最も有効な手段が"ワクチン接種"（＝予防接種）である。ワクチンは感染症にかからないために必要に迫られて開発されたものである。感染前に予防接種をして免疫を作ってしまおうという作戦だ。2020年からのCOVID-19の流行を抑えるために，ワクチンの完成が待たれたのも同じ理由のはずである。

予防接種は個人を守るだけでなく，予防接種を受けられない弱者を守ることもできる。接種率を上げることで集団免疫（防衛）ができることをまず知っておいてほしい。

低い接種率では，接種済みの個人は守られても，社会全体の罹患数はまだ多

い．その状態だと，事情があってワクチン接種ができない弱者は安心できない．集団の接種率が上がると，疾患そのものの流行も抑制されるため，間接的な保護効果により，未接種者も守られ，安心できる．

わが国で排除が達成されている麻疹を例に挙げると，麻疹は空気感染する感染力の高い疾患なので，92～95％と高いワクチン接種率が達成されてやっと，排除国の仲間入りができた．高い接種率が維持されると集団内での発生がなくなり，麻疹の蔓延はなくなる．逆に接種率が下がると集団免疫効果も消えるので気が許せない．現にコロナ禍を切っ掛けにして麻疹ワクチン接種率の下がった国では，麻疹アウトブレイクが起きている．

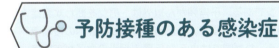
予防接種のある感染症

「ワクチンで防げる病気」をVPDと呼ぶ．VPDとは，Vaccine Preventable Diseasesの略．ワクチンのある病気はたくさんありそうだが，実はそれほど多くない．

以下，わが国で使える代表的なワクチンを紹介する．

1 乳児期にワクチン接種できる感染症

- ロタウイルス，B型肝炎，ヒブ感染症，肺炎球菌感染症の一部，百日咳，ジフテリア，破傷風，ポリオ，結核，日本脳炎（標準的には3歳から，生後6カ月からでも可）．

これらに対するワクチンは定期接種対象である．

注：2024年度より，ヒブ，百日咳，ジフテリア，破傷風，ポリオが一体となった五種混合ワクチンも導入された．肺炎球菌ワクチンも15価型が導入されたが，10月には新たに承認された20価型を定期接種にすると発表された（2024年8月現在の情報）．

2 1歳になったら接種できる感染症

- 麻疹，風疹，水痘，おたふくかぜ

おたふくかぜ以外のワクチンは定期接種対象である．

第5章 ママ・パパがよろこぶ ホームケアのお悩み相談

3 学童期以降に接種できる感染症
- HPV（ヒトパピローマウイルス）感染症

4 その他，任意接種できるワクチンがある感染症
- インフルエンザ（高齢者は定期対象），A型肝炎，髄膜炎菌感染症，狂犬病，黄熱など

HPV（ヒトパピローマウイルス）ワクチン

　HPVワクチン，日本では通称"子宮頸がんワクチン"といわれているが，肛門がん，尖圭コンジローマ，（海外では中咽頭がんも）などHPV関連の疾患も予防できるワクチンである。子宮頸がん以外は，男女を問わず発症する。日本でも男性への接種も認可ずみ。一部自治体では男性への接種費用の助成も開始されている。わが国では小6から高1相当の女子が定期接種対象。一時重症副反応出現の疑いが否定できないと，積極的勧奨が止まっていたが，現在は通常接種に戻った。接種機会を逃した対象者には，2024年度までの3年間に限り，「キャッチアップ接種」の機会が設けられているが，接種率は低迷している。

　2020年秋には厚労省は現在も定期接種であることを告知するよう自治体に通知し，徐々に接種者が増え始めたが，定期接種対象者も含めた接種率が伸び悩んでいる。

　2024年春に厚労省が行ったアンケート調査でキャッチアップ対象者の約半数が，自分が対象者だということを知らないという結果が出ており，周知が行き届いていない。

　わが国の接種者が激減していた間も接種を続けていた諸外国ではすでに子宮頸がんの発症が激減している。接種率が低いままでは，日本は取り残された国になる懸念が残る。

　接種が滞っている間に，①大規模スタディで，ワクチンによると疑われた副反応症状の発現頻度は，接種者と未接種者間で有意差がないことが証明ずみ（名古屋市），②諸外国ではワクチンが子宮頸がんを予防できると証明ずみ。③男児の接種も定期化になった国も出始めている。──という現状がある。われわれ医療従事者はこれらの最新情報を子どもや保護者と共有し，ワクチン接種率を上げて，子どもの将来を守らないといけないと思う。

それぞれのワクチンごとに接種できる年齢，接種量，接種回数，単独ワクチンか混合ワクチンかなどの規定があるので注意を要する．

予防接種のスケジュール

予防接種の開始時期と接種方法

1 予防接種の開始時期
予防接種は，0歳で10種類以上のワクチンを接種する必要がある．これらを効率的に進めていくためには，生後2カ月になったら早急に複数ワクチンの同時接種でスタートするのが肝要である．特に初回接種は，同時接種で対応すべきだと考える．

2 接種回数，接種間隔
各ワクチンによって接種回数が異なる．規定回数の接種をこなさないと免疫が不十分な状態となる可能性がある．

接種間隔も規定があるが，2020年10月から不活化ワクチンと経口（飲むタイプ）生ワクチンの接種間隔には制限がなくなった．ただし，注射の生ワクチンを連続して接種するときには，接種間隔の既定の確認が必要だ．

ベストなタイミングと接種方法

予防接種のスケジュールはVPDの会作成のスケジュール（図1, 2）を参考にすると，接種すべきワクチンの種類（対象感染症，接種方法）と回数などがチェックでき，便利である．

図1は，ワクチンデビュー（生後2カ月）から1歳過ぎまでの間に，効率的に予防接種を進めるための工夫をこらしたスケジュール表である．1歳になったときの生ワクチンと不活化の追加接種も大事である．図2は，0歳からHPVワクチンまでの推奨スケジュールである．適切な時期に適切な接種方法の選択が大事になるので，本図を参考に予定を組むとよい．

これらの予防接種スケジュールは，希望する自治体に提供して接種勧奨に利

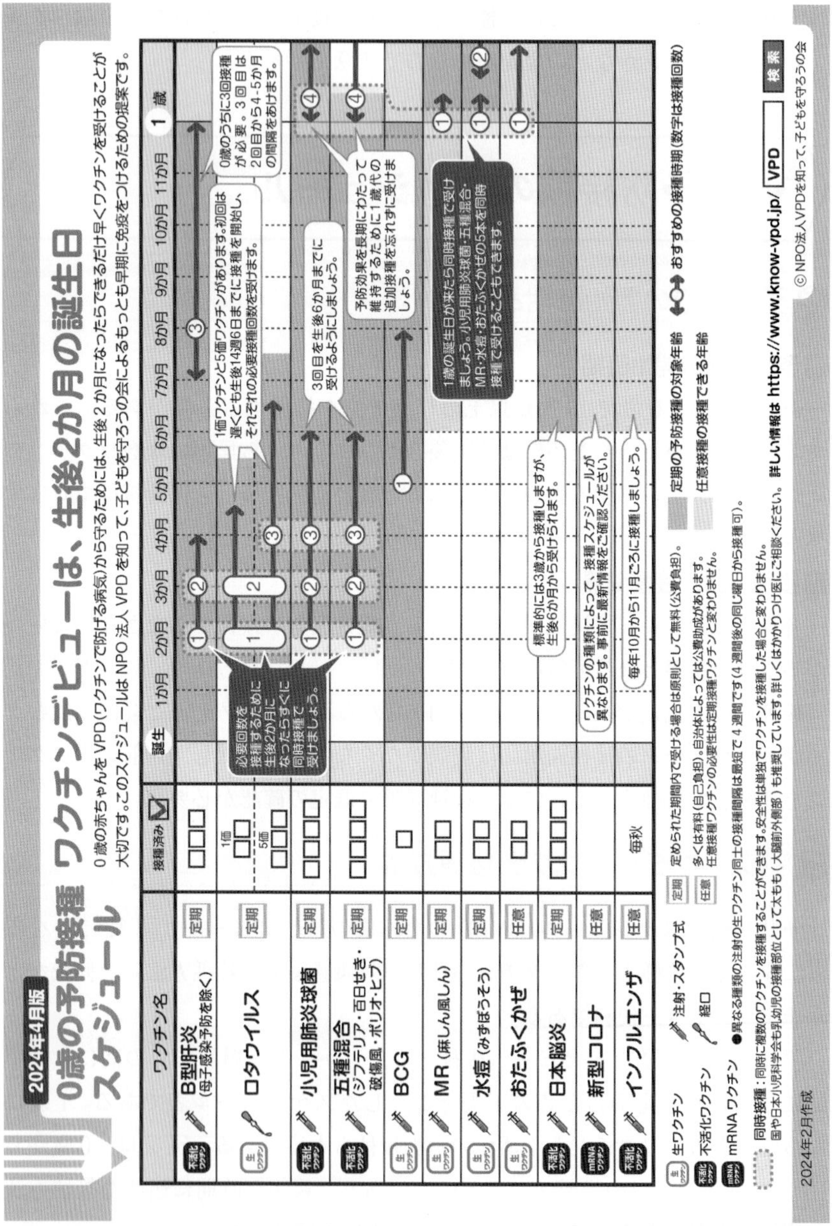

第5章 ママ・パパがよろこぶ ホームケアのお悩み相談

図1　0歳の予防接種スケジュール
〔NPO法人VPDを知って，子どもを守ろうの会：2024年4月版　0歳の予防接種スケジュール（https://www.know-vpd.jp/dl/schedule_age0.pdf）より〕

図2 予防接種スケジュール
〔NPO法人VPDを知って，子どもを守ろうの会：2024年4月版　予防接種スケジュール
（https://www.know-vpd.jp/dl/schedule_age7.pdf）より〕

用してもらっている。なお，VPDの会のHPでは予防接種スケジュールをカラーで掲載しており，見やすい。この他，それぞれのワクチンについての説明（疾患の説明，必要性，最適な接種時期など）や，最新情報を掲載している。患児の保護者から疑問や質問を受けた場合などには，問題解決にVPDの会のHP

▶0歳の予防接種スケジュール（図1）

▶予防接種スケジュール（図2）

の利用を勧めるとよい。

予防接種の形態

1 定期接種と任意接種

乳児期から1歳で接種するワクチンのなかで，おたふくかぜだけが任意接種で，他はすべて定期接種で接種できるようになった。ただし，定期接種は対象となる接種年齢や時期が決められているので，それ以外での接種は任意接種となる。

現在，定期以外でもお勧めなのは，就学前と二種混合（ジフテリア，破傷風）の代わりに三種混合〔DPT：ジフテリア（D），百日咳（P），破傷風（T）〕を受けることである。百日咳はワクチン接種後5年経つと多くの者が感染防御レベル以下に免疫が下がることが判明しているためである。不活化ポリオは5回目接種が認可されているが，任意接種のままとなっている。この他，感染リスクが高い海外に長期滞在する場合には，狂犬病，A型肝炎，髄膜炎菌感染症などの予防接種が推奨される。

2 個別接種と集団接種

ほとんどは個別接種だが，一部自治体では集団接種をしている。特にBCGがその対応となっていることが多いので，注意が必要だ。

あらかじめ知っておきたいこと

アレルギーがある子どもの予防接種

アレルギーがあるからすべてのワクチン接種がダメとはならないが，慎重な対応は必要である。

接種不可となる場合

接種した接種液の成分によって，アナフィラキシーを呈したことがあることが明らかな者は接種不適当者となる。繰り返し接種をすると，再びアナフィラキシーを起こすリスクが高いのでそれ以降の同じワクチンの接種はできない。接種液成分の，安定剤のゼラチン，防腐剤のチメロサール，鶏卵成分，抗菌薬（エリスロマイシン，カナマイシン）などの成分の影響であるので，これらの成分でアナフィラキシーを起こした既往歴のある者は，これを含有するワクチンの接種は行わないと決められている[1),2)]。

接種要注意者

アトピー性皮膚炎，気管支喘息，アレルギー性鼻炎，じんましんなどの既往，あるいはアレルギー体質があるだけの場合は，通常接種が可能だが，強いアレルギー症状を有する者は，ワクチンに含まれる成分によるアレルギー反応を起こすことがあり得るので，接種時には各自の疾患が良好にコントロールされていることが重要。予診を十分に行い，接種する医師が可否を判断する。

1 鶏卵アレルギー

インフルエンザと黄熱のワクチンは鶏卵を使って製造されているので，添付文書には，本剤の成分または鶏卵，鶏肉，その他鶏由来のものに対してアレルギーを呈するおそれのある者は，接種要注意者と記載があるが，ワクチンの卵白蛋白含有量は WHO の基準よりはるかに少ないので，卵加工食品の摂取で無症状であれば，通常接種は可能。かつて麻疹ワクチン（MR ワクチンとして出荷）とおたふくかぜワクチン，狂犬病ワクチンは，接種不可と考えられていたが，卵白蛋白質と交差反応を示す蛋白質含有量が極めて少ないことから，接種可能とわかっている。

2 その他の成分

黄熱と狂犬病ワクチンには，安定剤としてゼラチンが添加されているので注意を要する。

一部のワクチンには抗菌薬（エリスロマイシンやカナマイシン）が添加されているので，各製剤の添付文書の確認を要する。

引用文献

1) 予防接種ガイドライン等検討会・監：5. 接種液の成分に対してアレルギーを呈する恐れのある者；予防接種ガイドライン2023年度版．予防接種リサーチセンター，pp136-138，2023
2) 多屋馨子：Q6 アレルギー疾患を持つ人への接種について，注意点を教えてください．；予防接種に関するQ&A集2023．日本ワクチン産業協会，p44，2023

（太田　文夫）

8 妊娠中，授乳中の薬の考え方

あらかじめ知っておきたいこと

> **妊娠中，授乳中の薬物療法のポイント**
> ☐ 妊娠中，授乳中の薬物治療は，リスクとベネフィットを患者ごとに評価する必要がある。
> ☐ 妊娠中の服薬については，ベースラインリスクと薬剤の使用時期を考慮する。
> ☐ 授乳中の服薬については，母乳のメリットを理解したうえで，母乳を介した薬剤の影響を評価し，母児の状況に合わせたアドバイスを行う。

妊娠・授乳中は，薬剤が必要な母親自身のみならず，胎児や乳児への影響を考慮する必要があり，より慎重に薬剤を使用しなければならない。妊娠・授乳中の薬剤使用に関する基礎知識を理解したうえで，薬物治療によるベネフィットと薬のリスクを勘案して適切な評価を行うことが重要である。

 妊娠と薬

妊娠と薬の基礎知識

1 ベースラインリスク

妊娠中に薬剤を使用していない場合や合併症がない場合でも妊娠に対するリスクは誰もがもちあわせている。子どもの先天異常については，ベースラインリスクは約3％といわれている。すなわち薬剤の使用がない場合でも100例の

妊娠で3例に先天異常は起こりうるということである。自然流産については約15％といわれており、母体年齢が高くなるにつれてその割合は上昇する。

2 妊娠週数と薬剤の影響

妊娠に対する薬剤の影響は、妊娠の時期によって異なるため、妊娠中のどの時期に薬剤を使用したのか確認することが重要である（図）。

① 妊娠3週頃まで

all or none の時期とも呼ばれ、この時期に大きな影響を受けた場合には妊娠が継続しないか、妊娠が継続している場合には影響は完全に修復されるといわれている。そのため、この時期に使用した薬剤の影響は先天異常という形で現れることはない。しかしながら妊娠初期には妊娠週数が確定していない場合があるので注意が必要である。

② 妊娠4〜9週

胎児の重要な器官が形成される時期で、催奇形性物質の影響を最も受けやすい。影響を受ける時期は器官によって異なるが、催奇形性のある薬剤やリスク

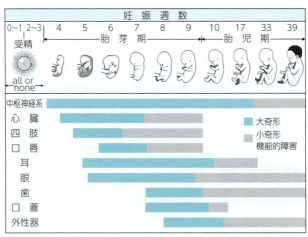

■：大奇形。先天性心疾患や口唇口蓋裂など医学的な観点から治療の対象となる先天異常が生じうる、催奇形性物質に非常に敏感な時期を示す。
■：小奇形・機能的障害。耳介低位や母指低形成など医学的な問題は少ない先天異常を生じさせうる、催奇形性物質にあまり敏感ではない時期を示す。
各器官によって感受性の高い時期は異なり、心臓のように妊娠4週頃から形成が開始される器官がある一方、口蓋のように妊娠7週頃から形成される器官もある。

図　胎児の発生における危険期
（国立成育医療研究センター　妊娠と薬情報センター作成）

が不明な薬剤は，この時期の使用を避けることが望ましい。ただし，実際にはこの時期になって妊娠が判明することが多いため，妊娠を希望している女性（患者）には，服用する薬剤のリスクとベネフィットについて事前に説明しておくことが重要である。

③ **妊娠 10 週以降**

大半の器官形成が完了し，胎児が発育する時期である。薬剤の影響としては先天異常よりも胎児毒性が問題となる。胎児毒性とは，薬剤が胎児の器官へ作用することにより生じる発育への悪影響のことであり，代表的な薬剤として非ステロイド性抗炎症薬（NSAIDs）による動脈管早期閉鎖，羊水過少などが知られている。

悪影響の報告がある代表的な薬剤

現時点で，胎児への悪影響を示す明らかな証拠が報告されている代表的薬剤を表1に示す。各々の薬剤による胎児への影響に関して，発生頻度や重症度は異なる。また，表1に示した薬剤が胎児へ影響を与える薬剤のすべてではないことに注意が必要である。

栄養・サプリメント

サプリメントは臨床試験で効果が示された医薬品と異なり，使用するベネフィットが限定されるため，基本的にはサプリメントの摂取より，バランスのとれた食事が勧められる。ただし，葉酸は日本人の食生活では不足しやすく，妊娠前からサプリメントなどの栄養補助食品からの葉酸摂取が推奨されている。妊娠初期に葉酸が不足すると胎児の神経管閉鎖障害（neural tube defects：NTD）の発症率が高まることが示されており，厚生労働省は妊娠前から1日0.4mg（400μg）の摂取を推奨している。なお，NTDには多様な要因が関与しており，葉酸を摂取すれば起こらないということではない。

ベネフィットとリスク

妊娠中の薬剤使用による胎児への悪影響を心配して，必要な薬剤の使用をためらう女性（患者）や，妊娠を諦める女性（患者）が散見される。安易な使用

表1 ヒトで催奇形性・胎児毒性を示す明らかな証拠が報告されている代表的医薬品

<本表の注意点>
1) これらの医薬品のそれぞれの催奇形性・胎児毒性については，その発生頻度は必ずしも高いわけではない。
2) これらの医薬品のそれぞれと同じ薬効の，本表に掲載されていない医薬品を代替薬として推奨しているわけではない。
3) これらの医薬品を妊娠初期に妊娠と知らずに使用した場合（偶発的使用），臨床的に有意な胎児への影響があるとは限らない。
4) 抗悪性腫瘍薬としてのみ用いる医薬品は本表の対象外とした。

表1-1 妊娠初期

一般名または医薬品群名	代表的商品名	報告された催奇形性等
カルバマゼピン	テグレトール®，他	催奇形性
フェニトイン	アレビアチン®，ヒダントール®，他	胎児ヒダントイン症候群
トリメタジオン	ミノアレ®	胎児トリメタジオン症候群
フェノバルビタール	フェノバール®，他	口唇・口蓋裂，他
バルプロ酸ナトリウム	デパケン®，セレニカ®R，他	二分脊椎，胎児バルプロ酸症候群
ミソプロストール	サイトテック®	メビウス症候群，四肢切断 子宮収縮，流産
チアマゾール（メチマゾール）	メルカゾール®	MMI奇形症候群
ダナゾール	ボンゾール®，他	女児外性器の男性化
ビタミンA（大量）	チョコラ®A，他	催奇形性
エトレチナート	チガソン®	レチノイド胎児症（皮下脂肪に蓄積して継続治療後は年単位で血中に残存）
ワルファリンカリウム（クマリン系抗凝血薬）	ワーファリン，他	ワルファリン胎芽病，点状軟骨異栄養症，中枢神経異常
メトトレキサート	リウマトレックス®，他	メトトレキサート胎芽病
ミコフェノール酸モフェチル	セルセプト®	外耳・顔面形態異常，口唇・口蓋裂，遠位四肢・心臓・食道・腎臓の形態異常，他 流産
シクロホスファミド	エンドキサン®	催奇形性
サリドマイド	サレド®	サリドマイド胎芽病（上下肢形成不全，内臓奇形，他）

表 1-2 妊娠中期・末期

一般名または医薬品群名	代表的商品名	報告された胎児毒性等
アンジオテンシン変換酵素阻害薬（ACE-I）	カプトプリル®，レニベース®，他	胎児腎障害・無尿・羊水過少，肺低形成，Potter sequence
アンジオテンシンⅡ受容体拮抗薬（ARB）	ニューロタン®，バルサルタン，他	
ミソプロストール	サイトテック®	子宮収縮，流早産
テトラサイクリン系抗菌薬	アクロマイシン，レダマイシン，ミノマイシン®，他	歯牙の着色，エナメル質形成不全
アミノグリコシド系抗結核薬	カナマイシン注，ストレプトマイシン注	非可逆的第Ⅷ脳神経障害，先天性聴力障害

（林昌洋：妊婦への投薬に際して注意すべき薬物群．月刊薬事，53：37-41, 2011 を一部改変，加筆）

表 1-3 妊娠末期

一般名または医薬品群名	代表的商品名	報告された胎児毒性
非ステロイド性抗炎症薬（NSAIDs）（インドメタシン，ジクロフェナクナトリウム, 他）	インダシン®，ボルタレン®，他	動脈管収縮，新生児遷延性肺高血圧，羊水過少，新生児壊死性腸炎

（林昌洋：妊婦への投薬に際して注意すべき薬物群．月刊薬事，53：37-41, 2011 を一部改変，加筆）

（日本産科婦人科学会 日本産婦人科医会 編集・監修：産婦人科診療ガイドライン 産科編 2023. CQ104-1 pp65-66, 2023 より）

は避けるべきであるが，慢性疾患など服薬が必要な場合には，ヒトでの疫学研究などの情報を収集・精査して薬剤使用のリスクを評価するとともに，服薬の必要性や薬物治療によるベネフィットも考慮する必要がある[1]。表1に示したような胎児への悪影響が報告されている薬剤は，基本的には妊娠中は避け，代替薬が検討されるが，妊娠中の治療継続によるベネフィットがリスクを上回る状況では使用を検討される場合がある[1]。

　例えば，バルプロ酸はてんかん，双極性障害，片頭痛の発作予防に使用されるが，妊娠中の使用により，二分脊椎など先天異常発生リスクの増加[2]や長期的な発達への悪影響[3]が報告されている。バルプロ酸の服薬を中止すればこのようなリスクを避けることができるが，てんかんの発作予防を目的に使用している患者で，バルプロ酸でなければコントロールが不可能な場合は，妊娠

中の服薬継続によるてんかん発作予防のベネフィットがリスクを上回るケースもある。双極性障害についても同様に，ベネフィットがリスクを上回るケースが考えられる。一方で，片頭痛に関しては代替薬があることなどから，反対にリスクがベネフィットを上回ると考えられ，バルプロ酸の妊娠中の使用は推奨されない。

このようにリスクの情報は同じでも，患者によってベネフィットは異なるため，それぞれの患者に合わせてリスク，ベネフィットを慎重に評価することが重要である。

授乳と薬

授乳と薬の基礎知識

一般的に妊娠中から薬剤を使用している場合は，妊娠中に経胎盤的に胎児に移行する薬剤量と比較して，母乳を介した乳児の薬剤摂取量は少ない。また，ほとんどの薬剤は母乳中に移行するが，母乳移行を理由として授乳を禁止するのではなく，母乳を介した乳児の薬剤摂取量や薬理作用を考慮し，乳児の月齢，体重，哺乳状況など母児の状況に合わせて評価する必要がある。

1 母乳育児のメリット

母乳栄養は乳児だけではなく母親にも多くのメリットがあるといわれている[4]。乳児への代表的なメリットは，乳児の感染症の予防効果である。母乳に含まれる免疫グロブリンや各種の防御因子の影響と考えられており，乳幼児期の中耳炎などの発症率が母乳栄養児では人工栄養の児に比べて半分以下であった研究結果などが示されている。また，母乳栄養の場合，自己免疫疾患，糖尿病などの疾患が少ないという報告もある。そのほか，乳児の認知機能に対する母乳栄養の良い影響についても，多くのコホート研究により示されている。

母親に対しても，分娩後の子宮復古の促進のほか，乳がん，卵巣がんのリスク低下など，長期的な疾患の予防効果が知られている。また，母児間の愛着・絆の形成につながるなど親子関係の構築に重要であるとされている。

2 母乳移行性

薬剤の母乳移行性に関わる因子として，①分子量が小さい，②蛋白結合率が低い，③脂溶性が高い，④非イオン型の割合が高い（弱塩基性）——があり，これらの因子をもつ薬剤は母乳へ移行しやすいと推察される。

実際にヒトの母乳中濃度を測定した報告がある場合には，母乳を介した乳児の薬剤摂取量の指標として相対的乳児投与量（relative infant dose：RID）を算出することができる。RID は，母乳を介して児が摂取する薬剤量と，母体あるいは小児の治療量を体重あたりで比較している（表 2- 注釈参照）。RID の値は同一薬剤でも報告によって幅があるが，一般的に 10％未満であれば乳児に悪影響を及ぼす可能性は低いと考えられている。

授乳中に注意が必要な薬剤

授乳中の使用には適さないと考えられる薬剤を表 2 に示す。表 2 に示した薬剤以外でも乳児への影響が懸念される場合や，早産児や低出生体重児など代謝排泄機能がより未熟な場合などは適宜，小児科の医師とも情報共有し，有害事象や発達発育を注意深く観察するなどの注意が必要である。必要に応じて血中濃度測定も検討される場合もある。この他，乳汁分泌へ影響を与える薬剤にも注意が必要である。

ベネフィットとリスク

母乳栄養のメリットが知られるようになったこともあり，近年，授乳を希望する母親が増えている[5]。しかし，母乳分泌が十分でない場合や，母親が自身の体調を考え，ミルク（人工栄養）と母乳の混合栄養を希望する場合など，それぞれの状況や希望が異なるため，一律に母乳栄養を勧めるのではなく，まずは授乳についてどのように考えているかを確認して，母児の状況に合わせたアドバイスを行いたい。

授乳を希望する場合は，授乳による母児のメリットと薬物治療のベネフィット，母乳を介した乳児へのリスクを勘案して，授乳中の薬剤使用について評価する。この際，前述の母乳移行性のみならず，薬理作用や半減期，乳児の月齢，哺乳状況も考慮して評価を行うことが大切である。

表2 使用中は授乳中止を検討,あるいは授乳中の使用に際して慎重に検討すべき医薬品

A. 授乳中止を検討	1)	抗悪性腫瘍薬:少量であっても cytotoxic であり,抗悪性腫瘍薬使用中の授乳は中止とすべきである。ただ,授乳をした場合に,実際に児にどのような事象が観察されたかのデータは非常に少ない。抗悪性腫瘍薬使用中で児にとって母乳の有益性が高い場合には個別に検討する。
	2)	放射性ヨードなど,治療目的の放射性物質:放射性標識化合物の半減期から予想される背景レベルまでの減衰にかかる期間までは授乳を中止する。
	3)	アミオダロン(抗不整脈薬):母乳中に分泌され,児の甲状腺機能を抑制する作用がある。
B. 授乳中の使用に際して慎重に検討	1)	抗てんかん薬:フェノバルビタール,エトスクシミド,プリミドンでは RID が 10% あるいはそれ以上に達するとされている。可能であれば他剤への変更を慎重に検討する。
	2)	抗うつ薬:三環系抗うつ薬と選択的セロトニン再取り込み阻害薬(selective serotonin reuptake inhibitors:SSRI)の RID は一般に 10% 以下であり,児への大きな悪影響は見込まれないものの,児の様子を十分に観察することが望ましい。
	3)	炭酸リチウム:児での血中濃度が高くなりやすい。可能ならば必要に応じて乳汁中濃度や児の血中濃度を調べて判断する。
	4)	抗不安薬と鎮静薬:ベンゾジアゼピン系薬剤を継続使用する場合は,半減期の短い薬剤を選択し,少ない投薬量での治療が望ましい。ジアゼパムなどの半減期が長い薬剤を投与する場合は,児の様子を十分に観察する。
	5)	鎮痛薬:オピオイドは授乳中は 3 日間以上の使用を避ける。特定の遺伝子型の授乳婦では通常量のコデインリン酸塩使用で児のモルヒネ中毒が起こることがある。ペチジンは使用を避ける。
	6)	抗甲状腺薬:チアマゾール(メチマゾール,MMI)10mg/ 日またはプロピルチオウラシル(PTU)300mg/ 日までは児の甲状腺機能をチェックすることなく使用可能であり,さらに MMI 20mg/ 日または PTU 450mg/ 日までは継続的内服が通常可能と考えられるものの,それを超える場合は慎重に検討する。
	7)	無機ヨード:乳汁中に濃縮され,乳児の甲状腺機能低下症の原因となりうるため,可能な限り使用は避ける。

$$\text{相対的乳児投与量 (relative infant dose:RID) (\%)} = \frac{\text{経母乳的に摂取される総薬物量 (mg/kg/ 日)}}{\text{当該薬物の児への投与常用量 (mg/kg/ 日)}} \times 100$$

(日本産科婦人科学会 日本産婦人科医会 編集・監修:産婦人科診療ガイドライン 産科編 2023. CQ104-5 p78, 2023 より)

一方，母乳を介した乳児へのリスクが小さい場合でも，母乳育児による母体の負担を考慮すると，母親の希望する通りに授乳を勧めることが望ましくない場合もある．出産後早期は母乳育児が軌道にのるまで試行錯誤が続き，母体が肉体的，精神的に困難を要する場合が少なくない．専門的支援や家族のサポートを得ることが重要であり，支援が不十分な場合，精神疾患の増悪につながる可能性もある．必要であれば，完全母乳より母体の負担が少ない混合栄養（夜間のみミルクにするなど）に変えるなど，授乳方法の工夫を一緒に検討してほしい．薬剤の情報のみに注目するのではなく，母児の状況や家族・周囲の支援など総合的に判断することが大切である．

妊娠と薬情報センター

　前述のように，妊娠・授乳中の薬剤使用はリスクとベネフィットを勘案して慎重に判断する必要があるが，そのためには正確な情報とエビデンスに基づくリスク評価が重要となる．忙しい臨床現場では個々の薬剤の情報を収集・評価することはしばしば困難であり，このような臨床現場の問題を解決するため，妊娠と薬情報センターが厚生労働省事業として，2005年10月に国立成育医療研究センター内に設置された．

　妊娠と薬情報センターでは，妊娠中や妊娠を希望する女性に対して，妊娠・授乳中の薬物治療に関する相談業務を行っている．全国47都道府県の拠点病院に「妊娠と薬外来」を設置し，各地域での相談にも対応している．妊娠・授乳中の薬を心配する女性や，悩んでいる家族から相談を受けた場合には，妊娠と薬情報センターをご紹介いただけると幸いである．

　妊娠と薬情報センターのホームページには相談方法とともに，授乳と薬に関して「授乳中に安全に使用できると考えられる薬」一覧なども掲載しているので，こちらも一度参照されたい．

- 妊娠と薬情報センター：https://www.ncchd.go.jp/kusuri/

引用文献

1) 日本産科婦人科学会 日本産婦人科医会 編・監：産婦人科診療ガイドライン 産科編 2023．2023
2) Tomson T, et al: Comparative risk of major congenital malformations with eight different antiepileptic drugs: a prospective cohort study of the EURAP registry. Lancet Neurol,17(6):530-538, 2018
3) Cohen MJ, et al: Fetal antiepileptic drug exposure and learning and memory functioning at 6 years of age: The NEAD prospective observational study. Epilepsy Behav, 92:154-164, 2019.
4) Gartner LM, et al: Breastfeeding and the use of human milk. Pediatrics, 115(2):496-506, 2005.
5) 厚生労働省：平成27年度 乳幼児栄養調査結果の概要，2015（https://www.mhlw.go.jp/stf/seisakunitsuite/bunya/0000134208.html）

（宇野 千晶，八鍬 奈穂）

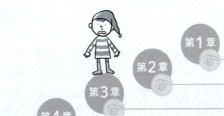

第6章

ゼロから教えて！
子どもの在宅医療

- ▶小児在宅医療 ················· 398
- ▶栄養管理 ····················· 405
- ▶症例 ························· 413
- ▶薬薬連携 ····················· 427

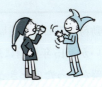

第6章 ゼロから教えて！子どもの在宅医療

小児在宅医療

1 小児在宅医療を始めてみたい人へ

 小児在宅医療のポイント

□ 訪問先の状況を確認する。
□ 小児在宅医療のキーパーソンを確認する。
□ 患者との関わりは長くなる。成長具合にも注意！

　高齢化が進み高齢者の在宅医療は一般的なものになりつつあるが小児在宅医療の状況はどうなっているのか。実際に小児在宅医療を受けている薬局は全国にどのくらいの軒数があるのか。高齢者の在宅患者の経験はあっても小児在宅医療の経験はしたことがないという薬剤師も多いと思われる。
　本稿では小児在宅医療の処方箋を受け付けたときに考えておいたほうがよい点や注意点などを実際に経験し感じたなかからお伝えしたいと思う。

 小児在宅医療を始めるきっかけ

　筆者が勤務するセイワ薬局西葛西店（以下，当薬局）は小児在宅医療専門薬局ではないが，15年程前に患者家族から，"栄養剤を自宅まで届けてほしい"という要望があったのをきっかけに小児在宅医療に関わることとなった。その後，在宅の現場で同席した訪問看護師や患者家族からの紹介で当薬局で担当する小児在宅患者が増えていった。

小児在宅医療の特徴

キーパーソンは親である

　訪問先の患者は先天性の神経難病患者がほとんどであり，キーパーソンとなる保護者はとても熱心に疾患や栄養について勉強していることが多い。そのため，患者の保護者から勉強することも多くあり，刺激を受けることも少なくない。また小児科からの処方箋を受け取る機会の多い薬剤師であれば，よく経験すると思われるが，患者の薬に対して神経質な保護者も多く，その点については小児在宅医療でも変わらない。特に子どもが先天性の神経難病であればなおさらである。小児在宅医療では処方薬も多く，薬剤や栄養剤が経管投与となることが多い。そのため患者家族には多くの精神的，身体的ストレスがかかっていると思われ，そのことを念頭に置いて対応すべきである。そのときそのときの対応がその後，円滑に小児在宅医療を進めていけるかどうかのキーポイントになると考える。

ケアマネジャーはいない

　小児在宅医療では介護保険を利用する高齢者の在宅医療とは異なり，ケアマネジャーが存在しない。そのため，患者や家族の様子を確認する際には訪問看護師とのつながりが重要となる。訪問看護師が訪問するタイミングにあわせて患者宅を訪問することで直接面識が得られ，その後の連携がとりやすくなることも多い。これから小児在宅医療を始めたいと思っているのであれば，一度訪問看護師に相談してみるのもいいかもしれない。

訪問期間について

　高齢者在宅医療とは異なり，小児在宅医療は患者一人ひとりと関わる期間が長いことが多い。実際に15年前に小児在宅医療に関わるきっかけとなった患者には現在も継続訪問している。高齢者とは異なり小児は成長していく。患者の成長を見守れることは小児在宅医療の醍醐味の一つである。

小児在宅医療を受けるときに確認しておくとよいこと

表1に示すような確認事項をリスト化しておくことで，小児在宅医療の受け入れ体制を整える際の漏れが少なくなる。また前述のように，小児在宅医療では保護者がキーパーソンとなるため，家庭環境を確認しておくことが重要である。

表1に示すようにさまざまな形態の家庭があり，家庭の状況を理解することでどのようなアプローチが適切なのかを判断することができる。小児在宅医療では家族の協力が必要であるが，片親のみがキーパーソンの場合，負担が大きくなるため，サポートする必要があるなど，家庭環境にあわせたアプローチが必要となる。

入院中の患者が退院して在宅医療を始めるのをきっかけに薬局が関わるのであれば，退院時カンファレンスに参加しておくと，入院中の状況と在宅医療の進め方を把握することができ，在宅訪問で介入すべき点がわかりやすい。また，在宅訪問を始めるにあたり，医師の訪問に同行すると薬剤の提案などが行いやすくなる。毎回同行する必要はないが，在宅のスタート初期に同行が可能かを

表1　小児在宅医療での確認事項

処方と訪問時の条件
①処方内容の確認 ②栄養剤の有無（ほとんどの場合が必要） ③無菌調製の有無 ④衛生材料などの有無 ⑤訪問時間，訪問曜日の確認 ⑥訪問医や訪問看護師との同行の可否 ⑦駐車場の有無（栄養剤を運ぶときには必須事項）
家庭環境
①両親とも協力的である ②両親はいるがキーパーソンが父親もしくは母親の一方である ③父子もしくは母子家庭である

確認しておき，処方変更直後や処方変更を提案するときなど必要なときには同行するとよい。

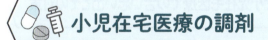
小児在宅医療の調剤

　高齢者の在宅医療では患者本人や家族の希望を取り入れた保管・管理方法で薬を投与することが多い。しかし，小児在宅医療では患者本人の希望はほとんどなく，キーパーソンとなる家族や在宅医療に関わる他の医療従事者（訪問医や訪問看護師など）の希望により，薬の投与・管理方法や調剤方法を決定する場合がほとんどである。

　小児在宅医療の患者は自分で薬を服薬することができない場合が多いため，家族や訪問看護師が投与することになる。例えば，神経性難病の患者では，胃瘻を設置し，薬と栄養剤を経管投与していることが多い。家族が1日に何回も胃瘻に薬を流す作業はとても大変なことに加え，栄養剤の投与もある。これらの作業や時間を鑑みて，少しでもストレスを抑えられるような薬の投与・管理方法を家族と相談して決めることが重要である。その際，投与方法と密接に関わる調剤方法について，薬剤師として可能なかぎりの提案をし，そのなかで一番ストレスのかからない方法を選択してもらう。ただし，家族の希望に沿うと，調剤方法によっては，散剤から錠剤粉砕へなど，処方変更が必要となることもある。その場合はもちろん，医師へ処方変更の提案をする。以下に，小児在宅医療の調剤でのポイントを示す。

小児在宅医療での調剤のポイント

- 嵩高になるため，市販の散剤ではなく，錠剤の粉砕または脱カプセルのほうが嵩が減ってよい場合がある。
- シロップは毎回の計量作業に意外と手間がかかる。
- 散剤は投与のしやすさを考慮して，できるだけ配合変化に注意しながら一包化する。
- 管理のしやすさを考慮して，すべての薬を単独で分包する。
- 栄養剤は製品により組成に特徴があり，また包装形態も缶やパウチなどがあ

るため，栄養と管理それぞれのメリット，デメリットを伝える。

実際に経験した小児在宅医療での苦い思い出とその対策

小児在宅医療での経験とその注意点を紹介する。これらの経験を踏まえ，当薬局では対策を考案し，業務の改善を行っているので，参考にされたい。

急激な患者の成長（体重増加）を見落とした

小児の在宅患者に新たに胃瘻を増設し，栄養剤の投与も順調に進んでいた頃の出来事である。訪問のたびに「大きくなったね～，最近は全然吐かなくなってしっかり栄養がとれているんだね！」と患者に声をかけ，患者家族とも栄養がちゃんととれるようになって大きくなってよかったなどと話しをしていたにもかかわらず，肝心の体重増加を見逃し，しばらくの期間 low dose で薬剤も栄養も投与……。

小児在宅医療は患者のかわいさに気をとられることもしばしばある。しかしプロとして冷静に状況を観察しアセスメントしなければならないことを思い知った，今でも思い出したくない出来事である。

対策

定期管理として月初めに体重の確認を行い，薬用量と必要摂取カロリーを再計算して確認する。

長期連休前夜に栄養剤のストックが足りなくなると連絡あり

長期連休時には物流がストップすることを失念し，通常通りの栄養剤をいつも通りに届けていたが，連休前夜にキーパーソンである母親から次回配達についての確認の連絡があり，連休中に栄養剤の数が不足することが発覚。急遽，医薬品卸売会社に無理をお願いして，夜間に当薬局に栄養剤を届けてもらい，そこから患者宅へ届けて事なきを得たケース。

患者のショートステイ時や年末年始などの長期休暇の際には，薬や栄養剤の処方量やストックが十分にあるのかを把握しておくべきであったと反省した。

> **対策**

処方受け付け時にカレンダーで薬と栄養剤の処方日数が必要十分であるか確認し，薬歴に記録する。

● 特定のスタッフしか調剤方法がわからない

前記したように，家族の希望を最優先に調剤方法を決めると，その患者特有の特殊な調剤方法となることはよくある（表2，3）。そこで，アクシデントが起きないように限られたスタッフで調剤業務を回すことにしていたが，特定のスタッフが休むと調剤ができないという事態に……。

> **対策**

患者特有の調剤方法の記録を作り，薬局薬剤師全員が患者情報を共有し，実際に調剤できるようにするために，調剤者はローテーションにする。情報を共有することで患者の近況や成長をスタッフ皆で感じることができるようになるなど思わぬメリットもあった。

おわりに

悩みや迷いも多い小児在宅医療ではあるが，子どもの成長を見守れたり，患者家族とその喜びを分かちあえたりなど，やっていてよかったと思うこともたくさんある。

また，悩んだり迷ったりしたときには，本書でも紹介する小児薬物療法研究

表2　調剤での個別対応例

- 分包紙への印字が毎回変わらないように決まったフォーマットを使う
- 分包したものは2包ずつに切ってまとめて渡す
- 白色ワセリン10gは12g容器にすりきりで入れる
- 交付する栄養剤の味は各種均等にする：コーヒー，バナナ，ミルク，抹茶
- 箱に入っている薬剤は箱のままで交付

表3 患者ごとの調剤例

薬剤名	朝 前・後	昼 前・後	夕 前・後	寝る前	備考	調剤方法
レベチラセタムドライシロップ 50%	○		○			用法ごとに一包化／用法を分包紙に印字
フェノバルビタール散 10%	○			○		〃
ゾニサミド散 20%	○			○		〃
バクロフェン錠 5mg	○		○	○	粉砕：1錠≒0.1 g	〃
ニトラゼパム細粒 1%				○		〃
モサプリド散 1%	○	○	○			〃
ミヤBM®細粒	○	○	○			〃
ロートエキス散（10%）	○			○		〃
カルボシステインDS50%	○	○	○			〃
バルプロ酸ナトリウム細粒 40%	○	○	○		用法・薬剤名印字	単独分包
エペリゾン顆粒 0.2%	○	○	○		用法・薬剤名印字	単独分包
ホスリボン配合顆粒	○				分包品	
クエン酸第一鉄ナトリウム顆粒	○		○		用法・薬剤名印字	単独分包
ツムラ茯苓飲	○	○	○		分包品のまま	
オロパタジン顆粒	○		○		分包品のまま	
ミヤBM®細粒（追加分）	○	○	○		分包品のまま	
エルカルチンFF錠 250mg	○				ヒートのまま	
ランソプラゾールOD錠 15mg	○				ヒートのまま	
アドソルビン					薬品名のみ印字	

会（付録）のメーリングリスト（ML）に質問することができる．MLで全国の薬剤師仲間に質問できる安心感と，教科書では解決できない悩みや苦悩を共有したり，アドバイスや情報をもらったりすることができるのは，小児在宅医療を続けていくうえでとても心強い．これからも子どもたちや家族の笑顔を見たいので，頑張りたいと思う．

（小野 智之，小野寺 美琴）

栄養管理

2 小児在宅医療の栄養管理のポイント

> **小児在宅医療の栄養管理のポイント**
> □ 小児期の成長・発達には，さまざまな因子が影響するが，なかでも栄養の質と量は重要な因子の一つである。
> □ 特別支援児では，低栄養と過栄養が混在し，障害の程度によって嚥下機能や必要量の個人差が大きく，栄養管理がオーダーメイドとなる。
> □ 医薬品栄養剤，食品栄養剤それぞれの特徴を知り，特別支援児の成長・発達，疾患などの個人的背景に留意した栄養管理を行う。

　小児期の成長・発達には生活リズム，内分泌ホルモンなどのさまざまな因子が影響しており，なかでも栄養の質と量は重要な因子の一つである[1]。そのため，在宅医療の対象となる発達障害児や重症心身障害児など，特別な支援や配慮が必要な子ども（以下，特別支援児）の栄養を考えることは，適切な成長・発達のための必須事項である。本稿では，特別支援児の栄養管理について紹介する。

特別支援児の嚥下障害と栄養とのかかわり

　特別支援児の栄養に関する特徴として，①身体活動量や基礎代謝量，エネルギー消費量が少ないため，低栄養と過栄養が混在する[2]，②偏食や嚥下障害，経管栄養により，食形態が限られる[3]，③障害の程度により必要量の個人差が大きく，栄養管理はオーダーメイドとなる——などが挙げられる。
　特に，嚥下障害を有する場合には，適切な栄養管理が必要となるため，まず

は嚥下機能評価を行うことが求められる。経口摂取の経験なく経過している児も少なくないため、経口摂取の可能性の模索、成長を目的とした小児在宅医療における食支援のニーズはかなり高いことを実感している。

「食」は生活の一部であるため、生活の場である在宅にて、嚥下内視鏡検査（videoendoscopic examination of swallowing：VE）による嚥下機能の精査ができれば、より理想的な食支援を展開できることにつながる。VEは小児にも安全に実施できる有用な検査であること[4]が報告されているため、良質な食支援を実践するためのVEの意義は今後さらに深まると思われる。

病態に合わせた栄養管理の一例

特別支援児の栄養管理を考えるうえでは、①てんかんや脳性麻痺などの摂食嚥下機能に影響を及ぼす要因、②短腸症候群、食道裂孔ヘルニア、鎖肛などの消化管に影響を及ぼす要因、③糖尿病や先天性代謝異常、食物アレルギー、心疾患などの特別な配慮が必要になる要因——などが複雑に絡み合うため、専門的な栄養管理が必要になる。

例えば先天性心疾患児では、呼吸によるエネルギー消費量の増大、心不全による経口摂取不良や冠血流量の低下を起こし、消化吸収能力も低下することに加えて、厳格な水分制限を求められることもあり、栄養管理に難渋することが多い。内服薬と食事の相互作用にも注意が必要で、ワルファリンカリウム内服中はビタミンKを豊富に含む食品（納豆、クロレラなど）に注意が必要である[5]。

他にも、クローン病などの炎症性腸疾患では、薬物療法と栄養療法を組み合わせて寛解維持することが治療の基本であり、寛解導入では完全経腸栄養法（exclusive enteral nutrition：EEN）、寛解維持においても部分経腸栄養療法を主体とした栄養療法が重要であるとされる。血便による鉄の不足、長期下痢による亜鉛、マグネシウム不足などに注意しながら、症状に合わせて栄養剤を変更する必要がある[6]。

小児在宅で使用される栄養剤の特徴

　栄養剤を使用する目的は，①通常の食事では十分に摂取できない熱量，各栄養素の必要量を補う，②消化・吸収障害を認める場合に易消化性の食事を選択する——などである．その際，在宅では経済的理由などから医薬品栄養剤が第一選択とされることが多い．しかし本来，医薬品栄養剤は成人の術後の栄養補助を目的として製造された経緯があり，後述するように製品によっては一部の栄養素が含まれておらず長期間の使用や小児への適応は考慮されていない．

　本稿では在宅でよくみかける医薬品栄養剤に加えて，乳幼児用ミルク，小児用栄養剤（アイソカル®1.0ジュニア）の主な栄養成分組成を表に示し，各特徴について解説する．

消化機能に応じた栄養剤

1 ほほえみ® らくらくミルク®

　全体の熱量に対して，蛋白質の割合は小さく，脂質の割合は大きい．乳幼児期以降も引き続き経管栄養が必要と想定される場合は，成長・発達や修正月齢，体重を考慮しつつ，1～2歳を目安に栄養剤やミキサー食に移行することが望ましい[7]．

2 エレンタール®配合内用剤，エレンタール®P乳幼児用配合内用剤（成分栄養剤）

　消化への負担がなく吸収が容易で，残渣が極めて少ない．長期間使用する場合，必須脂肪酸，微量元素，ビタミンの不足に注意する[8]．また成分栄養剤以外の医薬品栄養剤は乳成分を含むため，乳アレルギー児は成分栄養剤を処方されることがある．

3 ツインライン®NF配合経腸用液（消化態栄養剤）

　消化はほとんど不要で吸収効率がよく，成分栄養剤より浸透圧が低い．他の栄養剤と比較し，銅含有量が少なく不足しやすい[9]．

4 ラコール®NF配合経腸用液，エネーボ®配合経腸用液など（半消化態栄養剤）

消化を必要とするため，消化吸収能があまり障害されていない場合に用いられる．浸透圧が比較的低く，下痢を起こしにくい．アイソカル®1.0ジュニアは腎機能が未熟な小児に合わせて蛋白質の含有量が低く設計されている．

表 小児在宅医療の現場で使用される代表的なミルク・栄養剤

製品名	ほほえみらくらくミルク	アイソカル®ジュニア	エンシュア・リキッド®	エンシュア®・H	エネーボ®配合経腸用液
区分	乳幼児用ミルク				半消化態栄養剤
サイズ	120mL 200mL	200mL	250mL	250mL	250mL
エネルギー	0.68kcal/mL	1.0kcal/mL	1.0kcal/mL	1.5kcal/mL	1.2kcal/mL
浸透圧	305	335	360	540	350
100mL中水分量	約90%	83%	約85%	約78%	約81%
たんぱく質 (g)	2.4	2.8	3.5	3.5	4.5
脂質 (g)	5.1	3.3	3.5	3.5	3.2
炭水化物 (g)	11.3	14.4	13.7	13.7	13.2
食塩相当量 (g)	0.1	0.32	0.2	0.2	0.2
ビタミンD (μg)	1.1〜2.5	1.0	0.5	0.5	0.9
ビタミンK (μg)	5.0	9.0	7.0	7.0	9.7
ビオチン (μg)	2.3	4.2	15.2	15.2	4.3
ビタミンB_6 (mg)	0.06	0.24	0.2	0.2	0.26
ビタミンC (mg)	11〜70	14	15.2	15.2	21
カルシウム (mg)	75	100	52	53	97
鉄 (mg)	1.2	1.0	0.9	0.9	1.5
亜鉛 (mg)	0.6	1.0	1.5	1.5	1.5
銅 (mg)	0.06	0.10	0.1	0.1	0.16
マンガン (mg)	0.02	0.3	0.2	0.2	0.47
クロム (μg)	0.3	2.0	―	―	10.3
モリブデン (μg)	2.0	2.2			11.3
セレン (μg)	2.0	3.0			6.7
ヨウ素 (μg)	4	10			―
L-カルニチン (mg)	1.4	20			10.7
食物繊維 (g)	―	1.7			0.6

注：栄養素は100kcalあたりの量

栄養成分

表に示すように栄養剤ごとに設計熱量，各栄養素の含有量は異なるため，成長とともに必要量が変化していく小児期に長期使用する場合は，過不足のリスクを評価する。さらに特別支援児では，摂取できる食事や栄養剤の量自体が少ないために各栄養素の必要量を満たせない，消化管の状態や薬剤との拮抗によ

	ラコール®NF配合経腸用液	ラコール®半固形	イノラス	ツインライン®NF配合経腸用液	エレンタール®配合内用剤	エレンタール®P乳幼児用配合内用剤
				消化態栄養剤	成分栄養剤	
	200mL・400mL	300g	187.5mL・125mL	400mL	80g	40g・80g
	1.0kcal/mL	1.0kcal/g	1.6kcal/mL	1.0kcal/mL	300kcal/袋	156・312kcal/袋
	330〜360	—	670	470〜510	溶解方法による	
	約85%	約76%	約75%	約85%		
	4.4	4.4	4.0	4.1	4.4（遊離アミノ酸）	3.1（遊離アミノ酸）
	2.2	2.2	3.2	2.8	0.17	0.9
	15.6	15.6	13.3	14.7	21.1	19.9
	0.19	0.19	0.23	0.18	0.22	0.24
	0.34	0.34	1.67	0.34	0.43	2.8
	6.3	6.3	8.3	6.3	3.0	4.5
	3.9	3.9	5.6	3.9	13	21.2
	0.38	0.38	0.16	0.25	0.07	0.12
	28.1	28.1	22.2	22.5	2.6	9.2
	44	44	88.9	44	52.5	168.9
	0.63	0.63	1.22	0.63	0.6	1.6
	0.64	0.64	1.33	0.95	0.6	0.9
	0.13	0.13	0.10	0.02	0.07	0.11
	0.13	0.13	0.44	0.16	0.1	0.16
	—	—	4.4	—	—	—
	—	—	3.3	—	—	—
	2.5	2.7	5.6	1.2	—	—
	—	—	14.4	—	5.0	7.8
	—	—	16.7	—	—	—
	—	0.25	1.0	—	—	—

り栄養素の吸収不良があるなど，栄養素不足のリスクが高い。

特別支援児に不足しやすい栄養素として，ナトリウム，鉄，亜鉛，銅，セレン，ヨウ素，ビタミンK，ビオチン，ビタミンB_6，ビタミンC，カルニチンなどが挙げられる[10]。どの栄養剤であっても全ての栄養素を満たすことは難しいため，特別支援児の特徴に合わせて何を優先して充足するかを考慮して栄養剤を決定する。

在宅での栄養管理の実際

食事は日常生活の一部であり，「身長・体重が増えない」「下痢や嘔吐などの消化器症状が続いている」「今の食事内容では経管栄養を離脱できない」などの食に関わる悩みは日々積み重なっていく。その悩みの相談先は選択肢が少なく，家族が試行錯誤のなかで栄養管理を実施することが多い。なかでも特別支援児は専門的な栄養管理を必要とすることが多く，年齢や状態に応じて食事内容などを見直すことが理想的である。

例えば特定の栄養素の不足が疑われる場合，主治医の許可のもと身近な食品による栄養素の補充で栄養改善を目指す計画を立案する。そして，計画に沿った注入手技の指導や消化器症状などのモニタリングは訪問看護ステーションに依頼し，各栄養素の過不足は血液検査データで評価する。食品だけでは改善が難しい時は，微量栄養素の補助飲料（主な商品例：一挙千菜，テゾン，ブイ・クレス®など）を提案する。また疾患によっては熱量や水分量が低い製品（ブイ・アクセル®，こども栄養バランス食品 mog など）を紹介する。

実際の栄養管理では栄養成分だけでなく，性状（液体，半固形），摂取ルート（経口摂取，経管栄養），摂取方法（持続注入，間欠投与），合併症（消化器症状，栄養素の過不足）などを考慮しながら調整する。それに加えて，個々の摂食嚥下機能，栄養摂取時の姿勢など，食に関わる因子は多岐に渡るものの，今回これら全てに言及することは難しいため，最後に栄養状態の評価と必要熱量（エネルギー必要量）の考え方を紹介する。

栄養状態の評価とエネルギー必要量の求め方

　特別支援児は病態による個人差が大きく，栄養障害の判定基準の設定は困難であるが，アセスメント項目としては身体所見や体重の増減などの主観的栄養総括評価やWaterlow分類が重視されている[11), 12)]。

　筆者の施設では食事摂取状況（投与栄養量），身長，体重，活動量，消化器症状を含む身体所見，感染症の有無，血液検査データなどを確認しながら栄養管理を行う。特に身長，体重は小児期の栄養管理を考えるうえで重要な指標で，成長曲線，体重減少率，BMIなどの体格評価は簡易にできるため，在宅でも採用しやすい。BMIを採用する場合は，成人の標準範囲ではなく，18歳未満はKTバランスチャートの基準値を，18歳以上は重症心身障害の基準値（15～18kg/m^2）を採用している[13), 14)]。

　通常小児のエネルギー必要量は，基礎代謝×活動係数＋蓄積量で算出されるが[15)]，特別支援児は基礎代謝を算出するための身長，体重を正確に評価することは難しい。活動係数については，脳の活動度や緊張の程度などの臨床的特徴に基づいて3群に分けて算出する案が提案されている[12), 13)]。例えば人工呼吸器を装着し，刺激に対して反応が少ない児の活動係数は0.3～0.6倍，筋緊張の変動があるアテトーゼ型脳性まひ児は1.5～2倍と，エネルギー必要量は大きく異なる[3)]。これらはあくまで推定値であり，基本的には，成長・発達を含めた栄養評価を繰り返しながら，適正な投与量を決定していくことが望ましい[16)]。

まとめ

　これまで述べてきたように特別支援児の栄養管理は幅広い年齢層のなかで，適切な成長・発達のサポートと疾患への対応を両立させなくてはならず，全ての児に共通するようなゴールドスタンダードはない。だからこそ医師，看護師，薬剤師，管理栄養士，相談支援員など，多職種が児の状態を捉え，アプローチの方向性を共有することで，良質な栄養管理につなげていくことできる。時には栄養管理の方法と家族の希望に乖離が生ずることもあるが，家族の想いに寄

り添いながら，児の成長・発達を支える理想の食のカタチを模索していきたい．

引用文献

1) Waterlow JC : Note on the assessment and classification of Protein-energy malnutrition in children. Lancet, 2(7820):87-89, 1973
2) 吉田　索，他：小児における栄養管理；重症心身障害児（者）に対する栄養管理の問題点．外科と代謝，7(5):147-154，2015
3) 小沢　浩，他：おかあさんのレシピから学ぶ 医療的ケア児のミキサー食．南山堂，pp8-9，2018
4) Leder SB, et al : Fiberoptic endoscopic evaluation of swallowing in the pediatric population. Laryngoscope, 110(7):1132-1136, 2000
5) 小垣滋豊：第6章 疾患別の栄養療法．H．循環器疾患（先天性心疾患）．小児臨床栄養学 改訂第2版（日本小児栄養消化器肝臓学会・編），診断と治療社，pp285-289，2018
6) 竹内一朗，他：第6章 疾患別の栄養療法．B.Crohn病．小児臨床栄養学 改訂第2版（日本小児栄養消化器肝臓学会・編），診断と治療社，pp195-199，2018
7) 高増哲也，他・編：5．ちょっとした疑問Ｑ＆Ａ；5 ミルクから栄養剤への移行はどのタイミング？ チームで実践‼ 小児臨床栄養マニュアル，文光堂，p190，2012
8) 高増哲也，他・編：7．症例で学ぶ小児栄養管理；5 成分栄養剤を変更したら問題が生じた例．チームで実践‼ 小児臨床栄養マニュアル，文光堂，p219，2012
9) 西本裕紀子，他：総論9 母乳・ミルク・栄養剤の基礎知識．臨床栄養別冊 はじめてとりくむ小児の栄養ケア（位田 忍，他・編），医歯薬出版，p73，2020
10) 徳光亜矢：重症心身障害児（者）における経腸栄養の合併症とその対策．日本重症心身障害学会誌，41(1):87-92，2016
11) 日本臨床栄養代謝学会（JSPEN）・編：日本臨床栄養代謝学会 JSPEN コンセンサスブック③；リハビリテーション/在宅/小児/摂食嚥下/周術期・救急集中治療．医学書院，pp173-174，2024
12) 羽鳥麗子，他：第6章 疾患別の栄養療法；L 重症心身障がい児．小児臨床栄養学 改訂第2版（日本小児栄養消化器肝臓学会・編），診断と治療社，pp308-318，2018
13) 口分田政夫，他：重症心身障害児の栄養管理．静脈経腸栄養，27(5):1175-1182，2012
14) 金志純，他：KT バランスチャート評価基準一覧【小児版注釈】付き．週刊医学界新聞 第3360号，医学書院，2020（https://www.igaku-shoin.co.jp/prd/03224/KTchart_2e_ver2-child.pdf）
15) 伊藤貞嘉，他・監：日本人の食事摂取基準 2020 年版．第一出版，p80，2020
16) 日本臨床栄養代謝学会（JSPEN）・編：日本臨床栄養代謝学会 JSPEN コンセンサスブック③；リハビリテーション/在宅/小児/摂食嚥下/周術期・救急集中治療．医学書院．p140，2024

〔辻本 若菜，松野 頌平〕

3 小児在宅医療の症例

小児在宅医療のポイント
- 患児家族との信頼関係を築きながら，患児ごとの問題点を整理して，薬剤の管理方法を提案する。
- 医師など医療関係者との情報共有をし，薬剤師ならではの提案をする。

小児在宅医療患者の特徴

　小児では，気管切開・人工呼吸管理・経管栄養・中心静脈栄養療法などの継続的な医療的ケアが必要な状態が通院困難の目安[1]とされており，なかでも薬の管理が複雑な場合に薬剤師の力が必要となる。患児らの疾患はさまざまだが，共通しているのは継続的な医療的ケアのために，保護者・介護者が患児から目を離せないことである。小児在宅医療の対象となる患児の多くが経管栄養療法を受けており，医薬品も小児用の細いチューブから投与される[2]。本稿では実際の症例[3]を参考に，小児における経管投与の注意点と薬学的管理の具体例を紹介する。

小児在宅医療における経管投与の注意点

　本症例は，稀少難治てんかんで在宅療養中の4歳，女児（体重：10kg）で，治療薬は経管投与されている。

在宅移行時の状況

生後1カ月よりてんかん発作が始まる。十分な発作コントロールが得られないまま4歳時に退院し在宅へ移行した。過緊張，発汗から，脱水，低ナトリウム，低カリウム状態となりがちである。内用薬は経鼻十二指腸のEDチューブ（elemental diet tube）の6.5Fr.（外径：2.3mm，長さ120cm）より投与。成分栄養剤をポンプで注入。体重10kg。訪問看護を利用するも，訪問診療は受けておらず，小児の専門医療機関の主治医を毎月受診していた。

介入時の処方

ココカラファイン薬局砧店（以下，当薬局）で小児在宅医療に取り組むようになったのは，薬局の窓口に来局したある患児の母親からの「薬を届けてもらえないでしょうか」という要望に応えたのがきっかけである。当時は小児の在宅医療に対応する薬局はほとんどなく，高度医療機関と地域の薬局が在宅療養患者のために連携できる仕組みも整っていなかった。当薬局も仕組みも何もないところから手探りで始めていった。

本症例の患児も在宅療養開始時は病院近くの薬局で家族が薬を受け取っていたが，医療関係者経由で当薬局の情報が伝わり，当薬局に訪問薬剤師の利用を希望した。そこで，当薬局より，処方医へ在宅患者訪問薬剤管理指導を提案して了承を得た。患児の処方を表1に示す。22種類の薬剤が処方されており，当初は計量混合調剤の指示もなく，以前の薬局でも混合調剤をしていなかったため，家族は薬局で22種類の薬袋を受け取り，その中から服用時点ごとに薬を選んで使用していた。

介入内容

処方箋が発行される前に一度訪問し，薬に関する困りごと（表2）を聞き取ったところ，経管投与で詰まりやすい薬剤や，患児の状態によっては投与しない薬剤などがあることがわかり，家族と相談しながら，よりよい薬剤の管理方法を提案した。ただし，当薬局で初めて調剤した際は病院の退院時処方とまったく同じように作ることを心がけ，製剤の種類や量が同じであることを保護者に

表1 本症例の処方内容

〈内用薬：分包（下線の用量は成分量，下線なしは製剤量で記載）〉

薬剤	用量	分服	時点
①ジアゼパム散 1%	<u>0.7mg</u>	分2	朝夕食後
②チザニジン顆粒 0.2%	<u>1.4mg</u>	分3	朝昼食後・就寝前
			（朝昼食後：0.2mg，就寝前：1mg）
③ラメルテオン錠 8mg	0.5錠	分1	就寝前（粉砕調剤）
④塩化ナトリウム	0.5g	分3	毎食後
グルコン酸カリウム	1.0g	分3	毎食後
・炭酸水素ナトリウム	2.0g	分4	毎食後と就寝前
			（水5mLに溶かして経管チューブロック用）

〈内用薬：混合一包化（下線の用量は成分量，下線なしは製剤量で記載）〉

薬剤	用量	分服	時点
⑤バクロフェン錠 10mg	<u>18mg</u>	分3	朝昼食後・就寝前（粉砕調剤）
ダントロレンカプセル 25mg	<u>10mg</u>	分3	朝昼食後・就寝前（脱カプセル調剤）
ゾニサミド散 20%	<u>60mg</u>	分3	毎食後
ファモチジン散 10%	<u>8mg</u>	分1	就寝前
バクタ®配合顆粒	0.6g	分1	就寝前
ビオフェルミン®配合散	0.5g	分3	毎食後

〈内用薬：水剤（用量は製剤量で記載）〉

薬剤	用量	分服	時点
・ブロムヘキシンシロップ 0.08%	3mL		
L-カルボシステインシロップ 5%	3mL	分3	毎食後

〈内用薬：包装のまま（用量は製剤量で記載）〉

薬剤	用量	分服	時点
・ラモトリギン錠小児用 2mg	4錠	分2	朝夕食後
・レボカルニチン錠 100mg	3錠	分3	毎食後
			（1回量が2mLになるよう水に溶かして使用）
・ソリタ®-T配合顆粒3号　4g	3包	分3	毎食後
・エレンタール®P乳幼児用配合内用剤	160g	分1	就寝前

〈外用薬〉

・ジアゼパム坐剤 4mg	1回1個	1日2回　朝・夕
・抱水クロラール注腸用キット「500」	1回1個	けいれん時
・生理食塩液　20mL	1回1管	1日1回（加湿用）
・グリセリン浣腸液 50%　30mL	1回1個	1日2回

※①②③④⑤を服用時点ごとに仕分けてまとめる

3　小児在宅医療の症例

表2 介入前の問題点

- 処方薬は22種類35日分あり，台車で運ぶほどになる
- 約20種類の薬袋から家族が長時間かけて薬を服用時点ごとに仕分けている
- 医療機器のバッテリーの限界から，薬局で長時間待てない
- 父親が来局するため，主介護者の母親が服薬指導を受けていない

確認してもらった。訪問薬剤管理指導報告書を送るタイミングで，図のような投与条件と服薬タイミングで分包紙を分けて一包化したことを薬学的管理指導計画に記載し，処方医より了承を得るような形で段階的に進めていった。

分包は表1の⑤の散剤を投与タイミングごとに一包化（図-A）し，別包とした①〜④の散剤も含め，服用時ごとに仕分け，分包紙をまとめてホチキスで留める（図-C）。

徐脈時に投与を見合わせるため別包とした薬剤（ジアゼパム，チザニジン）の分包紙には，医師の口頭指示も印字する（図-B）。

また薬の投与経路や患児の状態も把握して[4]，それを調剤方法に反映させるようにしている。鼻腔を通す経鼻チューブはメーカーによって規格はさまざまであるが，例えばジェイフィード®栄養カテーテルの場合，乳幼児用の長さの40cmの経鼻胃管は3〜8Fr.で6種類あり，胃から幽門を越えて十二指腸や空腸に留置される経鼻腸チューブは胃管より長いものが使用され，遠位までの挿入を助ける工夫が施されている。成分栄養剤は5Fr.以上，半消化態栄養剤は8Fr.以上のチューブで注入可能[5]である。患児への負担を考慮すればなるべく柔らかく細いチューブを選択したいところではあるが，柔らかいシリコーン素材ではチューブ壁を肉厚に作らねばならないため外径に対して内径が小さくなり，内径が細いほど閉塞のリスクが高くなる。チューブが閉塞した場合，経鼻胃チューブは自宅でも交換可能だが，病院にてX線透視下で位置を確認しながら挿入される経鼻腸チューブは，自宅では交換できない。在宅療養中に経鼻腸チューブが閉塞すると薬だけでなく水分も栄養もとれなくなり，脱水や低血糖で救急搬送となりかねない。粉砕指示のダントロレンカプセルは，カプセ

ⓐ：1Fr.は外径0.3mm。3Fr.は外径1.0mm，8Fr.は外径2.7mmのため，内径はさらに狭い。

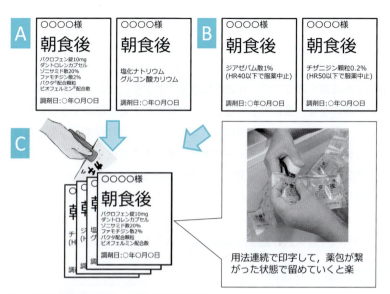

図　薬学的管理の実例（朝食後薬の場合）

ルごと粉砕して篩過する方法もある（第4章2）が，本症例では経鼻腸チューブ（十二指腸留置）を使用しているため，慎重を期してカプセルの破片が混入しないよう脱カプセルにて調剤する方法を選択した。

　小児の経管投与では，錠剤粉砕や脱カプセルなどにより患児の体格に応じた適切な1回服用量とした散剤を，水や湯冷ましに溶いて投与するよう指導していることがほとんどである。そのため，カプセル剤を粉砕調剤した場合，カプセルの破片が常温の水には溶けずに残り，細い経鼻チューブを閉塞させてしまう。たとえ，温湯でカプセルの破片を溶かしたとしても，細いチューブを通過するうちに冷めて再度固化する可能性もある。さらに，経管投与時に使用できる水分量が限られている患児では，錠剤のフィルムコートの殻も粉砕後に篩過して取り除くよう筆者らは努めている。水溶性高分子のフィルムコーティング剤は溶解後に粘性を発現し，チューブを閉塞させる可能性があるためである。

　また，このようにきめ細やかな薬用量の調整や細いチューブを使用する小児科領域では，成人の経管投与と薬学的管理が異なり，錠剤やカプセルを粉砕，脱カプセルをせずに温湯に崩壊懸濁させて経管投与する簡易懸濁法は一般に

使えないため注意が必要である。

介入後の効果

　薬剤師が訪問することで，保護者は患児のケアをしながら服薬指導を受けることが可能になり，薬に対して感じていた疑問や不安を解消できるようになった。また，保護者が看護の合間に行っていた薬の仕分け作業が不要となり，仕分けミスによる誤投与や，チューブ閉塞のリスクを軽減することができた。そして，体調に応じて調節して使用する薬の判断基準を薬包に印字したことで，薬剤の投与を他の家族や訪問看護師に委ねることができるようになり，主に投与を行っていた母親がまとまった休息をとれるようになった。在宅医療における薬学的管理では家族のレスパイトケアも重要な視点である。

薬物療法への理解

　小児在宅医療で出会う希少疾病の薬物療法を理解するために必要な情報を収集するだけでも多くの時間を費やすことが少なくない。本症例も例外ではなく，以下，本症例の薬物療法の理解のために参考にした情報を筆者なりにまとめたので紹介する。

1 抗てんかん薬の多剤併用療法

　稀少難治てんかんではエビデンスに基づいた治療設計が困難であり[6]，医師の経験やエキスパートオピニオンに基づいて薬剤が選択され[7]，TDMを行いながら慎重に投与量が決められていく[8]。本症例でも数種類の抗てんかん薬が試行された後，疾患に関わる多くのイオンチャネルに働きかける[9]多剤併用療法となっている。

2 てんかん重積発作時

　在宅療養中のてんかん重積発作時には抗てんかん薬を経直腸投与することに

- ⓑ：経鼻経腸チューブ（EDチューブ）の添付文書には「チューブを介しての散剤等（特に添加剤として結合剤等を含む薬剤）の投与は，チューブ詰まりのおそれがあるので注意すること」との記載がある
- ⓒ：レスパイト（respite）とは一休み，休息の意味で，レスパイトケアは介護をする保護者や家族が一時的に休息し，心身の疲れを取るための支援のこと

なる．抱水クロラール注腸液は 10 分程度で血中濃度が上昇するため，重積発作に有効との報告がある [10]．ジアゼパム坐剤は有効血中濃度に達するまで 30 分かかるので急性の発作の収束には適さないが，医療機関外での急性発作への緊急的対応として処方されることは少なくない [10]．いずれも使用後の意識レベルや呼吸状態の確認が必要で，他に選択肢のない状態での限定的な使用に留めるべきとされている [10]．

3 筋緊張と睡眠

　筋弛緩薬についてはチザニジンが中枢で，バクロフェンが脊髄で，ダントロレンが末梢で作用し，筋緊張が変動する場合はフェノバルビタールが使用される [11]．筋緊張は睡眠にも影響し，中枢神経障害ではメラトニン分泌障害も高率で合併する．これに対してラメルテオンが，有効であるという報告もある [12]．

4 消化機能障害

　神経筋疾患では筋緊張や疼痛のストレスから，自律神経性と思われる胃酸過多や胃食道逆流症などがしばしばみられる [13]．十二指腸の運動が酸曝露で抑制される機能性ディスペプシア [14] の可能性を考えると，胃酸の過剰分泌が，胃排出速度や薬物の吸収速度を低下させて薬の効果が不安定になりかねない．消化器症状緩和の薬物療法は重要であり，ファモチジン，モサプリド，六君子湯が用いられる [11]．なお，バクロフェンは，非脂溶性で分子量が大きく血液 - 脳関門を通過しづらいため，内服では重度の痙縮に対する効果があまり期待できない [15] が，食道括約部の一過性弛緩の抑制効果があり，胃食道逆流症への効果を期待して処方されることもある [16]．なお，胃食道逆流症は誤嚥性肺炎のリスクとなり，患児らにとっては生命予後に関わる重大な合併症である．

患者家族との信頼関係を大切に

　小児在宅医療で薬のこと以上に大切だと感じていることは，家族の思いを受け止めることである．その思いのすべてを理解することはできないが，話すことで少しでも気持ちが和らぐような服薬指導を目指してきた．訪問を開始した頃は，私たちのほうが教わることばかりだと感じつつも，少しずつ薬物治療歴

とそれぞれの薬剤に対する母親の思いを雑談的に聞き出すようにしてきた。それを薬物療法の専門家として読み解くことで，信頼関係が強まっていったと思われる。特に希少疾患の薬物療法はわからないことばかりで，いつも手探りだったが，うまくやろうと思うより，いつも一生懸命だったから，家族は心を開いてくれたのだと思う。

引用文献

1) 川名三知代：小児在宅医療における地域薬局の役割．ファルマシア，51(12):1164-1166，2015
2) 川名三知代：生きづらさを抱えて家族とともに暮らす子どもたちを支えるために薬学にできること；小児在宅医療における地域薬局薬剤師の役割．薬学雑誌，140(7):859-867，2020
3) 川名三知代，他：訪問薬剤管理指導を必要とする小児科患者の在宅療育状況と薬剤師の役割．癌と化学療法，45(Suppl Ⅰ):85-88，2018
4) 川名三知代：地域薬局の抱える問題と小児用製剤開発に望むこと；小児在宅医療での薬学管理の現状と薬学への提言．Pharm Tech Japan, 36(14):2169-2174, 2020
5) 日本静脈経腸栄養学会・編：静脈経腸栄養ハンドブック．南江堂，2011
6) 日本てんかん学会・編：稀少てんかんの診療指標．診断と治療社，2017
7) 髙橋幸利・編：新小児てんかん診療マニュアル．診断と治療社，2019
8) 日本TDM学会・編：抗てんかん薬TDM標準化ガイドライン2018．金原出版，2018
9) 鬼頭正夫：てんかんとイオンチャネル病の基礎知識．診断と治療社，2013
10) 日本小児神経学会・監：小児けいれん重積治療ガイドライン2017．診断と治療社，2017
11) 北住映二，他：重症心身障害児・者 診療・看護ケア実践マニュアル．診断と治療社，2015
12) 宮本晶恵，他：障害児における睡眠障害に対するramelteonによる治療．脳と発達，45:440-445，2013
13) 戸谷剛：重症心身障害児の栄養管理．在宅新療0-100, 1(12):1111-1115，2016
14) 大島忠之，他：機能性ディスペプシアの最近の話題．日本内科学会雑誌，104(11):2428-2435，2015
15) 平孝臣：バクロフェン髄腔内投与療法．臨床神経学，50(11):816-819，2010
16) 小長谷敏浩，他：酸分泌抑制薬抵抗性NERDへの対応．日本消化器病学会雑誌，103(11):1223-1232，2006

（川名 三知代）

4 小児在宅患者に多くみられる特性と注意点

症例

小児在宅医療のポイント

- 小児在宅患者は神経筋疾患などにより，筋肉量が少ないことが多いため，年齢ではなく，体重を確認し，投与量を確認する。
- 嚥下障害などにより経管栄養療法の患者も多く，摂取エネルギー量，必要栄養素に注意が必要である。
- 薬も経管投与である場合が多いので，チューブ閉塞を起こさないよう，薬剤選択は重要である。
- 小児在宅患者に共通する症状や特性があるので，その理解を深めるとよい。

「医療的ケア児及びその家族に対する支援に関する法律（令和3年法律第81号）」が2021年9月18日に施行されたことにより，それまで地方自治体などにより独自に「努力義務」とされていた，医療的ケア児への「支援」が強制力のある「責務」となった。

薬剤師に対しては，その「支援」のなかで，日常生活における支援，相談体制の整備などを主として，その他にも，医療的ケア児への対応が可能な薬局，小児在宅医療に取り組む薬局の整備が求められている。

本稿では，実際の小児在宅医療の経験から，医療的ケア児（小児在宅患者）に共通して多くみられる特性や注意点を紹介し，少しでも日々の業務の役に立つ情報を共有できればと思う。

小児在宅医療を始めるきっかけ

　筆者の務める三進堂薬局の近隣には，20年以上前から訪問診療を行う小児科医院があり，開局当初より当該医院と連携をしてきた。2011年，訪問診療への同行から始まり，半年後，在宅患者訪問薬剤管理指導を本格的に開始した。その後，地域の医師や看護師，薬剤師など多職種を対象とした小児在宅医療の勉強会を兼ねた集まりに参加するなかで，他の医師からの依頼により，徐々に在宅患者訪問管理指導業務を行う小児在宅患者が増えていった。

小児在宅患者に多くみられる特性や注意点

● 筋肉量と体重と投与量

　小児在宅患者は，神経筋疾患などにより筋肉量が少ないことが多い。そのため，年齢だけでの用量検討は困難であり，まずは体重を知ることが重要である。また，嚥下などの障害により，経管栄養療法の患者も多く，薬も経管投与である場合が多い。

● 経管投与

　経管投与ルートの多くは，経鼻または，胃瘻のいずれかである。経鼻チューブは6Fr.（外径約2mm）のチューブか，それ以下のチューブが用いられる。そのため，経管投与では，薬をこの細いチューブに通す必要があり，剤形だけでなく製剤特性などを考慮して薬剤の選択がなされることが重要である。
　特に徐放性製剤や腸溶性製剤では注意が必要だが，実際には，腸溶性製剤であっても，用量や経管投与を理由に粉砕指示の処方も散見される。この場合，経鼻投与が十二指腸留置，もしくは腸瘻の場合には，粉砕可能である。なお，チューブの先端の留置位置が胃の場合でも，「効果が出ているので問題ない」と処方医が判断するケースも少なくない。いずれにしても，投与経路，チュー

ブの太さ，先端の留置位置については確認が必要である。

消化器系

　筋肉量が少ないことに起因し，便秘や胃食道逆流症といった症状が多いため，便秘薬や，胃の薬などの処方が多くみられる。なお，胃酸の逆流は，噴門の筋肉の問題に加えて，姿勢も影響すると考えられる。また，嚥下障害などにより，気管喉頭分離術や，噴門形成術を受けられていることもあるため，注意が必要である。

呼吸器系

　気管切開や人工呼吸器の使用などのケアも多くみられ，自力での排痰が困難な患者では痰の吸引などの排痰介助も必要であり，去痰薬の使用も多い。点鼻剤や定量噴霧式吸入器（pMDI）は，正しい向きで使用する姿勢をとることが可能かを確認する必要がある。不可能である場合には，デバイスや投与経路の異なる代替薬の検討と提案が必要となる。

栄養

　人工呼吸器使用の場合は，呼吸筋で消費されるカロリーが極めて少なくなる。そのため3歳以上でも必要摂取カロリーが1,000kcal/日以下となることもある。なお，栄養素によっては，微量元素を含んだ栄養剤でも，必要量に達しない場合があり，ミキサー食など食事が併用されることもある。

1 セレン欠乏症

　セレン欠乏症は，心機能低下，重症では心肺停止の恐れがある。爪が白く変色することが知られているため，爪の変色があれば，早急に主治医に相談するよう保護者には伝えている。

　小児期のセレンの推定平均必要量はおおよそ20μg/日であり，セレン含有栄養剤であれば，250〜300kcalを摂取すれば十分であることから，栄養剤の一部を置き換えることがある。

2 亜鉛欠乏症

　亜鉛欠乏症では，皮膚炎，口内炎，味覚障害などが起こる。小児では，低身

長，体重増加不良などの発育障害を引き起こす。

小児期の亜鉛の推定平均必要量は6〜8mg/日であり，亜鉛含有量が少ない栄養剤では，約0.6mg/100kcalであるため，単独使用で1,000kcal以下の場合には，特に注意が必要となる。煮干しの出汁やココアは亜鉛を摂取しやすい食品である。

先入観などにより対応が遅れた例

自分の常識や先入観により対応が遅れ，後悔したことがいくつもある。共有することで，参考になればと思う。

小児在宅医療を開始した当時，患者家族に「困っている薬，使いにくい薬はありませんか？」とまず聞くことから始めていた。意外なことに，返事は「特にない」ばかりだった。今振り返ると，患者家族との関係が，希薄だったことに加え，患者家族に具体的に負担の少ない投与方法を提案しなければ「この薬は大変でも仕方ない」と思われることから，「特にない」という回答となったと思われる。

● 経管チューブの閉塞

少しずつ関わるなかで，患者家族は自宅に乳鉢，乳棒を準備しており，経管投与する際に，散剤を含む薬を再度すりつぶしているという実態がわかった。患者家族が器具を使って薬をすりつぶしていることなどまったく想像すらしておらず，自宅での経管投与の実態把握に時間がかかってしまった。幸い，徐放性製剤などの危険な薬が含まれるケースはなかった。その後，つぶすことで薬が想定外に作用するなどの危険性と負担を説明し，現在ではつぶされることはなくなった。また，薬を沸騰直後の熱湯で懸濁しているケースもあった。

いずれも，チューブ閉塞は避けたいという患者家族の必死の思いから起きたことであり，閉塞すると，チューブ交換ができるまで，患者は薬だけでなく，水分も食事も摂れないため，臨時の受診や往診によるチューブ交換が必要となる。チューブ閉塞は小児在宅医療において最も注意すべきことの一つであると，

患者家族と関わるなかで再認識させられた。

水剤と栄養剤

1 水剤

　チューブ通過の点から，水剤が優先して処方される傾向にある。しかし，保管や持ち歩きの不便さ，または服用時の手間から，患者家族からは好まれないことが多い。散剤や錠剤の粉砕，脱カプセル，また用量的に可能であれば，簡易懸濁により，経管投与できる場合も多い。外出の有無など，個々の状況を把握し，それぞれの患者にとって最適な薬剤を選び，提案するように努める必要がある。

　さらに水剤は，秤量誤差などの手技的な影響を受けやすく，処方日数よりも早くなくなってしまうことがある。

2 栄養剤

　栄養剤でも同じような経験をしたケースがあるので，紹介する。

　処方内容は，1缶250mLの栄養剤を，1日2缶（朝200mL，昼150mL，夕150mL）であったが，「数日前には足りなくなる」と患者家族から頻回に連絡がくることがあった。処方医と相談し，患者家族に，投与時にこぼしたのか，祖母宅用や施設用など複数個所に置いているのかなど，いろいろな質問を考えて聞いてみたが，原因はわからなかった。数カ月後，再度量り取る用量を服薬指導時に確認したところ，患者家族は間違えてはいなかったが，その際に，「夕方分が少し足りなくなってしまうので，追加で1缶使う日がある」ということがわかった。

　量る手技が難しい水剤ではよく経験していたが，栄養剤は薬よりも食事に近いという先入観があり，夕方は残った分を投与されていると思い込んでいた。しかし，患者家族にとっては他の薬と同じ，正確に量るべき薬であり，そこに思いが至らず，対応が遅れてしまったケースである。その後，「夕方は残った分でよい」と処方医から指示があり，解決に至った。

小児在宅医療に関わるにあたって

　小児在宅患者の基礎疾患はさまざまだが，嚥下困難や便秘，排痰困難など共通する症状も多い。小児在宅医療に関わるにあたっては，あらゆる疾患の知識が必要というよりは，この共通する症状や経管投与などの特性に対しての理解を深めるという観点のほうが重要だと感じている。疾患については，担当する患者の疾患について，知識を得るとよいと思う。

　さまざまな分野で小児在宅患者などへの支援が進展していくなかで，今後は薬剤師も他職種との連携が重要となるだろう。家族と離れて過ごす時間が増えるなかで，「薬の相談は薬剤師に」と思ってもらえるように，顔の見える関係での連携が求められる。

 ## おわりに

　小児在宅医療に関わり始めてから，「忘れず迅速に」「必要とされることを」「否定しない」，この3つを心構えとし，患者家族と少しずつ信頼関係を築いていくことを大切にしてきた。特に「否定しない」ことは重要で，危険性のないこだわりについては，尊重し，少しずつ負担を軽減することを心がけることで，信頼関係は築きやすくなる。

　可能な限り負担，不安のない薬を提供することで，家族で過ごす時間，家族以外と過ごす時間，仕事や自分のことに費やす時間など，患者とその家族がそれぞれ安心して過ごせる時間を増やすこと。それが小児在宅医療において，薬局薬剤師にできる最大の支援だと考えている。

（佐藤　直哉）

5 病院薬剤師による退院支援〜小児在宅への移行における薬局薬剤師との連携〜

薬薬連携

小児在宅医療のポイント

- □ 小児在宅医療の対象となる子どもは，出生後，ずっと医療機関で過ごし，退院を機に在宅医療に移行するため，家族は，日常生活を送りながら医療ケアをする実践することになる。
- □ 小児在宅医療患者の背景はそれぞれ異なり，同じ基礎疾患でも必要とする支援は異なることに注意する。
- □ 日常生活を送るうえで，患児・家族の不安が少しでも軽減できるよう，病院薬剤師と薬局薬剤師は薬物療法に関する情報を共有し，連携を図る必要がある。

在宅医療の対象となる子ども

 小児科領域ではどのような子どもが在宅医療の対象となり，どのような支援を必要とし，そのなかで薬剤師はどのような役割があるのだろうか？

退院を機に在宅医療へ移行

 小児在宅医療の対象となる子どもの多くは，主に NICU（新生児集中治療室）や GCU（回復治療室）病棟退院からの移行例が多く，重症心身障害児（重度の知的障害と肢体不自由が重複）や医療的ケア児（人工呼吸・経管栄養・気管切開・中心静脈栄養などのような医療的ケアが日常的に必要）となる。また，この他には，乳幼児期に発症した新たな疾患や事故による障害，重症心身障害

児が加齢とともに発症した合併症がきっかけで医療的ケアが必要となり，在宅療養開始となることもある。

本稿では，上述のような医療機関からの退院を機に，初めて在宅医療が開始となるケースにおける病院薬剤師の役割と在宅医療を支える薬局薬剤師に向けたアドバイスを紹介する。

退院後の生活を支援するはじめの一歩

退院前カンファレンス

前述のように小児在宅医療の対象となる子どもたちの多くは，出生後，ずっと病院で過ごし，主に医療機関の医師や看護師により医療的ケアが施行されている。このような子どもたちが，退院を機に在宅医療に移行すると，さまざまな医療的ケアを，家族が日常生活のなかで，恒常的に実践することになり，家族にとっては心身ともに非常に大きな負担となる。

退院≠ゴールではなく，患児と家族にとっては，そこから新たな未知の生活が始まることになる。

そのため，医療機関では，退院前に退院支援の一環として退院後の生活支援を目的とした退院前カンファレンスを開催する（開催するタイミングや回数は患児により異なる）。このカンファレンスでは，患児と家族が持続可能な生活を送るために，具体的にどのような支援が必要なのか，退院後のライフスタイルを考慮した医療的ケアプランを多職種で考えるため，在宅医療を遂行するうえで大きな役割を果たしている。

1 退院前カンファレンスに参加する職種

筆者が病院薬剤師として参加する退院前カンファレンスでは，医療機関側からは医師（主治医以外の診療科医師も含まれる），看護師（病棟・外来，退院支援担当），リハビリ担当（作業療法士など），管理栄養士，社会福祉士，薬剤師などが参加する（参加職種はいつも同じではない）。

在宅側からは，訪問医師，訪問看護師，薬局薬剤師，ヘルパー，訪問リハビ

リ担当者などの職種が参加する。

　患児に関わる職種などが一堂に会する退院前カンファレンスに参加することで薬局薬剤師は，他職種や患児・家族とこれから顔の見える関係を構築するためのスタートラインに立つことができる。

2 退院前カンファレンスで共有される情報

　退院前カンファレンスでは，医療機関側より，患児による情報提供が行われ，これまでの①成長過程・治療経過，②現処方，③今後の外来受診予定，④栄養剤・ミルクなどの投与（注入）方法とそのスケジュール，⑤必要な医療的ケア（人工呼吸器・吸引・経管栄養・酸素療法など）と関連する医療材料や衛生材料，⑥家族（介護者）の病識・医療的ケアに関する手技の習得レベル，⑦保護者からの要望に関する情報──などが共有される。

　この他，退院後のサービス利用計画，退院後の関連職種情報（訪問看護，訪問リハビリ，ヘルパー，かかりつけ薬局など）など，在宅側の情報提供が行われる。これら共有される情報には小児特有のものも多く含まれる。

3 退院前カンファレンスは薬局薬剤師を知ってもらう絶好の機会

　前述のように，退院前カンファレンスでは，退院後に関わる職種の情報も共有される。他職種からみると，退院後のかかりつけ薬局や薬局薬剤師の役割が十分認識されていないことも少なくなく，また，薬の管理や薬に関する相談応需なども訪問看護師が行っていることもあるため，在宅医療において，薬剤師がどのような役割を担えるのかを，カンファレンスで明確に伝えておく必要があり，退院前カンファレンスへの参加が望まれる。

カンファレンスを機に始まる薬薬連携

　退院前カンファレンスを機に，介護者の負担軽減と退院後の処方内容や調剤方法の提案を行うため，病院薬剤師と薬局薬剤師による連携を始める。

　病院薬剤師は，入院中の服薬支援だけではなく退院後の生活状況を把握し，日常生活のなかで家族が負担なく行える投薬スケジュールを検討し，主介護者以外の保護者に対する指導（説明）も行うなど必要な支援を繰り返し退院まで

継続して提供する必要がある．薬局薬剤師は退院後の服薬を中心に，患児・家族のライフスタイルを考慮した支援をする．

病院薬剤師と薬局薬剤師で共有する情報

小児在宅医療における病院薬剤師と薬局薬剤師間の情報共有は，成人のケース以上に医療支援と生活支援それぞれにおいて多岐にわたる．それは，同じ疾患の患児でも必要な情報は異なるためである．

病院薬剤師の情報提供ツール～薬剤管理サマリー～

病院薬剤師から薬局（薬剤師）に必要な情報を的確に伝えるためのツールの一つとして，小児科領域においても日本病院薬剤師会が作成・提供する小児版薬剤管理サマリー（図）がある．本シートは，さまざまな視点から検討・作成されているため，薬物療法に関わる諸情報を記載することができる．そのため，病院薬剤師は，薬局（薬剤師）への退院時の「薬剤管理サマリー」としてだけでなく，薬剤師以外の職種への情報提供ツールとしても活用できる．

1 小児版薬剤管理サマリーに記載される内容

小児版薬剤管理サマリー（図）には，①栄養状況，②調剤方法，③剤形の嗜好――などをチェック式で記入できる欄が設けられている．

一方で，自由記述欄の「特記事項」には，適応外使用の薬剤や，海外で推奨されている用法など日本の添付文書に記載のない特別な用法・用量で使用される薬剤とその処方目的・意図などの他，発達・知的レベルを含めたアドヒアランスの評価や学校などとの情報共有の必要性など，小児特有の事項についての詳細を記載するようになっている．

また上述以外にも「特記事項」には，服薬指導で，病名告知などの注意すべき事項や保護者の理解度などの指導状況など，薬剤師間でしっかり共有しておくべき情報についても記載するようになっている．

記載する病院薬剤師にとって，すべての項目を埋める作業は大変な労力を要するが，必要と思われる（伝達しておきたい）項目から，退院に向け日頃から少しずつ埋めていけば，退院時には大変有用な薬剤管理サマリーに仕上がる．

2 薬局薬剤師の活用

　前述のように小児版薬剤管理サマリーは，退院までの患児に関する情報が多岐にわたり記載されており，かかりつけ薬局（薬剤師）は，これらの情報から患児の状態・状況の概要がわかり，退院後の支援内容をイメージすることができる。また，薬局（薬剤師）として，この他に患児に関して，どのような情報が必要なのかを知る（確認する）うえで，このツールは大変有用である。

患者家族のニーズ

病院薬剤師と薬局薬剤師間での患者情報の共有

　医療的ケア児の薬物療法は個別性が高く，前述したように同じ基礎疾患でも支援内容が異なることも多い。処方薬について入院中にさまざまな医療従事者から十分説明を受けていても，患者家族は，退院を機に在宅医療に移行し，自分たちで投薬やケアを行うことに急に不安に感じることもある。

　特に，医療機関で受けてきた説明や対応と薬局での説明や対応が異なると，患者は不安や不信感を覚えることもある。家族から医療機関（病院薬剤師）と薬局薬剤師間で患者情報をしっかり共有しておいてほしいという意見（要望）をいただいたこともある。

　そのため，病院薬剤師は医療機関側と在宅側で説明が異なることのないよう，患者家族が入院中に誰（どの職種）からどのような説明を受けていたのかを把握し，さらに病院薬剤師が関わってきたなかで感じた患者家族の印象を薬局薬剤師に伝え共有しておくことは，在宅医療を進めるうえで，大変有用となる。

定時服用薬より頓用薬が知りたい

　家族のニーズで特に高いのは，定期処方薬より頓用薬に関する情報と使用方法である。

　病院薬剤師は，退院前カンファレンスまでに，入院中の主治医の頓服薬に関する具体的な指示内容や使用経験の有無，使用後の状況について確認しておき，

第6章 ゼロから教えて！子どもの在宅医療

図　小児版薬剤管理サマリー（記載例）

〔日本病院薬剤師会：薬剤管理サマリー（小児版）；薬剤業務関連記録様式等のダウンロード
薬剤業務関連記録様式等（https://www.jshp.or.jp/activity/kiroku.html）〕

禁忌薬，及び患者が過去に経験した副作用及びアレルギーについて記載対象薬剤や症状などが判明している場合には，いつ・どのような症状があったか併せて記載

特殊ミルクや経腸栄養剤で不足する栄養素や離乳食開始遅れの要因等詳細は特記事項へ

腎機能，肝機能を含め必要と思われる最新の検査値（検査日）

特殊な調剤方法，ケトン療法における賦形剤使用の制限，乳糖不耐症への対応など詳細に記載

入院前の服用状況を記載

経口摂取，錠剤内服経験の有無など

単シロップ，フレーバーによる矯味など

発達・知的レベルを含めたアドヒアランスの評価や本人への指導内容詳細は特記事項へ

エピペンやインスリン，また学校や保育園で服用する場合など，学校等と情報共有が必要な薬剤や注意事項などが該当．詳細は特記事項へ

他施設（患者が次に薬物療法を受ける施設）の薬剤師等に伝えておく必要があると思われる事項を記載
薬学的問題点リストに沿って，入院中の薬物療法・手術等を含む治療経過，治療の有効性の評価，副作用発現の有無や薬剤の追加，減量，中止，休薬に至った経緯等を留意すべき検査値とともに記載
・適応外で使用されている薬剤や特別な用法・用量（日本の添付文書外）で用いられている医薬品の処方目的・意図
・患者・保護者への服薬指導上で注意すべき事項・指導状況
　（例：保護者の薬物治療に対する不安からの怠薬歴，併用不可と伝えている薬剤や食品，病名告知の有無，本人への服薬指導の詳細，病識，薬の理解度，薬剤管理能力など）
・今後の入院・検査・追加治療の予定
・頓用薬の使用のタイミング

隔日投与の薬剤，発熱時対応が必要な薬剤，漸減・漸増プランが決まっている薬剤の今後の投与スケジュール，外来で血中濃度測定を行う薬剤など

注意すべきモニタリングポイントについて記載
例）
・体重増加に合わせた用量調整が必要な薬剤
・食事摂取不良となった際に栄養剤のみでは不足する栄養素
・脱水や食事摂取不良に伴い，高カリウム血症や低血糖を起こす可能性のある薬剤
・腎機能がさらに悪化した際に減量が必要な薬剤
・怠薬の疑い等，服薬管理上の問題点
・成長や成人医療への移行に伴う，本人の薬剤管理能力，理解度確認の必要性
・休薬している薬剤を再開する際の注意点、併用が必要な薬剤
など

退院前カンファレンスでは，薬局薬剤師と退院後の支援方法を具体的に協議できるようにしておく必要がある。

また，入院中に処方されていた頓服薬は，退院時処方でも予防的に処方されているケースもあるため，病院薬剤師は，薬局薬剤師に，退院後の服薬指導でも，改めて説明（確認）を行うように依頼しておくことで，病院薬剤師と薬局薬剤師の連携がシームレスな退院後の支援につながり，ひいては家族（保護者）の不安軽減につながる。頓服薬同様，外用剤も入院中の家族による投薬歴がないまま退院することもあるため，退院後には再度確認（説明）が必要である。

成長するのは子どもだけじゃない

薬剤師が子どもの在宅医療で関わっていくうえで知っておくべき重要なことに，家族も子どもと共に成長するということである。

病院薬剤師からの情報提供は出生後の入院から退院までの一定期間の情報となる。薬局薬剤師は，病院薬剤師からの情報を参考に，今後薬局薬剤師として小児在宅医療に関わっていくうえで必要な情報を得る必要がある。

患児の病態も成長に伴い変化するために，頻回のアセスメントを行い，その結果に合わせて支援を工夫していく必要があり，家族からの情報も重要な要素となる。

このように，集めたさまざまな情報をもとに，薬局薬剤師は，今後必要もしくは不要となる可能性のある薬剤（剤形）や，家族の誤投与や負担とならないような調剤方法（家族からの希望・剤形）の工夫など，患児の成長や退院後の生活状況に応じて経時的に薬物療法の見直しを検討することが求められる。

おわりに

子どもの在宅医療はハードルが高く感じられがちだが，どの職種も薬剤師の積極的な介入を待っている。最初から完璧に対応できるケースは，むしろ稀で

ある。成人（高齢者）同様，薬剤師としての職能を活かした薬学的管理を皮切りに，一歩を踏み出し少しずつ，さまざまな経験を積みながら，患児と家族の実情を把握しながら，対応していくのがよい。さらに，在宅医療に関わる他職種との協働・情報共有をしながら，他職種が求める情報がどのようなものかイメージしながら，活動の幅を広げていくのがよいだろう。

皆さんと同じように，悩みながら在宅支援を行っている薬局薬剤師は全国にたくさんいて，どの薬剤師も試行錯誤しながら支援を行っているのが現状である。

対応に迷うことはひとりで抱え込まず，薬局外，地域外でもいいので相談できる仲間を増やしてみてほしい。筆者も，皆さんと一緒に子どもの最善の利益を考えることのできる薬剤師を目指していきたいと考える。

（笠原 庸子）

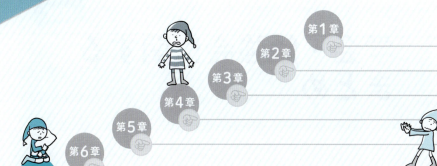

付録
学会・勉強会に関する まとめ

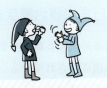

学会・勉強会に関するまとめ

小児薬物療法に関連する学会・勉強会

日本小児臨床薬理学会（JSDPT）
https://www.med.kagawa-u.ac.jp/~syounika/jdpt/

　小児薬物療法認定薬剤師が創設されるきっかけとなった学会である．近年は小児薬物療法認定薬剤師が増加したため，学術大会参加者の多くが薬剤師となってきた．薬剤師の小児薬物療法に対する意気込みと熱意が感じられるような学会である．日本全国の小児と関わっている・関わりたい志をもつ薬剤師と交流することができる．

日本栄養治療学会（JSPEN）　https://www.jspen.or.jp

　日本最大の多職種が集まる学会であり，栄養治療に関する情報発信，エビデンス創成がされている．医師，歯科医師，看護師，薬剤師，管理栄養士などが多く，栄養サポートチーム専門療法士（NST専門療法士）として多くの病院で活躍している．がんや高齢者，フレイルだけでなく，小児に関しては小児領域専門療法士もある．今後は同資格を取得した薬局薬剤師などによる地域での活躍も期待されるだろう．

　ヨーロッパ版のJSPENであるESPEN（ヨーロッパ臨床栄養代謝学会）の勉強も取り入れたプログラムLLL（Long Life Learning）というものもあり興味深い．

アレルギー関連学会・団体

▶ 日本小児アレルギー学会（JSPACI）　https://www.jspaci.jp
▶ 日本小児臨床アレルギー学会(JSPCA)　http://jspca.kenkyuukai.jp/information/
▶ 日本アレルギー疾患療養指導士認定機構　https://caiweb.jp
▶ 環境再生保全機構（ERCA）　https://www.erca.go.jp

　上述は，小児のアレルギー疾患について知識を得られる学会，独立行政法人機構で，日本小児アレルギー学会では小児アレルギーに関する各種ガイドラインが策定されている。

　日本アレルギー疾患療養指導士認定機構では，標準的なアレルギー医療を国民に提供する資格であるアレルギー疾患療養指導士（Clinical Allergy Instructor：CAI）を取得できる。日本小児臨床アレルギー学会では，CAIよりもレベルが高く，行動変容を起こさせる技術を学び，より専門性の高い小児アレルギーエデュケーター（Pediatric Allergy Educator：PAE）を取得できる。環境再生保全機構では喘息，COPDに関した情報を得ることができる。

日本小児集中治療研究会（JSPICC）　https://www.jspicc.jp

　小児集中治療に関する研究会で，よく知られているBLS，PALS，PEARSなどAHA認定の1次，2次救命処置法の講習の情報があるほか，メディカルスタッフセミナーにおいては小児集中治療室（Pediatric Intensive Care Unit：PICU）に特化して学べるのも魅力である。薬局ではほとんど触れることはないだろうが，PALSなど小児の救命措置なども知っておくことも重要だろう。

神経関連学会

▶ 日本小児神経学会（JSCN）　https://www.childneuro.jp
▶ 日本神経学会　https://www.neurology-jp.org/index.html

　てんかんや脳症など神経に関するガイドラインを確認することができる。日本小児神経学会では，てんかん重積，急性脳症，熱性けいれんの診療ガイドラインを，日本神経学会では，てんかん診療ガイドラインを確認することができる。また，てんかん診療ガイドラインには，抗てんかん薬の副作用が一覧になっ

ており見やすく，治療の終結に関することまで触れられている．医療的ケア児などではてんかんを併発していることが多いので，目を通しておくべきだろう．

🔵 日本外来小児科学会　https://www.gairai-shounika.jp

　中耳炎や感染対策，流行性感染症・ワクチン，精神疾患，栄養など外来診療におけるさまざまなジャンルでハンズオンセミナー，ワークショップといった形式が多く取り入れられており，いろいろことを体験してみたいと行き場所に迷う学術大会を開催している学会である．1回の学術集会で小児に関するさまざまな疾患や場面を学べるため，薬局薬剤師には日常の対応でかなり役に立つ情報を得られると思う．

🔵 日本重症心身障害学会　https://js-smid.org

　重症心身障害児・障害者が入院・入所しているセンター，施設に関連する医療職が多く参加する学会である．他の学会に比べると，成人した医療的ケア児を対象としていることも多く，在宅移行後の困った事例などに対して参考になることがあると思われる．

🔵 日本小児在宅医療支援研究会
　　　https://www.happy-at-home.org/12.html

　高度な医療的ケアを必要としながら病院を退院する赤ちゃんと家族が自宅や地域での生活に順調に移行できるように支援するために必要な課題を議論し，解決するための研究会である．在宅での医療的ケア児に対するさまざまな情報を発信してくれている研究会である．
　多職種が講演をしているため，コメディカル向けの研修会などもある．
　埼玉県小児在宅医療支援研究会も同じWebサイト上にあり，こちらはWeb研修会もあるが実技講習会も紹介されており，埼玉県やその周辺であれば現地参加もできると思われる．

🔵 感染症関連学会

　▶ 日本環境感染学会　http://www.kankyokansen.org

▶ 日本化学療法学会　https://www.chemotherapy.or.jp
▶ 国立国際医療研究センター AMR 臨床リファレンスセンター
　　　　　　　　　　https://amr.ncgm.go.jp

　日本環境感染学会は，感染制御に対して手指衛生，消毒剤，環境，統計なども重要であると認識できる学会である。

　日本化学療法学会では抗菌化学療法認定薬剤師が以前より設立されており，主に病院における ICT（infection control team）のなかで抗菌薬のスペシャリストとして活躍している。2023 年より薬局薬剤師を対象とした外来抗感染症薬認定薬剤師が設立されている。

　AMR 臨床リファレンスセンターは薬剤耐性菌や抗菌薬の適正使用について情報提供されているサイトである。薬剤耐性（AMR）に関する啓発ツール・資材・ポスター・動画などが提供されており，抗菌薬の適正使用の啓発には重要な資材の一つになるだろう。

日本小児循環器学会（JSPCCS）　https://jspccs.jp

　日本小児循環器学会の Web サイトに掲載されているガイドラインには日本小児循環器学会だけでなく，日本循環器学会もあり，先天性心疾患，不整脈，心不全，川崎病などが網羅されており，小児の薬物治療に関しても細かく記載されており，参考になることは間違いない。

小児薬物療法研究会

https://www.ncchd.go.jp/hospital/about/section/medicine/syonikenkyukai.pdf

　小児薬物療法に関心をもつ薬剤師や医師，薬学部学生が対象の研究会。主にメーリングリストでの情報交換や認定単位が取得可能な講演会を実施している。メーリングリストには，小児の薬物療法の相談が寄せられ，医師やベテラン薬剤師などより，解決策やエビデンスが回答されるため，日々の業務での困りごとを解決できる。登録希望の際は，「pedi_net_apply-tanto@umin.ac.jp」に，「小児薬物療法研究会連絡希望」と件名に記載し，必要事項を記載して送ると，後日研究会より回答があるだろう。

小児医療をみんなで一緒に学ぶ会

　前項の小児薬物療法研究会の研修部門である。初期は対面の双方向型ディスカッションができる形式で行っていたが，コロナ禍よりZoomによる双方向型ディスカッションとなった。Webinar形式ではないので，講師や他の参加者の顔が見える。さまざまな領域の最新の小児薬物療法などについて専門の医師などが講演してくれるので常に情報をアップデートできる。

国立成育医療研究センター
https://www.ncchd.go.jp/recruitment/gakusyu/

　成育医療を中心とした子どもと妊婦のための病院と研究所を併設した国立の施設。医療機関・医療者との連携や情報提供を行っており，セミナー・学習会なども開催する。

　現在はアレルギーセミナーやさまざまな専門家の医師より講演される成育子どもセミナーなどがある。事前登録は必要だが，無料でWeb参加できるのが魅力的である。年間のスケジュールもあり，聞きたいものだけをピックアップすることができる。成育子どもセミナーは全医療従事者対象もあり，説明も細かくわかりやすいのでお勧めしたい。

認定制度・資格

小児薬物療法認定薬剤師　https://www.jpec.or.jp/nintei/shouni/

　日本薬剤師研修センターが認定する，小児薬物療法分野において一定レベル以上の能力と適性を有する薬剤師が取得できる資格である。

　日本薬剤師研修センターによる研修や試験などを経て医薬品に関わる専門的立場から，医療チームの一員として小児科領域の薬物治療に参画し，患児とその保護やおよび学童に対して，医薬品に関する指導や助言，教育を行うことが期待されている。ただし，小児薬物療法といっても診療科でいえば成人診療科

数とあまり変わらないため，認定を取ってからも幅広い知識をいろいろなところから収集する必要があると思われる。

NST 専門療法士　https://www.jspen.or.jp/certification/nst

　日本栄養治療学会が認定する，静脈栄養・経腸栄養を用いた臨床栄養学に関する優れた知識と技能を有する医療従事者などが取得できる資格である。

　栄養に関する基礎的な知識を得るにはうってつけの資格である。病院で取得している薬剤師などが多く，薬局で取得する薬剤師などは少ないが，必要な領域である。薬剤師以外にも，看護師，管理栄養士，臨床検査技師，言語聴覚士，理学療法士，作業療法士，歯科衛生士，診療放射線技師と多くの職種で取得できる。小児は大人や高齢者に比べるとエビデンスは多くはないが，必要とされる分野であるのは間違いない。

小児アレルギーエデュケーター（PAE）
http://jspca.kenkyuukai.jp/special/?id=39494

　日本小児臨床アレルギー学会が認定する，看護師・薬剤師・管理栄養士を対象としたアレルギー専門メディカルスタッフの資格である。高度な知識と指導技術を習得し，アレルギー専門医，多職種メディカルスタッフと共同してアレルギー疾患をもつ子どもたちのQOL向上に貢献することを目指す。近年アレルギー患者は増えており，それに対する治療薬剤も増えている。治療は複雑になっているため，正しい使用方法について患者，家族に指導できるようになると思われる。

アレルギー疾患療養指導士（CAI）　https://caiweb.jp/qualification/

　アレルギー疾患療養指導士認定機構が認定するコメディカルスタッフの認定制度。アレルギー疾患の治療や管理に関する専門知識を有し，患者や家族への指導スキルを兼ね備え，標準的で良質なアレルギー医療を国民に提供する資格である。CAIは医師の治療を補完し，誰でもどこでも良質なアレルギー医療を受けることのできる仕組みである。近年アレルギー患者は増えており，それに対する治療薬剤も増えている。治療は複雑になっているため，正しい使用方

法について患者，家族に指導できるようになると思われる。

緩和薬物療法認定薬剤師・専門薬剤師
http://jpps.umin.jp/certificate/

　日本緩和医療薬学会で認定する，緩和医療に携わる他職種の方達の緩和薬物療法に関する知識と技術の向上，がん医療の均てん化に対応でき，緩和薬物療法に貢献できる知識・技能・態度を有するものの資格である。病院だけでなく，地域の薬局での取得者も増えている。小児科領域でも今後緩和医療に積極的に関わる必要はある。この学会で行われている PEOPLE 研修会を受けたことがあるが，対人スキルを学ぶにはとても役に立つと思われる。

がん関連の専門・認定薬剤師

▶がん専門薬剤師・地域薬学ケア専門薬剤師（がん）（日本医療薬学会）
https://www.jsphcs.jp/nintei/2-1.html

▶がん薬物療法認定薬剤師・専門薬剤師（日本病院薬剤師会）
https://www.jshp.or.jp/certified/gan.html

▶外来がん治療認定薬剤師・専門薬剤師（日本臨床腫瘍薬学会）
https://jaspo-oncology.org/nintei

　日本医療薬学会，日本病院薬剤師会，日本臨床腫瘍薬学会（JASPO）がそれぞれの学会員を対象に認定する，がん薬物治療に関連する領域の知識・技術とがん患者のサポート能力を備えたものが取得できる資格である。小児のがん治療は病院内で治療がされることが多いが，今，注目されている十代を含む AYA 世代の治療や晩期合併症などもあり，どういったがん治療（薬物以外も含めて）がなされているのかを知識として得る機会にはよいと考える。今後，小児がんでも外来通院での薬物治療を行うという日が来るかもしれない。

公認スポーツファーマシスト　https://www.sp.playtruejapan.org/

　日本アンチ・ドーピング機構で認定する，スポーツにおけるドーピング行為に反対し，すべての人がフェアであることを支え，アスリートの健康を保護するために，ドーピングの撲滅を目指し，最新のアンチ・ドーピングに関する知

識を有する者が取得できる資格である。子どもに限らず大人のアスリートでも風邪薬や栄養ドリンクなどからのうっかりドーピングや疾患の治療に関するTUE（薬の使用および治療使用特例）もあるため，アスリートなどからそういった相談を受けることができる薬剤師を目指すことができる。

災害関連の認定・薬剤師

▶災害医療認定薬剤師（日本災害医学会）
　https://jadm.or.jp/contents/pharmacists_shinsei/
▶災害医療支援薬剤師（日本災害医療薬剤師学会）
　https://saigai-pharma.jp/about/regarding/

　日本災害医学会，日本災害医療薬剤師学会が認定する，災害医療に関する基礎的な知識，原則，トリアージなどを習得した薬剤師が取得できる資格である。近年は日本各地で災害が多く，これからも起こることが予想される。災害の被災者は地域により差はあるものの年齢・性別はまったく関係ない。災害の考え方について知っておくことに損はない。小児に関する情報はあまり得られないが，小児の領域でも必要となってくるはずである。

妊婦・授乳婦薬物療法認定薬剤師・専門薬剤師

　https://www.jshp.or.jp/certified/nimpu.html

　日本病院薬剤師会で認定する，妊娠・授乳期における薬物療法に関する高度な知識，技術，倫理観により，母体の健康と母乳保育の利点に配慮するとともに，胎児・乳児などの次世代への薬物有害作用に配慮した薬物療法を担うと認められた薬剤師が取得できる資格である。小児の発達段階において授乳は重要な場面の一部であり，薬物の母乳への移行性などの知識は必要である。そういったことに関して気軽に相談を受けることができるようになるだろう。

（飯田　祥男）

索引

一般名は太字で，商品名は細字で ® は割愛して記載している．

英数ギリシャ

#8000 ·············· 337, 339
0歳の予防接種スケジュール
　················· 382, 384
1歳 ·················· 379
1歳以降 ··········· 286, 291
1～3歳：飲みあわせを教える
　···················· 258
1歳未満：飲ませる方法をアド
　バイス ················ 257
2歳以下は受診 ········· 353
2種以上の坐剤の使用 ···· 76
3歳 ···················· 291
3歳以降 ··············· 287
4～6歳：ほめて飲ませる ·· 258
A群溶血性連鎖球菌 ······ 84
ADHD ············ 163, 169
ADHD治療薬の特徴 ···· 173
ADHD適正流通管理システム
　··············· 170, 225
ADHDの薬物治療 ······ 172
all or none ··············· 388
ASD ·············· 169, 178
AWaRe分類 ············ 196
CR包装容器 ············ 370
DPIの吸入方法 ·········· 24
DPIの保管 ············· 363
Dravet症候群 ·········· 138
EFC乳糖 ·············· 307
FTU ···················· 43
Gastaut型小児後頭葉てんかん
　···················· 138
HPV ·················· 380
HPVワクチン ·········· 380
ICS ················· 4, 12
ICS/LABA ··············· 4
IgE抗体 ················ 2
JPGL2023 ············ 8, 20
L-カルボシステイン
　········· 70, 203, 206, 266
Lennox-Gastaut症候群 ··· 137
LTRA ················ 4, 8
NSAIDs ··············· 389
One pill can kill a child ··· 342
ORS ················ 68, 72
OTC医薬品 ············ 353
Panayiotopoulos症候群
　···················· 138
pMDI ········· 12, 15, 423
pMDIの吸入方法 ········ 14
RID ·················· 393
SLD ·················· 169
VPD ············· 378, 379
West症候群 ············ 137
β₂受容体刺激薬 ··········· 9

ア行

アイスクリーム ······· 93, 265
亜鉛欠乏症 ············ 423
アシクロビル ······· 198, 201
アジスロマイシン ··· 191, 194
アシテア ·············· 211
アスピリン
　········ 70, 110, 187, 188
アスベリン ············ 203
アセチルシステイン ····· 70
アセトアミノフェン
　······· 69, 187, 355, 360
アセトアミノフェン坐剤 ··· 76
頭を打ったときの対応 ···· 352
アデノウイルス ········ 122
アドエア ·············· 203
アドナ ················ 203
アトピー性皮膚炎に対する患者
　の誤解 ················ 31
アトピー性皮膚炎の悪化因子
　····················· 40
アトピー性皮膚炎の治療の基本
　····················· 40
アトピー性皮膚炎の病態 ·· 29
アトモキセチン
　············ 173, 221, 222
アドレナリン自己注射薬 ·· 374
アナフィラキシー ······ 385
アピドラ ·············· 238
甘い薬 ················ 266
アモキシシリン ······ 50, 55,
　　　　　86, 91, 191, 193
**アモキシシリン・クラブラン酸
カリウム** ········ 50, 191, 193
アモキシシリン製剤の違い
　····················· 93
アモキシシリン製剤の服用量
　····················· 92
アモキシシリンの高用量投与
　····················· 50
アリピプラゾール ··· 250, 253
アレグラ ·············· 212
アレビアチン ·········· 227
アレルギー ············· 29
アレルギーがある子どもの予防
　接種 ················ 385
アレルギー性結膜炎 ···· 128
アレロック ············ 211
安易な後発医薬品への変更
　···················· 282
アンヒバ ·············· 187
アンブロキソール
　········· 70, 203, 206
イーケプラ ············ 230
イチゴ味 ·············· 280
イチゴジャム ·········· 281

イナビル ·············· 199
イブプロフェン ····· 187, 188
イヤイヤ期 ············ 291
医薬品の誤飲 ·········· 366
医療的ケア児 ·········· 427
インスリンアスパルト
　················ 238, 239
インスリングラルギン
　················ 238, 240
インスリングルリジン
　················ 238, 239
インスリンデグルデク
　················ 238, 240
インスリンデテミル 238, 240
インスリンリスプロ 238, 239
インターネット ········ 301
インタール ············ 203
インチュニブ ·········· 221
咽頭結膜熱 ············ 122
インドメタシン外用剤 ···· 357
ウイルス感染 ············ 2
ウイルス性結膜炎 ······ 128
ウイルス性上気道炎 ····· 49
ウイルス性中耳炎 ······· 55
ウインタミン ·········· 250
衛生的に管理 ·········· 364
栄養管理 ·············· 405
栄養剤 ················ 425
栄養状態の評価 ········ 410
液化 ·················· 321
エクセグラン ········ 227
エスクレ ·············· 246
エソメプラゾール ··· 242, 243
エネルギー必要量 ······ 410
エピペン ·············· 374
エビリファイ ·········· 250
エリスロマイシン ···· 385
エルカルチンFF ······· 237
嚥下機能評価 ·········· 406
嚥下内視鏡検査 ········ 406
エンテロウイルス ······ 113
黄色ブドウ球菌 ····· 45, 132
嘔吐 ·················· 359
嘔吐時の対応 ·········· 349
お薬カレンダー ········ 288
お薬手帳 ········· 289, 291
オセルタミビル ····· 198, 200
おとな飲み ············ 263
オノン ················ 204
主な抗てんかん薬 ······ 143
お湯の温度 ············· 45
オロパタジン ····· 211, 213

カ行

外観変化を伴わない化学的変化
　···················· 323

外発的な動機………… 285	緊急時に備えた処方薬…… 374	コクサッキーウイルス A6… 114
外用剤………………… 361	**グアンファシン**	子育て経験に乏しい保護者
化学的配合変化……… 322	………………… 173, 221, 223	………………………… 301
各種抗てんかん薬の味… 146	**クエチアピン**………… 250, 253	**コデイン**………………… 71
学童期……… 271, 288, 289,	薬は水で飲む………… 264	誤投与………………… 339
293, 380	薬を飲食物に隠す…… 270	こども医療電話相談事業… 337
ガスター………………… 242	組み合わせ水剤……… 326	こどもなりのプライド… 293
風邪………………… 63, 68	クラバモックス……… 58, 191	子どもの急病の相談窓口… 337
風邪の原因………… 64, 66	クラリス………………… 191	子どもの心身症……… 160
"風邪"の定義………… 64	**クラリスロマイシン**… 191, 194	子どもの成長………… 367
カチリ…………………… 361	**グリセリン**…………… 216, 219	子どもの手が届く範囲… 363
学校……… 293, 296, 297, 373	グリセリン浣腸……… 216	子どもへの服薬指導… 284
家庭での感染対策… 116, 134	**クロナゼパム**………… 226, 231	子ども用お薬ボックス… 286
カナマイシン………… 385	**クロバザム**…………… 227, 231	好む味を添加………… 282
ガバペン………………… 226	クロモグリク酸……… 203	個別接種……………… 384
ガバペンチン………… 226	**クロルフェニラミン**…… 211	ご褒美シール………… 287
カミングアウト……… 293	**クロルプロマジン**…… 250, 252	鼓膜に穴……………… 52
痒み止め………………… 361	ケアマネジャー……… 399	胡麻アレ……………… 271
カルニチン欠乏……… 236	経口補水液………… 68, 72	こまもり袋…………… 370
カルバゾクロム…… 203, 206	軽症のアトピー性皮膚炎… 38	コミュニケーション障害… 179
カルバペネム系抗菌薬… 144	軽度鎮静性の抗ヒスタミン薬	コロナウイルス……… 64
カルバマゼピン…… 226, 233	………………………… 71	混合調剤……………… 414
カルボシステイン	経鼻チューブ…… 416, 422	コンサータ…………… 221
………… 70, 203, 206, 266	鶏卵アレルギー……… 385	コントミン…………… 250
カロナール……………… 187	鶏卵成分……………… 385	**サ行**
寛解維持療法………… 39	痙攣…………………… 343	細菌性結膜炎………… 128
寛解導入療法………… 38	痙攣時の対応…… 139, 348	細菌性中耳炎………… 55
感覚過敏……………… 180	血圧低下……………… 343	細菌性副鼻腔炎……… 69
柑橘類………………… 145	結晶乳糖……………… 307	剤形変更………… 93, 274
間欠的 LTRA…………… 8	ケトン食療法………… 310	ザイザル……………… 212
患者の吸入手技獲得…… 14	解熱鎮痛薬…………… 69	再受診勧奨…………… 125
完全経腸栄養法……… 406	解熱薬………………… 359	在宅患者訪問薬剤管理指導
感染症対策…………… 89	解熱薬使用の目安…… 69	………………… 414, 422
患部の保護…………… 134	下痢の対応…………… 347	再分散性……………… 325
キーパーソン………… 399	限局性学習症………… 169	逆さバイバイ………… 179
規格変更……………… 93	誤飲………… 339, 342, 366	避けるべき保護者の態度… 292
気道過敏性……………… 2	誤飲の相談…………… 341	坐剤…………………… 373
キプレス……………… 205	降圧薬などの誤飲…… 343	坐剤のカット方法… 74, 190
決まったパターン…… 179	抗ウイルス薬………… 110	坐剤の基剤…………… 76
救急ガイド…………… 337	抗菌点耳剤…………… 56	坐剤の保管場所……… 363
急激な患者の成長…… 402	抗菌薬………… 66, 360, 385	**ザナミビル**………… 198, 200
吸湿性…………… 318, 331	抗菌薬の適応………… 69	サプリメント………… 389
急性気道感染症……… 68	口腔カンジダ症……… 12	サリチル酸系……… 354, 356
急性出血性結膜炎…… 129	口腔内崩壊錠………… 368	**サルメテロール・フルチカゾン**
吸着…………………… 322	抗コリン作用………… 71	………………… 203, 209
牛乳アレルギー……… 309	抗てんかん薬同士の相互作用	サワシリン…………… 191
吸入口のくわえ方…… 24	………………………… 144	**酸化マグネシウム**… 216, 218
吸入手技……………… 22	抗てんかん薬の味…… 145	**ジアゼパム**………… 227, 231
吸入ステロイド薬…… 4	抗てんかん薬の特徴的な副作用	ジアゼパム坐剤……… 76
吸入ステロイド薬・長時間作用	………………………… 156	ジアゼパムの投与法… 79
性吸入$β_2$刺激薬配合薬… 4	後発医薬品………… 281, 296	ジアゼパムの副作用… 80
吸入する際の力加減… 24	後発医薬品への切り替え… 142	ジアゼパム予防投与の適応基準
急病時の対応………… 336	後発医薬品への変更… 280	………………………… 78
経管投与…………… 413, 422	抗ヒスタミン薬	ジェイゾロフト……… 250
凝固点………………… 321	………… 71, 142, 354, 374	篩過…………………… 318
去痰薬………………… 70	コーティングの破壊… 322	耳下腺腫脹…………… 102
キレート形成………… 323	呼吸器ウイルス感染症…… 4	色調変化……………… 323

子宮頸がんワクチン……380	常備薬………………364	セロクエル…………250
持効型インスリンアナログ製剤	シリカゲル…………331	全自動散剤分包機……318
………………………238	シロップ剤…………368	線状皮膚萎縮症………39
持効型溶解インスリンアナログ	シロップ剤の保管場所…363	全身療法……………30
製剤………………238	シングレア…………205	喘息の基本病態………2
自己流………………22, 27	神経発達症……160, 169	喘息発作の悪化リスク…9
思春期…………………297	心身症………………160	先天性乳糖不耐症……309
ジスロマック…………191	身長抑制……………4	**センノシド**……216, 218
自然終息性乳児てんかん…137	真の重症度………10, 22	全般発作……………148
シダキュア………211, 213	水剤……………373, 425	素因性てんかん熱性けいれんプ
自宅での注意点……105, 110,	水剤の配合変化……326	ラス…………………138
115, 125, 130, 134	水痘・帯状疱疹ウイルス…107	総合感冒薬……………71
舌の位置……………24	水溶性基剤…………76	相対的乳児投与量……393
疾患適応外……………161	スキンケア………32, 36	相談窓口……………337
湿気…………………373	スキンケアの基本……45	**ゾニサミド**……227, 234
実際の患児の様子……358	ステロイド以外の抗炎症外用剤	ゾビラックス…………198
湿潤…………………321	の選択肢……………31	ゾフルーザ…………199
ジヒドロコデイン……71	ステロイド外用剤の使用量	
持病…………………293	………………………31	**タ行**
ジファミラスト……31	ステロイド外用剤の総使用量	ダイアップ…………227
シプロヘプタジン…212	………………………38	退院前カンファレンス…428
自閉スペクトラム症	ステロイド外用剤の適切な塗布	**耐性乳酸菌製剤**…216, 219
…………………169, 178	量の目安……………43	ダイフェン…………191
若年ミオクロニーてんかん	ステロイド外用剤を塗布する順	タオルの共用……130, 134
………………………139	番……………………43	タクロリムス外用剤…36, 39
遮光保存……………332	ステロイド内服薬……374	タケプロン…………243
車内に放置…………363	ステロイドへの誤解…47	脱カプセル…………318
重症心身障害児………427	ストラテラ…………221	脱水…………………72
集団接種……………384	ストローで飲む…263, 272	多動性………………166
十二指腸留置…………422	スナイリン…………216	タミフル……………198
出産…………………150	スペーサー…………12	短期追加治療…………9
授乳中……………387, 393	スペーサーの耐久性…16	単シロップ………146, 265
消炎鎮痛外用剤………356	スポイト……………268	小さめのカプセル……274
消化態栄養剤…………407	スマートフォンで撮影…342	**チペピジン**……72, 203, 205
症候性てんかん………137	スルファメトキサゾール・トリ	チメロサール…………385
錠剤…………………274	メトプリム……191, 195	チャイルドレジスタンス包装
錠剤粉砕・脱カプセルの可否	生活習慣……………372	………………………370
………………………315	生活スタイル………295	注意欠如多動症……163, 169
錠剤粉砕・脱カプセルの前に	精巣炎………………104	中耳炎………………69
………………………314	成分栄養剤…………407	中心側頭部に棘波をもつ小児て
脂溶性基剤……………76	咳止めテープ…………9	んかん………………138
小中学生：服薬の意義を伝える	咳の対応……………346	中毒症状……………343
………………………258	接種不可……………385	チューブ交換…………424
焦点性発作…………137	接種要注意者………385	チューブ閉塞…………424
衝動性………………166	**セファレキシン**……192, 193	潮解…………………321
小児が誤飲すると危険な薬剤・	セファロスポリン系抗菌薬…91	長期管理薬………4, 7, 8
化学成分……………342	**セフカペン　ピボキシル**…192	超速効型インスリンアナログ
小児欠神てんかん……138	**セフジトレン　ピボキシル**	製剤………………238
小児に適応のある向精神薬	………………192, 194	治療管理の長期的目標…3
………………………161	セフジトレン　ピボキシルの高	治療初期の離脱………31
小児の咽頭炎の原因……85	用量投与……………50	治療ステップ…………8
小児のエネルギー必要量…411	**セフジニル**…………192	鎮咳去痰薬…………355
小児の吸入指導のチェックポイ	ゼラチン……………385	鎮静性の抗ヒスタミン薬…71
ントとコツ…………15	**セルトラリン**……250, 252	沈殿……………322, 326
小児の耳管……………49	セルベックス…………242	**ツロブテロール**……204, 207
小児版薬剤管理サマリー…430	セレニカＲ…………227	低カルニチン血症のリスク…91
小児用剤形……………277	セレン欠乏症………423	定期接種……………384
		ディスカス……………25

ディスカストレーナー…… 25	乳児期………………… 379	バロキサビル…………… 201
ディスカスの吸入方法…… 24	乳児消化管アレルギー…… 310	**バロキサビル　マルボキシル**
定量噴霧式吸入器・12, 15, 423	乳児用お薬ボックス…… 287	…………………………… 199
定量噴霧式吸入器の吸入方法	乳糖不耐症…………… 309	半消化態栄養剤………… 408
………………………… 14	乳幼児……………… 289, 301	鼻咽腔常在菌…………… 50
デカドロン……………… 204	入浴後15分以内に保湿剤を	ビオフェルミン………… 217
デキサメタゾン…… 204, 207	塗る………………… 45	ビオフェルミン R……… 216
デキストロメトルファン・クレゾー	任意接種…………… 380, 384	**ピコスルファート**… 216, 219
ルスルホン酸…… 204, 205	妊娠3週………………… 388	非ステロイド性抗炎症薬
テグレトール…………… 226	妊娠4〜9週…………… 388	……………………… 69, 389
デパケン………………… 227	妊娠10週以降………… 389	ビソルボン……………… 205
デパケンR……………… 227	妊娠週数と薬剤の影響… 388	ビタミン………………… 317
テプレノン………… 242, 245	妊娠中……………121, 301, 387	非鎮静性の抗ヒスタミン薬… 71
デュピクセント………… 31	妊娠中の抗てんかん薬投与の	ヒトパピローマウイルス… 380
デュピルマブ………… 31	3原則………………… 150	ヒトパルボウイルスB19… 118
点眼剤…………………… 361	妊婦……………………… 119	ビバンセ………………… 221
点眼剤の使用期限……… 361	ネキシウム……………… 242	**ビフィズス菌製剤**… 217, 219
てんかんの閾値を下げる薬物	熱性けいれん……… 78, 136, 354	皮膚線条………………… 39
……………………… 142	熱性けいれんの再発率… 78	皮膚バリア機能異常…… 29
てんかんの治療薬の選択… 149	熱性けいれんの予防…… 82	ピプレッソ……………… 250
てんかんの薬物療法…… 141	**ネモリズマブ**………… 31	皮膚を清潔に保つ……… 45
点耳後の違和感………… 51	練り梅…………………… 271	ピボキシル基含有製剤… 56
点耳剤の使用方法…… 51, 59	年齢適応外……………… 161	非麻薬性鎮咳薬………… 72
点耳前の耳掃除………… 59	脳症発症のリスク……… 70	ビムパット……………… 229
点耳をする順番………… 51	脳内移行性の高い抗ヒスタミン	ヒューマログ…………… 238
伝染性紅斑……………… 118	薬……………………… 71	微量栄養素……………… 410
転帰性…………………… 318	脳内ヒスタミンH₁受容体占有率	**ファモチジン**……… 242, 244
点鼻剤…………………… 423	………………… 214, 354	不安……………………… 300
貼付剤…………………… 368	ノボラピッド…………… 238	フィアスプ……………… 238
デンプン………………… 308	飲まされる薬…………… 282	フィコンパ……………… 228
電話でのフォローアップ例	飲みやすい味の製剤…… 282	フィンガーチップユニット… 43
………………………… 175	飲める剤形……………… 291	**フェキソフェナジン**… 212
頭部打撲………………… 359	海苔の佃煮……………… 271	**フェニトイン**……… 227, 232
トウモロコシデンプン… 308		フェノバール…………… 227
特別支援児の栄養管理… 406	**ハ行**	**フェノバルビタール**
トスフロキサシン… 192, 195	バイアスピリン………… 187	……………………227, 231
トピナ…………………… 227	肺炎……………………… 69	服薬可能な剤形………… 274
トピラマート……… 227, 235	配合注意………………… 325	服薬時間………………… 373
ドライシロップ………… 266	配合不可………………… 323	服薬時間のアドバイス… 296
ドライパウダー式の吸入方法	配合不適…………… 323, 326	服薬指導………………… 176
………………………… 24	配合変化…… 266, 321, 326	服薬ゼリー……………… 265
ドライパウダー定量吸入器の	排痰介助………………… 423	服薬タイミング………… 373
保管…………………… 363	ハイリスク薬管理……… 153	服用回数のすり合わせ… 100
トラネキサム酸…… 204, 207	バクタ…………………… 191	服用タイミング………… 58
トランサミン…………… 204	バクタミニ……………… 191	服用方法と薬の味……… 59
トリクロホス……… 246, 248	バクトラミン…………… 191	賦形剤の種類…………… 307
トリクロリール………… 246	励ます服薬指導………… 260	賦形剤のデメリット…… 305
トレシーバ……………… 238	ハチミツ…………… 72, 356	賦形剤のメリット……… 305
頓服薬…………………364, 434	発熱……………………… 69	賦形量……………… 305, 306
ドンペリドン……… 216, 220	発熱時の対応…………… 345	賦形を行わない例……… 305
ナ行	鼻すすり癖……………… 51	プコラム………………… 228
内発的動機……………… 285	バナナ味………………… 280	物理的配合変化………… 321
ナウゼリン……………… 216	鼻水吸引器……………… 51	部分経腸栄養療法……… 406
夏風邪…………………… 113	母親……………………… 301	部分発作…………… 137, 147
難聴……………………… 104	**バラシクロビル**…… 199, 201	不要な抗菌薬の投与…… 66
苦味………………… 281, 282	バルトレックス………… 199	**プランルカスト**…… 204, 208
二次性乳糖不耐症……… 309	**バルプロ酸**………… 227, 234	プリンペラン…………… 217
	バレイショデンプン…… 308	

449

プルゼニド……………216	薬袋のまま保管…………365	ランタス XR……………238
ブルフェン………………187	ミニシュークリーム……271	ランドセン………………226
ブレクスピプラゾール	ミヤ BM…………………217	リアクティブ療法……37, 38
………………………250, 254	脈拍や呼吸に異常………343	リウマチ熱…………………86
プロアクティブ療法	無菌性髄膜炎……………104	リウマチ熱のリスク………89
………………………30, 31, 36	ムコスタ…………………243	リウマチ熱予防……………94
プロカテロール……204, 208	ムコソルバン……………203	理化学的相互作用………321
プロマック………………242	ムコソルバン L…………203	罹患中にしてほしくないこと
ブロムヘキシン……70, 205	ムコダイン………………203	…………111, 116, 121,
分包誤差…………………318	ムンプスウイルス感染…102	125, 130, 134
粉末砂糖…………………307	メジコン…………………204	罹患中にしないでほしいこと
ペアレントトレーニング…182	**メチルフェニデート**	…………………………105
ペニシリンアレルギーの有無	………166, 172, 221, 222	**リスデキサンフェタミン**
…………………………92	メチルフェニデート禁忌…166	…………173, 221, 224
ペニシリン耐性菌…………55	**メトクロプラミド**…217, 220	リスパダール……………251
ヘパリン類似物質軟膏……41	**メフェナム酸**……………69	**リスペリドン**………251, 252
ベラチン…………………204	メプチン…………………204	リボトリール……………226
ペランパネル………228, 235	メプチンミニ……………204	流行性角結膜炎…………128
ペランパネルの主な副作用	**メラトニン**…………246, 247	流行性耳下腺炎…………102
…………………………153	メラトベル………………246	療育・環境調整………166, 181
ペリアクチン……………212	モイゼルト…………………31	良性乳児てんかん………137
ヘルパンギーナ…………113	モビコール………………217	リレンザ…………………198
抱水クロラール……246, 248	モンテルカスト	臨界相対湿度……………321
保管の目安………………364	………………12, 205, 209	ルーティン………………372
保管場所…………………366		ルピアール………………227
保管方法…………………341	**ヤ行**	ルムジェブ………………238
ホクナリン………………204	薬学的管理………………413	レキサルティ……………250
保護者……………………299	薬剤耐性菌…………………91	**レバミピド**…………243, 245
保護者の緊張……………292	薬物相互作用……………321	**レベチラセタム**……230, 234
保護者の本音……………300	薬物動態的・薬力学的相互作用	レベミル…………………238
保護者への指導…………354	…………………………321	**レボカルニチン**…………237
保湿剤………………………36	薬歴への面談の記載例…175	**レボセチリジン**……212, 213
発作治療薬…………………9	やけどの対応……………351	練乳……………………265, 281
発疹・蕁麻疹……………350	薬局で飲ませてみる……268	ロイコトリエン受容体拮抗薬
母乳育児…………………392	融点………………………321	……………………………4
母乳移行性………………393	遊離塩基…………………326	ロゼレム…………………247
母乳栄養…………………392	溶解能……………………321	**ロラゼパム**……………251
ポラプレジンク……242, 245	葉酸………………………389	ワイパックス……………251
ポララミン………………211	溶連菌感染症………………89	ワクチン…………………377
	ヨーグルト………………281	ワクチンデビュー………381
マ行	**抑肝散**………………247, 248	ワクチンで防げる病気…379
マーマレードジャム	予防接種………103, 108, 377	ワコビタール……………227
……………………145, 271	予防接種スケジュール	
マイスタン………………227	…………………381, 383, 384	
マグミット………………216		
マクロゴール 4000………218	**ラ行**	
マクロゴール 4000・ナトリウ	ライ症候群発症のリスク…70	
ム・カリウム……………217	ライノウイルス……………64	
マクロライド系抗菌薬…144	ラキソベロン……………216	
マシュマロ………………271	**酪酸菌製剤**…………217, 219	
麻薬性鎮咳薬………………71	ラコサミド……………229, 233	
慢性気道炎症………………2	ラックビー R……………216	
見かけ上の重症度……10, 22	ラックビー微粒 N………217	
自ら味を決めて飲む薬…282	**ラニナミビル**………199, 200	
水疱瘡……………………361	ラミクタール……………229	
ミダゾラム…………228, 232	**ラメルテオン**……………247	
ミチーガ……………………31	**ラモトリギン**………229, 233	
ミティキュア…………211, 213	**ランソプラゾール**…243, 244	
	ランタス…………………238	

読者アンケートのご案内

本書に関するご意見・ご感想をお聞かせください。

下記QRコードもしくは下記URLより
アンケートページにアクセスしてご回答ください
https://form.jiho.jp/questionnaire/book.html

※本アンケートの回答はパソコン・スマートフォン等からとなります。
　稀に機種によってはご利用いただけない場合がございます。
　※インターネット接続料、および通信料はお客様のご負担となります。

ゆるりとはじめる小児科の1冊目
子どもがわかる　くすりがわかる

定価　本体4,500円（税別）

2024年9月15日 発　行

編　集	石川 洋一（いしかわ　よういち）	
発行人	武田 信	
発行所	株式会社 じほう	

　　　　　101-8281　東京都千代田区神田猿楽町1-5-15（猿楽町SSビル）
　　　　　振替　00190-0-900481
　　　　　＜大阪支局＞
　　　　　541-0044　大阪市中央区伏見町2-1-1（三井住友銀行高麗橋ビル）
　　　　　お問い合わせ　https://www.jiho.co.jp/contact/

©2024　イラスト　林幸　組版　(株)サンビジネス　印刷　シナノ印刷(株)
Printed in Japan

本書の複写にかかる複製、上映、譲渡、公衆送信（送信可能化を含む）の各権利は
株式会社じほうが管理の委託を受けています。

JCOPY ＜出版者著作権管理機構　委託出版物＞
本書の無断複製は著作権法上での例外を除き禁じられています。
複製される場合は、そのつど事前に、出版者著作権管理機構（電話 03-5244-5088、
FAX 03-5244-5089、e-mail：info@jcopy.or.jp）の許諾を得てください。

万一落丁、乱丁の場合は、お取替えいたします。
ISBN 978-4-8407-5615-0

はじめての精神科にピッタリ！

\\ 患者さんのギモンも //
すっきり解決

- 服薬指導どうする？
- 処方意図は？
- もしかして副作用？
- 適応外使用かも？
- どの症状に対して？

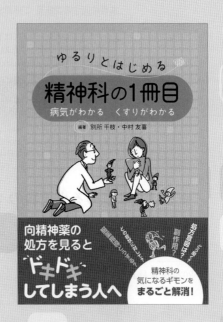

精神科だから
気を付けたいことがわかる

ゆるりとはじめる 精神科の1冊目
病気がわかる くすりがわかる

別所 千枝、中村 友喜／編著

定価4,620円（本体4,200円＋税10％）
A5判／440頁／2021年5月刊／ISBN:978-4-8407-5358-6

株式会社 じほう　https://www.jiho.co.jp/

表 慢性疾患の頻用薬（つづき）

薬効群	一般名/主な商品名	小児薬用量
下剤・整腸薬・消化器系薬	グリセリン/グリセリン浣腸	【1回直腸内注入】▶10～150mL/回
	酸化マグネシウム/酸化マグネシウム, マグミット	【分3】▶1歳：0.5g/日, 3歳：1.0g/日, 7.5歳：1.5g/日
	耐性乳酸菌製剤/ビオフェルミンR, ラックビーR	【分3】▶1歳：1g/日, 3歳：1.5g/日, 7.5歳：2g/日
	ドンペリドン/ナウゼリン	内服【分3食前】▶小児：1～2mg/kg/日, ≪最大≫30mg/日, 6歳以上：1mg/kg/日まで 坐【1日2～3回直腸内投与】▶2歳未満：10mg/回, 2歳以上：30mg/回
	ピコスルファート/ラキソベロン, スナイリン	<便秘症> 錠【1日1回】▶7～15歳：2錠(5mg)/回 液【1日1回】▶6カ月以下：2滴/回, 7～12カ月：3滴/回, 1～3歳：6滴/回, 4～6歳：7滴/回, 7～15歳：10滴/回 DS顆【1日1回】▶6カ月以下：0.1g/回, 7～12カ月：0.15g/回, 1～3歳：0.3g/回, 4～6歳：0.35g/回, 7～15歳：0.5g/回
	ビフィズス菌製剤/ラックビー微粒N, ビオフェルミン	【分3】▶1歳：1g/日, 3歳：1.5g/日, 7.5歳：2g/日 <ウイルス性腸炎>【分3】0.1g/kg/日
	マクロゴール4000・ナトリウム・カリウム配合剤/モビコール	<慢性便秘症>▶2～6歳：[初回]LD1包/回を1日1回, [以降]同量を1日1～3回, 7～11歳：[初回]LD2包/回を1日1回, またはHD1包/回を1日1回, [以降]同量を1日1～3回 [2～11歳共通]≪最大≫LD4包/日, またはHD2包/日, ≪最大≫LD2包/回, またはHD1包/回, 12歳以上：[初回]LD2包/回を1日1回, またはHD1包/回を1日1回, [以降]同量を1日1～3回, ≪最大≫LD6包/日, またはHD3包/日, ≪最大≫LD4包/回, またはHD2包/回
	酪酸菌製剤/ミヤBM	【分3】▶1歳：0.75g/日, 3歳：1g/日, 7.5歳：1.5g
消化性潰瘍治療薬	エソメプラゾール/ネキシウム	【1日1回】▶1歳以上・20kg未満：10mg/回, 1歳以上・20kg以上：症状に応じて10～20mg/回, [逆流性食道炎再発・再燃]20kg以上：20mg/回まで増量可
	ファモチジン/ガスター	【分2朝食後・夕食後もしくは就寝前】▶0.5～1mg/kg/日
造血薬	溶性ピロリン酸第二鉄/インクレミン	【溶性ピロリン酸第二鉄として分3～4】▶1歳未満：100～200mg/日, 1～5歳：150～500mg/日, 6～15歳：500～750mg/日 [1日製剤量目安]1歳未満：2～4mL/日, 1～5歳：3～10mL/日, 6～15歳：10～15mL/日 [注意]下痢, 吐乳等を起こしやすい低出生体重児, 新生児, 乳児に投与する場合, 初め少量から開始し, 身体の様子を見ながら徐々に通常1日量まで増量